Franzius

FABRIZIO P. CALDERARO

KETOGA

KETOGENE ERNÄHRUNG UND YOGA

Ratgeber

Ein Buch aus dem FRANZIUS VERLAG

Buchumschlag: Jacqueline Spieweg
Bildlizenzen für den Buchumschlag: Shutterstock
Modell in den Bildern der Yoga-Asanas: Sandy Wolf
Bildrechte der Yoga-Bilder: Fabrizio P. Calderaro
Korrektorat/Lektorat: Petra Liermann
Verantwortlich für den Text in Inhalt und
Form ist der Autor Fabrizio Piero Calderaro

Satz, Herstellung und Verlag: Franzius Verlag GmbH
Druck und Bindung: bookpress.eu

ISBN 978-3-96050-120-6

Die Deutsche Nationalbibliothek verzeichnet diese Publikation in der Deutschen Nationalbibliografie; detaillierte bibliografische Daten sind im Internet über http://dnb.dnb.de abrufbar.

INHALT

Rechtlicher Hinweis 7
Teil I: Einführung 9
1. Was ist Ketoga? 9
2. Ketoga als integrale Coping-Strategie 13
3. Eine persönliche Zwischenbilanz 22
Teil II: Wichtige Aspekte der Ketogenese 25
1. Die Ketose und die Ketogenese 25
2. Süßstoffe und Zuckeraustauschstoffe 26
3. Ketoga und Alkohol 29
4. Ketoga und die Vulnerabilität 34
5. Ketoga und die Depression 41
6. Ketoga für ein starkes Immunsystem 54
Teil III: »Ketoga« - Umsetzung in die Praxis 63
1. Das Ketoga Nidra 63
2. Die ketogische Atemtechnik – »Ketogayama« 79
3. Das ketogische Fasten 85
4. Die ketogische Colonmassage 95
5. Die ketogische Nasenreinigung (Neti) 106
6. Das ketogische Ölziehen – Gandusha 114
7. Die ketogische Hydropraktik 126
8. Die Macht der Affirmationen 134
9. Kostbare Essenzen 138
Teil IV: Die theoretischen und philosophischen Grundlagen des Yoga 153
1. Sanskrit 153
2. Der Yoga 156
3. Hatha-Yoga 167
4. Asanas 170
5. Darshanas 175

6. Der Weg zur Selbsterkenntnis –
»Gnothi seauton«: Erkenne dich selbst 179
7. Die meditativen Formen des Yoga 183
8. Die vier großen Wege des Yoga im Überblick 186
9. Die Bhagavad Gita 191
10. Die indischen Veden 209
11. Ayurveda.. 213
12. Allgemeine ayurvedische Ernährungs-
empfehlungen 216
13. Das Mahabharata 218
14. Die Chakren 247
15. Mantra 253
16. Ausgewählte Asanas 258
17. Die wichtigsten 20 Ketoga-Asanas m. Abbildung 304
Teil V: Glossar.. 312
Teil VI: Quellenverzeichnis 326
1. Weiterführende Information zur Philosophie
und zu Übersetzungen.. 326
2. Literatur 327
3. Weblinks 334
Danksagung 344

Rechtlicher Hinweis

Dieses Buch führt keine Diagnosen, Therapien, Behandlungen im medizinischen Sinne durch und es wird auch keine sonstige Heilkunde im gesetzlichen Sinne ausgeübt.

Das Buch ersetzt keine ärztlichen oder heilpraktischen Behandlungen. Für medizinischen Rat konsultieren Sie bitte einen qualifizierten Arzt.

Die Verantwortung für Ihre medizinische Versorgung liegt allein bei Ihnen.

Befinden Sie sich in psychotherapeutischer oder ärztlicher Begleitung oder nehmen Medikamente, so ist ein klärendes Gespräch mit Ihrem Arzt vor Anwendung der in diesem Buch geschilderten Maßnahmen nötig.

Es werden keine Heilversprechungen abgegeben.

Der Verlag und der Autor haften für keine nachteiligen Auswirkungen, die in einem direkten oder indirekten Zusammenhang mit den Informationen stehen, die in diesem Buch enthalten sind.

Teil I
Einführung

1. Was ist Ketoga?

In meinem ersten Buch »Das Handbuch der ketogenen Ernährung« habe ich darauf aufmerksam gemacht, dass sich die ketogene Ernährungsform und der Yoga, sehr zum Vorteil für den Praktizierenden, symbiotisch ergänzen und sich hervorragend miteinander kombinieren lassen. In ihren Grundzügen entstand die gesamte Ketoga-Idee bereits bei der Erstellung des Manuskriptes »Das Handbuch der ketogenen Ernährung«. Allerdings war mir damals noch nicht ganz klar, wie genau ich die einzelnen Elemente auf einen Nenner bringen sollte. Das Wort »Ketoga« ist eine Wortneuschöpfung und verbindet sowohl die Ketose als auch den Yoga miteinander. Mir gefiel diese Idee, ein neues Wort zu kreieren, und ich glaube, dass diese Idee auch meiner Verlegerin sehr gut gefiel. Hinter Ketoga steht ein wohldurchdachtes Gesamtkonzept und ich bin stolz darauf, es geschafft zu haben, alle wichtigen Elemente miteinander zu verbinden. Ketoga ist keine Diät, es ist auch kein neuer Yoga-Zweig. Ketoga ist eine Strategie und sie ermöglicht die persönliche Entwicklung.

In einem meiner ersten Blogbeiträge aus dem Frühjahr 2017 beschrieb ich die Kombination der Ketose mit dem Yoga als eine »mächtige Allianz«. Ich glaube, dass es eben diese Bezeichnung auf den Punkt bringt und deutlich macht, was hinter Ketoga wirklich steckt. Doch wenden wir uns nun dem Yoga zu, immerhin ist er einer der wesentlichen Komponenten hinter dem Ketoga-Konzept.

Die Bezeichnung »Yoga« wird zum ersten Mal im indischen ***Katha-Upanischad*** (Devanagari: कठ उपनिषद्) (*Kaṭhopaniṣad*, auch *Kāṭhaka*) erwähnt. Dabei wurde der Yoga als eine Art Technik zur Säuberung des Verstandes und als Kontrolle eigener Emotionen und Gefühlen beschrieben. Die Katha-Upanischad ist nichts anderes als eine der allerersten Upanishaden, versehen mit diversen Kommentaren von ***Adi Shankara*** (* um 788 in Kalady/Kerala; † um 820). Adi Shankara war Sohn eines Brahmanen, religiöser Lehrer und Philosoph des Hinduismus. Der Upanishad muss etwa im vierten oder fünften Jahrhundert vor Christus entstanden sein, eine frühere Datierung ist aber ebenfalls möglich.

Wenn der Yoga ursprünglich als eine Form der Reinigung konzipiert wurde, um Gefühle und Emotionen besser zu kontrollieren und den Verstand zu schärfen, dann lassen sich durchaus Parallelen zur ketogenen Ernährung ziehen. Den Scharfsinn unseres Verstandes finden wir auch in dieser Ernährungsweise wieder, denn die ketogene Ernährung führt zu einem gesteigerten mentalen Fokus. Sie kann, genau wie der Yoga, als eine Art »Reinigungstechnik« verstanden werden. Der Verstand wird auch durch die ketogene Ernährung »gesäubert«, der Körper entledigt sich krankmachender Kohlenhydrate (Zucker) und konzentriert sich auf die Energiegewinnung unter Zuhilfenahme der Ketogenese. Vergessen wir auch an dieser Stelle nicht, dass die Fähigkeit zur Ketogenese unseren Vorfahren einst das Überleben sicherte. Einen klaren Geist kann man sowohl durch den Yoga als auch durch die ketogene Ernährung schaffen. Einen noch klareren Geist schafft man, indem man beides gekonnt miteinander verbindet. Ein klarer Geist setzt ein unbändiges Energiepotenzial frei.

Die Vorteile, die sich aus dem Ketoga-Konzept ergeben, liegen ganz klar auf der Hand:

- positive Wirkung auf das gesamte Nervensystem
- Herz- und Lungentätigkeit werden gestärkt und gefördert
- bereits bestehende Depressionen können gelindert und weiteren depressiven Episoden kann entgegengewirkt werden
- das Immunsystem wird gestärkt
- Herz-Kreislauf-Funktionen werden unterstützt und positiv beeinflusst
- das eigene Selbstbewusstsein wird gestärkt und gefördert
- die Leistungsfähigkeit auf mentaler Ebene wird gestärkt
- eine arterielle Hypertonie wird günstig beeinflusst
- Rückenschmerzen, innerer Unruhe, Stress und Schlafstörungen wird entgegengewirkt
- Angststörungen können spürbar gelindert werden
- klimakterielle Beschwerden können gelindert werden
- die eigene Ausdauer wird verbessert
- die Konzentrationsfähigkeit wird verbessert
- Vitalität und Zufriedenheit werden geschaffen
- Migräne kann wirkungsvoll bekämpft werden
- Nackenverspannungen und Kopfschmerzen können effizient gelindert werden

- Ketoga »entschleunigt« und lässt uns langsamer altern
- das Sexualleben wird verbessert
- Übergewicht, Adipositas und Diabetes mellitus Typ II werden bekämpft
- Ketoga hemmt entzündliche Aktivitäten im Organismus
- Gewichtsreduktion
- Asthma bronchiale und COPD können positiv beeinflusst werden
- chronische Schmerzen werden gelindert und man lernt, besser mit ihnen umzugehen
- Ketoga wirkt sich positiv auf chronische Erkrankungen aus
- es hilft bei Vorliegen einer Arthritis und verbessert die Symptomatik
- fördert das Wohlbefinden
- hilft bei pharmako-resistenter Epilepsie

Über die Auswirkungen der Ketose auf unseren Organismus habe ich ausführlich in meinem ***Handbuch der ketogenen Ernährung*** berichtet.
Seit Beginn des 20. Jahrhunderts wird Yoga bereits wissenschaftlich unter die Lupe genommen und erforscht. Welche Veränderungen Yoga auf physischer Ebene bewirkt, wurde in unzähligen physiologisch-wissenschaftlichen Studien erforscht. Zum heutigen Zeitpunkt wissen wir um die Auswirkungen des Yoga auf die Gesundheit, die Heilung bei Erkrankungen, die Psyche, die Leistungsfähigkeit, das Glück und das Wohlbefinden.

Aktuell praktizieren in Deutschland etwa 2,6 Millionen Menschen Yoga, dabei überwiegt der Anteil der Frauen.

Die Beweggründe für das Praktizieren von Yoga sind oftmals die gleichen: Fast immer dreht es sich um den Wunsch nach einer gesteigerten Leistungsfähigkeit und der Verbesserung des körperlichen und geistigen Wohlbefindens.

2. Ketoga als integrale Coping-Strategie

Als ich im Sommer 2017 mit der Arbeit an meinem Ketoga-Manuskript begonnen hatte, befand ich mich dafür in einer wunderschönen und atemberaubenden Kulisse, denn ich befand mich auf Sizilien. Ich hatte meinen Arbeitgeber um Sonderurlaub gebeten, da familiäre Gründe meine Anwesenheit erforderten. Ich wusste zu Beginn ehrlich gesagt gar nicht, wo die Reise mich hinführen sollte, weder was das Buch noch meine persönliche Situation betraf. Ab einem gewissen Zeitpunkt hatte sich dann aber eine Art Eigendynamik entwickelt und ich erwischte mich immer häufiger dabei, wie ich in Gedanken versunken an meinem Ketoga-Manuskript tüftelte. Mein Vater, der im Sommer 2017 schwer erkrankte, stellte mich damit vor die Herausforderung meines Lebens, ohne es auch nur zu erahnen, geschweige denn zu wissen. Unter diesen Umständen entwickelte sich sozusagen aus sich selbst heraus mein Ketoga-Konzept. Ich glaube, dass ich keineswegs untertreibe, wenn ich behaupte, dass Ketoga eine ***integrale Coping-Strategie*** darstellt.

Coping stammt aus der englischen Sprache und es bedeutet übersetzt so viel wie »bewältigen« oder »überwinden«. Der Begriff begegnete mir zum ersten Mal im Rahmen meiner Berufsausbildung zum Gesundheits- und

Krankenpfleger. So war es in diesem Zusammenhang beispielsweise u.a. Elisabeth Kübler-Ross, die Copingstrategien in Sterbe- und Trauerphasen postulierte. Coping hängt stark davon ab, welche eigenen Ressourcen in welchem Ausmaß vorhanden sind. Diese Ressourcen müssen aber auch als solche erkannt werden, um aktiviert werden zu können. Die Art des Umgangs mit ganz bestimmten Lebenssituationen und Lebensphasen wird durch das Vorhandensein von Coping-Strategien maßgeblich beeinflusst. Doch dies bedeutet nicht, dass Coping lediglich in Krisensituationen Anwendung findet, keineswegs. Genau genommen betreiben wir jeden Tag mehr oder weniger »Coping« und das ist auch gut so.

Coping findet aber auch immer dann statt, wenn Menschen versuchen, aus einer »ungesunden« und überfordernden Situation herauszukommen. Coping wird dann angewendet, wenn Menschen versuchen, den psychischen oder physischen Druck zu verringern. Coping-Strategien verfolgen dabei immer ganz bestimmte Ziele und wenn wir ***Ketoga*** als eine ***integrale Coping-Strategie*** betrachten, dann verfolgen wir auch hier ganz bestimmte Ziele:

Coping-Strategien ...

- ❖ dienen dazu, beeinflussende Faktoren, die einen schädigenden Einfluss auf uns nehmen, zu reduzieren
- ❖ sollen es uns ermöglichen, aufzuatmen und neue Kraft zu schöpfen

- sollen uns in die Lage versetzen, ein emotionales Gleichgewicht wiederherzustellen oder aber auch zu sichern
- sollen negative Emotionen oder aber auch negative Ereignisse erträglicher machen
- sollen uns helfen, Krisensituationen zu bewältigen
- dienen dem Menschen, um vorhandene Ressourcen wiederherzustellen oder aber auch zu erhalten
- sind Abwehrmechanismen auf psychischer Ebene
- stärken uns in unserer Lebensführung und machen uns resistenter in einer Umwelt, die tagtäglich ihre Anforderungen an uns verändert und höherschraubt
- helfen uns in unserer individuellen Entwicklung

Ketoga im Sinne einer Coping-Strategie ist deshalb integral, da sich Ketoga nicht nur mit einem einzigen Aspekt befasst, sondern den Menschen in seiner Gesamtheit erfasst. Ketoga ist nicht wie beispielsweise eine Fachrichtung der Humanmedizin zu verstehen. Ketoga befasst sich sowohl mit dem **physischen** als auch mit dem **psychischen** Aspekt. Das Ketoga-Konzept besteht dabei aus den folgenden Komponenten, verdeutlicht in der Zeichnung auf der nächsten Seite.

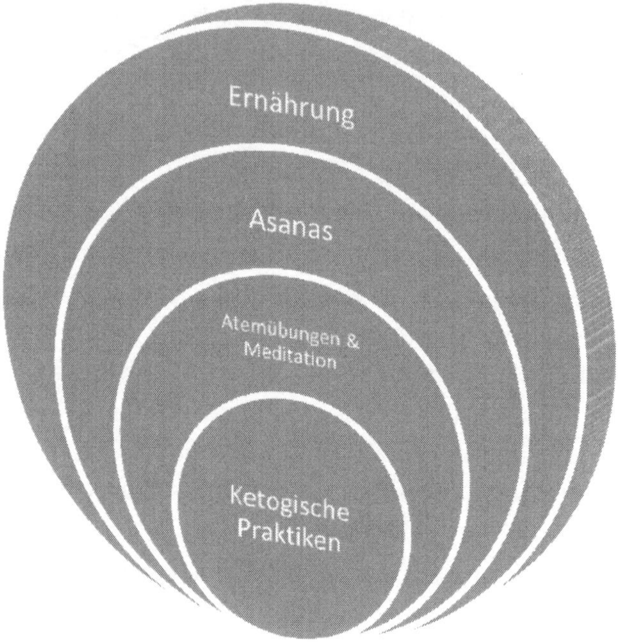

Ernährungsaspekt

Den größten Anteil dabei bildet der Ernährungsaspekt, denn hier schaffen wir die Grundlage, auf der die anderen Komponenten aufbauen. Die Ernährung übt wohl den größten Einfluss auf unser gesamtes Leben aus, unser Wohlbefinden hängt stark von der Beschaffenheit der zugeführten Makronährstoffe ab, sie entscheidet über Wohlbefinden und Gesundheit. Anders als sonst üblich besteht aber in diesem System der Hauptanteil der Makronährstoffe nicht aus Kohlenhydraten, sondern in erster Linie aus gesunden Fetten. Erst dann folgen Proteine und, mit dem geringsten Anteil, die Kohlenhydrate. Eine ungünstige Ernährungsweise lässt sich relativ rasch und ohne großen Aufwand verändern. Wer beispielsweise an Übergewicht leidet, der wird auch relativ rasch Erfolge verzeichnen können, vorausgesetzt, die Kohlenhydrat-Zufuhr wird konsequent zurückgefahren.

Natürlich bedeutet dies nicht, dass man sich nun sein gesamtes Leben lang in einer keto-adaptierten Stoffwechsellage befinden soll. Nein, das ist nicht meine Intention, auch wenn ich persönlich nun bereits seit mehr als zwei Jahren diese Form der Ernährung praktiziere. Ich glaube nicht, dass die ketogene Ernährung dauerhaft praktikabel ist. Zum aktuellen Zeitpunkt ist nicht vollständig geklärt, ob sich diese Ernährung dauerhaft negativ auswirken kann. Ich denke da an Probleme, die eventuell mit den Nieren oder aber auch den Nebennieren auftreten könnten. Ich bin aber felsenfest davon überzeugt, dass die ketogene Ernährung, unter ärztlicher Aufsicht durchgeführt, sozusagen ein »Reset« des alten Systems sein kann. Diese Ernährungsform kann helfen, eine arterielle Hypertonie in die richtige Richtung zu lenken. Sie kann bei Übergewicht und sogar bei dem Vorliegen einer krankhaften Fettsucht die Gewichtsreduktion hervorbringen, die vielleicht nur noch durch andere extremere Maßnahmen möglich wäre. Die ketogene Ernährung kann Diabetes mellitus sozusagen »deaktivieren« und sie kann, richtig angewendet, Depressionen, Migräne und eine pharmako-resistente Epilepsie maßgeblich beeinflussen. Diese Ernährungsform bewirkt mehr als nur eine Gewichtsreduktion und meiner Meinung nach gehört sie in das Wissensrepertoire einer jeden Pflegefachkraft.

Ich bin aber ebenfalls davon überzeugt, dass der Zuckerkonsum definitiv gedrosselt werden muss, wenn wir gesund bleiben möchten. Ich bin ebenfalls immer noch der vollen Überzeugung, dass unser uneingeschränkter und übertriebener Kohlenhydrat-Konsum der Hauptgrund für die größten Volkskrankheiten ist. Und ich bin davon überzeugt, dass dieser Lebensstil Erkrankungen wie Alzheimer, Adipositas, Übergewicht, arterielle Hypertonie, Arteriosklerose, Diabetes mellitus, Myokardinfarkt und Apoplexie überhaupt erst möglich macht.

Yoga und die Asanas

Dem Aspekt der Ernährung folgt nun der Aspekt der körperlichen Aktivität, der Bewegung, des Sports. Körperliche Arbeit im Rahmen einer beruflichen Tätigkeit reicht nicht aus, um dauerhaft gesund zu bleiben. Wir arbeiten nicht mehr stundenlang auf dem Acker, wie es unsere Vorfahren einst tun mussten.
Der Mensch ist nicht dafür geschaffen, nichts zu tun oder sich nur minimal zu bewegen. Es gibt auf dieser Erde wohl keine andere Sportart, die in der Lage ist, jenes zu bewirken, was man mit einer regelmäßig und korrekt durchgeführten Yoga-Praxis erreichen kann. Die Ergebnisse wissenschaftlicher Studien sprechen hier eindeutig für den Yoga. Asanas ermöglichen uns »Bewegung in der Ruhe« und zusammen mit der richtigen Atemtechnik sorgen Asanas für eine Stabilität des Körpers, des Geistes und sie sorgen für unser Wohlbefinden. Ein Wohlbefinden, das über allem anderen steht, denn nur der Mensch, in dem ein ruhiger Geist innewohnt, kann sich wirklich wohlfüh-

len. Wohlbefinden fördert unsere Gesundheit und erhält sie. Asanas sorgen dafür, dass unser Körper ebenso wie unser Geist geschmeidig bleibt. Asanas bringen uns die notwendige Körperkraft, die wir brauchen, um den täglichen Anforderungen zu entsprechen und uns ihnen zu widersetzen. Asanas sind keine einfachen gymnastischen Übungen. Sie sind das Produkt einer wohldurchdachten Philosophie unter Berücksichtigung eines ganzheitlichen Konzeptes. Doch dazu noch mehr im Verlauf dieses Buches.

Atemübungen und Meditation

Die Meditation, aber auch die korrekte Atemtechnik sind neben den anderen Aspekten von fundamentaler Bedeutung. Im Grunde gibt es zwischen der Atmung und der Meditation keinen wirklichen Unterschied. Meditation ist die richtige Atemtechnik und die richtige Atemtechnik ist Meditation. Atmung bedeutet zu leben. Die Atmung ist aber viel mehr als lediglich der Gasaustausch eines lebendigen Organismus. Wer richtig atmen möchte, der erlernt nicht, wie am besten eingeatmet wird, sondern er erlernt, wie am besten ***ausgeatmet*** wird. Durch die Befreiung unserer Lunge von der verbrauchten alten Luft ermöglichen wir ihr, Platz zu schaffen, um wertvolle frische und unverbrauchte Atemluft einzuatmen. Die richtige Atemtechnik ist ebenso effektiv, wie ein geliebtes Kinderlied zu singen. Das Singen ist nicht ohne Grund tief im Herzen des Seins verankert. Von jeher hatten unsere Vorfahren das Bedürfnis, die schönen Dinge des Lebens, aber auch die traurigen Dinge, die jeden Tag in dieser Welt geschehen, wie sie

nun einmal ist, in Versen festzuhalten und mit wohlklingenden Tönen weiterzugeben.
Eine vollkommene Atemkontrolle setzt voraus, dass eine vollkommene Ausatmung stattfindet. Auch hierzu werde ich im Verlauf dieses Buches noch detaillierter eingehen.

Ketogische Praktiken

Mit den ketogischen Praktiken schließt sich der Kreis. Sie können unser Leben verbessern und bereichern und sie können ebenfalls als fester Bestandteil der integralen Coping-Strategie verstanden werden. Die ketogischen Praktiken haben nicht nur auf der körperlichen Ebene einen reinigenden Effekt. Durch das Ausführen der körperlichen Atem- und Reinigungstechniken bewegen wir uns auf einer anderen Ebene der Eigenwahrnehmung. Diese Praktiken können auch als eine Art Katharsis gesehen werden. Die Katharsis ist die Befreiung von einer psychischen Last, hervorgerufen durch Handlungen, die tatsächlich physisch stattfinden. Die ketogischen Praktiken sind leicht zu erlernen und auch einfach durchzuführen. Sie können wahre Wunder bewirken und sie können uns das Leben erleichtern, aber es auch bereichern. Sie helfen uns dabei, unseren Körper besser zu verstehen, eine innere Achtsamkeit zu entwickeln und die bestehende weiterzuentwickeln. Sie sind ein wesentlicher Beitrag des Prozesses der Entschleunigung. Ich werde im Verlauf auch auf die »Entschleunigung« näher eingehen.

Das gesamte Ketoga-Konzept mit seinen einzelnen Elementen muss dabei wie die Alternativmedizin betrachtet werden. Diese alternativen Methoden können häufig sehr gute Ergebnisse und Veränderungen hervorrufen, ohne dabei gleich die chemische Keule auspacken zu müssen. Ich meine damit aber keine fragwürdigen, dubiosen oder kostspieligen Methoden. Erinnern Sie sich: Ich benötige stets eine wissenschaftliche Grundlage, um mit diesen Instrumenten arbeiten zu können. Diese alternativen Methoden können die klassische Schulmedizin ergänzen und bereichern, manchmal sogar ersetzen – sofern aus medizinischer Sicht keine Kontraindikation vorliegt.

Wussten Sie, dass Deutschland in Sachen Alternativverfahren ein Vorreiter ist und dass diese Methoden auf eine wirklich lange Tradition zurückblicken können? Wussten Sie, dass etwa 60 Prozent der in Deutschland lebenden Bevölkerung regelmäßig auf alternative Verfahren setzt? Wussten Sie, dass unser »alternativer« Wissensschatz dem der traditionellen chinesischen Medizin (TCM) in keinster Weise nachsteht? Ein wesentlicher Bestandteil dieser Alternativmedizin ist die Phytotherapie. Ich denke da ganz konkret an ein Beispiel. Leichte bis mittelschwere Depressionen oder depressive Verstimmungen lassen sich erfolgsversprechend durch Johanniskraut (Hypericum perforatum) behandeln. Nausea und Emesis, also Übelkeit und Erbrechen, lassen sich wunderbar mit Ingwer behandeln. Es muss nicht immer zur Chemie gegriffen werden. Alternative Methoden sind aber eben auch zeitaufwändiger, doch lässt sich auch oftmals belegen, dass diese wesentlich nachhaltiger sind und es gibt Verfahren, die wissenschaftlich fundiert sind und bei denen der Nachweis ihrer Wirkungen bereits erbracht wurde. Und ähnlich verhält es sich mit den Ketoga-Elementen. Sie bieten ebenfalls eine nachhaltige Alternative, sind aber auch zeitaufwändiger als andere konventionelle Maßnahmen, die nicht so erfolgversprechend sind.

3. Eine persönliche Zwischenbilanz

Es ist wohl an der Zeit, eine Bilanz zu ziehen, denn immerhin halte ich an meinem Keto-Experiment immer noch fest. Es ist an der Zeit, eine weitere Entwicklung in die Wege zu leiten und genauer hinzuschauen. Was hat sich in den letzten zwei Jahren getan, was gibt es Neues zu berichten im Hinblick auf die ketogene Ernährungsweise? Wenn man bedenkt, dass ich Kohlenhydrate größtenteils aus meinem Ernährungsplan gestrichen habe, dann können zwei Jahre eine verdammt lange Zeitspanne sein. Manchmal werde ich gefragt, wie lange ich mich nun schon so ernähre. Wenn ich dann antworte, höre ich nicht selten, dass das ja überhaupt nicht lange sei. Ich stelle dann sehr gerne die Gegenfrage, wie lange es denn bei diesen Menschen ohne Kohlenhydrate geht und wie lange sie es ohne aushalten würden ...

Die ketogene Ernährung ist für mich jeden Tag aufs Neue eine Herausforderung, denn nach wie vor bin ich der Meinung, dass der Anspruch jener sein muss, alle benötigten Makro- und Mikronährstoffe über die Ernährung abzudecken, ohne zu Supplementen greifen zu müssen. Bisweilen scheint mir dies auch gut zu gelingen, denn mir geht es gesundheitlich bestens, meine Laborwerte sind stabil und unauffällig und zum aktuellen Zeitpunkt kann ich keine Hypovitaminosen an mir feststellen. Die ketogene Ernährung wurde für mich im Laufe der Monate fast schon zu einer Art »Freund«. Ein »Freund«, den ich nur zu gut kenne, so weiß ich ganz genau, wie sich »In der Ketose«-Sein anfühlt und ich weiß aber auch genauso gut, wie es sich anfühlt, aus dem keto-adaptierten Stoffwechsel im Rahmen eines Cheat-Tags zu fallen.

Einige Kritiker dieser Ernährungsform behaupten immer wieder, dass diese Art der Ernährung zu einer Insulinresistenz führen würde, die wissenschaftlichen Belege hierfür fehlen immer, trotzdem lese ich nur allzu oft derartige Sensationsmeldungen. Ich lese aber auch, dass diese Form der Ernährung nicht gesund sein könne, da man ja viel zu wenig Gemüse und Obst essen dürfe. Ich habe mal genauer nachgehakt und ich stelle fest, dass ich durch die ketogene Ernährung viel mehr Gemüse esse, als dies bei einem »Durchschnittsesser« im Kohlenhydrat-Modus der Fall ist.

Ich kann mit gutem Gewissen behaupten, dass sich bei mir zum aktuellen Zeitpunkt keine Insulinresistenz bemerkbar macht. Meine Blutzuckerwerte sind auch an Cheat- und Refeed-Tagen genauso, wie ich sie mir wünsche. Das gleiche gilt übrigens auch für meinen ***Hb1Ac***, das ist jener Wert im Blutbild, der als Blutzucker-Langzeitwert bezeichnet wird. Der Wert ist deshalb von enormer Bedeutung, da dieser dem Mediziner Auskunft über die Blutzuckerwerte der letzten vier bis zwölf Wochen und im Durchschnitt acht Wochen Auskunft gibt.

Der Normbereich dieses Wertes liegt zwischen 28 und 38 mmol/mol beziehungsweise zwischen vier und sechs Prozent des Gesamt-Hämoglobins. Um diesen Wert als Laie zu verstehen, muss man wissen, dass der HbA1C-Spiegel nichts anderes ist als jener Anteil an Gesamthämoglobin im Blut, ein prozentualer HbA1c von 5,0 wäre

31 mmol/mol und entspräche somit einem durchschnittlichen Blutzuckerwert von 80 mg/dl beziehungsweise 4,4 mmol/l.

Nach fast zwei Jahren ketogener Ernährung kann ich also durchweg eine positive Zwischenbilanz ziehen. Nach wie vor fühle ich mich in diesem Stoffwechsel am wohlsten, es hat sich nichts zum Negativen hin verändert. Im Gegenteil, ich werde einfach dieses Gefühl nicht mehr los, dass es sich bei diesem Zustand um einen von »Mutter Natur« gewollten Metabolismus handelt, mit dem unser Körper einfach wesentlich besser zurechtkommt als im Kohlenhydrat-Stoffwechsel. Zum aktuellen Zeitpunkt sind weder meine Nieren noch meine Nebennieren erschöpft. Ich habe keine Störungen in meinem Hormonhaushalt und ich fühle mich trotz der Tatsache, dass ich erst vor Kurzem vierzig Jahre alt geworden bin, vitaler denn je. Für mich persönlich geht somit das Keto-Experiment erst einmal weiter!

Teil II
Wichtige Aspekte der Ketogenese

1. Die Ketose und die Ketogenese

Als Ketose bezeichnet man in der Humanmedizin einen ganz bestimmten Stoffwechselzustand, bei dem der Organismus in den Hepatozyten unserer Leber sogenannte Ketonkörper synthetisiert. Bei den Ketonkörpern handelt es sich um die chemischen Verbindungen Acetoacetat, 3-Hydroxybutyrat und Aceton, diese lösen Kohlenhydrate als primäre Energiequelle ab, passieren die sogenannte Blut-Hirnschranke und versorgen unseren Körper mit der benötigten Energie. Den Vorgang der Synthese dieser Ketone in der menschlichen Leber bezeichnet man als ***Ketogenese***. Die Ketogenese kann aber erst dann einsetzen, wenn sämtliche Glukosespeicher in Muskulatur und Leber, wo der größte Anteil gespeichert werden kann, aufgebraucht wurde. Dies ist auch der Grund dafür, warum es einige Tage dauert, bis die Ketogenese einsetzen kann. Damit die Ketogenese überhaupt erst in Gang gesetzt werden kann, muss die Kohlenhydrat-Zufuhr stark gedrosselt werden. Bei einer Zufuhr von bis zu maximal 45 bis 50 Gramm pro Tag kann dieser Vorgang nach dem dritten Tag der Kohlenhydrat-Einschränkung einsetzen, die Konzentration an Ketonen in unserem Blut ist jedoch stark von der laufenden Kohlenhydratlast abhängig.

Die wohl bedeutendste Verbindung ist das sogenannte 3-Hydroxybutyrat beziehungsweise Beta-Hydroxybutyrat.

Zur Verwertung dieser Ketone müssen sich allerdings sowohl das menschliche Gehirn als auch die Muskulatur zunächst einmal umstellen. Dies geschieht während der sogenannten Adaptionsphase der Ketose. Im Rahmen der ketogenen Ernährung tragen die erwähnten Ketone in einem beträchtlichen Maße zur Energieversorgung des Körpers bei. Im Übrigen kommt das menschliche Gehirn in der Ketose mit bereits 40 Gramm Glukose aus, im regulären Stoffwechsel benötigt das Gehirn hingegen 120 Gramm Glukose täglich.

2. Süßstoffe und Zuckeraustauschstoffe

Bei den meisten Zuckeraustauschstoffen handelt es sich um süß schmeckende Verbindungen, die entweder keinen oder aber auch nur einen geringen Effekt auf den Blutzuckerspiegel haben. Die Polyole, sogenannte Zuckeralkohole, werden von unserem Körper unabhängig vom Insulin verstoffwechselt, dies ist auch der Grund dafür, warum man diese Stoffe in der Ernährung für Diabetiker verwendet. Zum aktuellen Zeitpunkt sind in der EU unter anderem folgende Zuckeralkohole zugelassen:

- Sorbit (E 420)
- Mannit (E 421)
- Maltit (E 965)
- Isomalt (E 953)
- Lactit (E 966)
- Xylit (E 967)
- Erythrit (E 968)

Die Süßkraft dieser Stoffe gleicht dem von gewöhnlichem Haushaltszucker. Süßstoffe und Zuckeraustauschstoffe sind nicht das gleiche, obwohl sie oftmals gemeinsam in einem Atemzug genannt werden. Der Unterschied besteht darin, dass Süßstoffe eine vielfach stärkere Süßkraft haben als die erwähnten Zuckeraustauschstoffe.

Süßstoffe werden im Chemielabor synthetisiert und es war der Lebensmittelchemiker ***Constantin Fahlberg,*** der 1855 den ersten Süßstoff entdeckte: Saccharin. Süßstoffe werden von der Lebensmittelindustrie großzügig eingesetzt und alleine in Deutschland greifen mittlerweile so viele Menschen nach diesen Stoffen, dass wir uns eigentlich gar nicht wundern müssen, dass wir immer kränker werden. Tatsächlich muss man nach dem aktuellen wissenschaftlichen Stand davon ausgehen, dass diese Stoffe eher Fluch als Segen sind, denn es besteht der (durchaus gerechtfertigte) Verdacht, dass diese Stoffe gesundheitsschädlich sind, Krebs auslösen und langfristig dick machen. Sie sorgen dafür, dass noch mehr Menschen an Diabetes mellitus erkranken. Aktuell sind in der EU genau zehn Süßstoffe zugelassen:

- Aspartam (E 951), 200-fach stärkere Süßkraft als Zucker
- Neotam (E 961), aus Aspartam synthetisiert und 13.000-fach süßer als Zucker
- Acesulfam-Kalium (E 950), 200-fache Süßkraft als Zucker
- Aspartam-Acesulfam-Salz (E 962), 200-fache Süßkraft als Zucker
- Cyclamat (E 952), bis zu 50-fach stärker als Zucker

- Saccharin (E 954), bis zu 500-fach süßer als Zucker
- Sucralose (E 955), bis zu 600-fach süßer als Haushaltszucker
- Neohesperidin-Dihydrochalcon (E 959), bis zu 600-fach süßer als Zucker
- Thaumatin (E 957), 3000-fach süßer als Zucker
- Steviosid (E 960), 400-fach süßer als Zucker

Und warum sind Süßstoffe nun ein Problem?

Soweit so gut, doch die »Süßstoff-Medaille« hat ebenfalls zwei Seiten. Aspartam ist jener Süßstoff, der weltweit bisher am häufigsten eingesetzt wurde und auch weiterhin eingesetzt wird. Doch wussten Sie, dass Aspartam ein absolutes Nervengift ist? Wussten Sie, dass die Amerikaner in den 70er Jahren Aspartam ursprünglich für die biologisch-chemische Kriegsführung einsetzen wollten? Wussten Sie schon, dass viele dieser Süßungsmittel eine stark toxische, also giftige Wirkung auf unsere Vierbeiner haben? Wussten Sie weiterhin, dass diese Substanz erwiesenermaßen ab einer bestimmten Konzentration unterschiedliche Symptome beim Menschen auslöst und trotzdem von der Zulassungsbehörde für Lebensmittel zugelassen wurde?

Wussten Sie schon, dass man eindeutig nachweisen konnte, dass diese Substanz langfristig Alzheimer, Parkinson, Epilepsie, Gewichtszunahme und Persönlichkeitsstörungen hervorrufen kann? Wahrscheinlich haben Sie es bereits geahnt.

Das Problem beim Aspartam ist unter anderem die geringe Hitzebeständigkeit, denn dieser Stoff zerfällt bereits ab einer Temperatur von 28,5°C in seine chemischen Bestandteile ***Phenylalalin***, ***Asparaginsäure*** und dem berüchtigten ***Methanol***. Schwierig, denn dies bedeutet, dass bei einer Körpertemperatur von durchschnittlich 37°C sämtliche Bestandteile über den Darm aufgenommen werden, in den Blutkreislauf gelangen und sogar die Blut-Hirn-Schranke passieren. ***Methanol***, einer der chemischen Bestandteile des ***Aspartams***, ist ein Gift und eine Intoxikation kann durchaus zum Tode führen. Methanol hat auch eine schädigende Wirkung auf unser Gehirn und es braucht nicht viel Fantasie, um sich auszumalen, was diese Substanz in unserem Organismus anrichten kann, wenn sie täglich zugeführt wird und sich die Konzentration im Körper, durch einen kumulierenden Effekt, erhöht. Denn beim Abbau von Methanol entsteht in unserem Körper ***Formaldehyd*** und unser Organismus kann diese Substanz nur sehr schwer abbauen, dadurch entsteht der kumulierende Effekt, wenn diese Substanz regelmäßig zugeführt wird. Dabei steht Aspartam exemplarisch für die Süßstoffe und es bedarf an dieser Stelle wohl kaum einer weiteren Ausführung, was die anderen angeht. Ich möchte ausdrücklich darauf hinweisen, dass die anderen Süßstoffe nicht minder gefährlich sind als Aspartam.

Ich möchte aber auch nicht gleich alles verteufeln, sondern Sie lediglich dafür sensibilisieren, solche Substanzen wohlüberlegt, ***wohldosiert*** und vor allem nicht dauerhaft einzusetzen.

3. Ketoga und Alkohol

Vielleicht wird man mir vorwerfen, ich sei eine Spaßbremse und alles, was mit Genuss und Geselligkeit einhergeht, würde umgehend von mir zunichte gemacht werden. Aber nein, entspannen Sie sich, denn selbstverständlich spricht absolut nichts dagegen, wenn Sie sich an ihrem Geburtstag, zur Weihnacht oder eben an einem Ihrer Cheat-Tage ein Glas Rotwein gönnen. Wichtig ist jedoch, dass Ihnen bewusst ist, was mit dem Alkohol in unserem Körper geschieht, und dabei erkennen, dass der übermäßige Konsum von Alkohol einfach nichts Gutes mit sich bringt.

Bei einer ketogenen Ernährungsweise hat Alkohol einfach nichts auf dem Speiseplan zu suchen, ebenso wenig wenn man Yoga praktiziert, denn Alkohol führt im Grunde lediglich dazu, dass zum einen der Zustand der Ketose unterbunden wird, und zum anderen, dass man unter Umständen davon Kopfschmerzen bekommt und sich nur sehr schlecht konzentrieren kann.

Wenn unser Organismus mit Alkohol in Berührung kommt, so beginnt augenblicklich bereits in der Schleimhaut der Mundhöhle, aber auch durch die Speiseröhre die Aufnahme der Substanz. Alkohol gelangt direkt in die Blutbahn und der Rest wird spätestens über die Schleimhaut des Magens und über den oberen Abschnitt des Dünndarms aufgenommen. Dabei variiert die Geschwindigkeit, mit der diese Aufnahme stattfindet. Grundsätzlich kann man davon ausgehen, dass warme alkoholische Getränke, aber auch zucker- und kohlensäurehaltige Getränke mit Alkohol wesentlich schneller aufgenommen werden als solche, die weder warm sind, noch Zucker oder Kohlensäure enthalten. Die rasche Aufnahme des Alkohols führt natürlich auch zu einer höheren Konzentration im Blut und in der Folge bedeutet dies auch wiederum, dass man einfach schneller betrunken wird.

Im Durchschnitt dauert es etwa eine Stunde, bis die Konzentration ihren Peak erreicht, also am höchsten ist. Da sich Alkohol in Wasser wesentlich besser löst als in Fett, erklärt sich an dieser Stelle auch, warum fettige Speisen die Aufnahme verzögern und man das Gefühl bekommt, den Alkohol besser zu vertragen. Die Tatsache, dass Alkohol eine relativ gute Wasserlöslichkeit besitzt, erklärt auch den Umstand, warum Männer in der Regel den Alkohol wesentlich besser vertragen als Frauen. Die Konzentration des Alkohols im Blut ist abhängig von der relativen Menge des Körperwassers und da Männer in der Regel ein höheres Körpergewicht haben und somit auch über mehr Körperwasser verfügen, kann die gleiche Menge Alkohol eine Frau betrunken machen, einen Mann jedoch nicht.

Der Alkoholabbau findet in unserem Körper in zwei Phasen unter Zuhilfenahme von Enzymen statt. Dabei wird in der ersten der beiden Phasen Alkohol durch das Enzym ADH (Alkoholdehydrogenase) in das Acetylaldehyd abgebaut. Diese Substanz ist besonders toxisch und auch für die Vergiftungserscheinungen verantwortlich, die durch Alkohol entstehen können. Ferner ist sie zelltoxisch und hat eine hemmende Wirkung auf ganz bestimmte Enzymsysteme. Nun wird in der zweiten Phase des Alkoholabbaus das entstandene Acetylaldehyd in Acetat, also Essigsäure abgebaut, dabei bedient sich unser Körper einem weiteren Enzym, dem ALDH (Aldehyddehydrogenase). Im Anschluss daran wird die Essigsäure dann in ***Acetyl-Coenzym A*** umgewandelt und an dieser Stelle finden die

Abbauprodukte des Alkohols ihren Weg in den normalen Stoffwechsel, denn die Essigsäure ist Ausgangsstoff für den Citratzyklus, der Cholesterolsynthese und dem Fettsäurezyklus.

Alkohol an und für sich kommt mit einer relativ geringen Menge an Kohlenhydraten daher, so haben beispielsweise 200 ml eines trockenen Weißweins lediglich 1 g Kohlenhydrate. Bei einem Limit von 20 g Kohlenhydraten täglich könnte man nun meinen, dass man ja bis zu 20 Gläser davon trinken könne, ohne aus der Ketose zu fliegen. Leider ist dem nicht ganz so. Alkohol unterdrückt nicht nur die Fettverbrennung und verlangsamt die Verbrennung von Kohlenhydraten und Proteinen, nein, er hat einen weiteren entscheidenden Effekt (abgesehen davon, dass vielen alkoholischen Getränken tonnenweise Zucker beigemengt wird).

Die Wirkungen von Alkohol auf die Ketogenese

Unter der Ketogenese versteht man bekanntlich die Bildung von Ketonkörpern im Stoffwechselzustand des Kohlenhydratmangels. Die gebildeten Ketone finden als Metabolite einen Weg in den Citratzyklus.

Die Ketone werden in den Mitochondrien der Hepatozyten gebildet. Ihre Synthese erfolgt, sobald die Konzentration von ***Acetyl-CoA*** in den Hepatozyten erhöht ist und gleichzeitig ein Mangel an ***Oxalacetat*** herrscht. Die Verbindung ist nötig, damit Acetyl-CoA in den Citratzyklus eintreten kann. Bei einer verminderten Zufuhr von Kohlenhydraten sinkt die Konzentration von freiem Oxalacetat, da es bei der Gluconeogenese zur Synthese von Glukose verwendet wird.

Kohlenhydratmangel entsteht z.B. durch eine länger anhaltende Nahrungskarenz, aber auch bei Diabetes mellitus Typ I, wenn vorhandene Glukose nicht in die Zellen aufgenommen werden kann, oder aber auch, bewusst herbeigeführt, im Rahmen einer ketogenen Ernährungsweise.

Im Gegensatz zu den Muskeln kann das Gehirn seinen Energiebedarf nicht durch den Abbau von Fettsäuren decken. Besteht eine längere Nahrungskarenz, deckt das Gehirn seinen Energiebedarf zu einem immer größer werdenden Anteil aus der Oxidation der Ketonkörper.

Grundsätzlich hat jedweder Alkohol einen negativen Einfluss auf die Ketose, zumal Alkohol auch in der Lage ist, eine **Hypoglykämie** (Unterzuckerung) zu provozieren oder eine bestehende Hypoglykämie zu verstärken. Für einen Diabetiker ist dies ein großes Problem, aber auch für Nicht-Diabetiker kann eine Hypoglykämie zu einem Problem werden.

Alkohol erhöht in der Bauchspeicheldrüse (Pankreas) die Durchblutung der insulinproduzierenden Beta-Zellen, hinzu kommt dann noch die Tatsache, dass viele alkoholische Getränke relativ viele Kohlenhydrate enthalten. Nach dem Konsum von alkoholischen Getränken steigt somit der Blutzuckerspiegel exponentiell an. Dabei gilt die Faustregel: Je hochprozentiger das alkoholische Getränk, desto hochkalorischer und desto höher die glykämische Last. Wer an Übergewicht leidet und sich ketogen ernährt, weil er abnehmen möchte, sollte auf Alkohol **definitiv verzichten**.

Ein weiterer Mechanismus, der allzu oft unberücksichtigt bleibt: Im weiteren Verlauf kann sich die Wirkung auf unseren Blutzuckerspiegel drastisch umkehren, denn durch die physiologischen Prozesse in unserem Körper, die der Entgiftung vom Alkohol dienen, blockiert Alkohol für einen bestimmten Zeitraum die Arbeit der Leber. Und davon ist nun auch beispielsweise die lebensnotwendige Gluconeogenese (Neubildung von D-Glucose in unserer Leber) betroffen. Diese sorgt für einen ausreichenden Blutzuckerspiegel in Phasen der Kohlenhydrat-Restriktion (z.B. nachts oder eben während eines keto-adaptierten Stoffwechselzustands).

»Nicht der Berg ist es, den man bezwingt,
sondern das eigene Ich.«
[Edmund Hillary]

4. Ketoga und die Vulnerabilität

Wann immer es um die Psyche des menschlichen Individuums geht, kommen wir an der Vulnerabilität nicht vorbei. Vielleicht hat der ein oder andere Leser diesen Begriff irgendwo schon einmal gehört, vielleicht aber auch nicht. In der Humanmedizin beschreibt die Vulnerabilität nichts anderes als die individuelle Anfälligkeit eines jeden Menschen, an ganz bestimmten Krankheiten zu erkranken. Der Begriff stammt aus der lateinischen Sprache, ***vulnus*** bedeutet dabei »Wunde« und ***vulneare*** nichts anderes als »verwunden«. Es ist oftmals so, dass die lateinischen Begriffe bei genauerer Betrachtung den Nagel stets auf dem Kopfe treffen. Sie sind sehr häufig wesentlich aussagekräftiger als ihre Übersetzungen. Grundsätzlich können eine ganze Reihe von Faktoren, intrinsisch und extrinsisch, die eigene Vulnerabilität beeinflussen. So kann es durchaus sein, dass man die erhöhte Vulnerabilität genetisch erworben hat, sie kann aber auch durchaus biografisch bedingt sein. Eine erhöhte Vulnerabilität ist die Voraussetzungen für eine Reihe von pathologischen Veränderungen, die unserer Psyche große Probleme bereiten können. Umstände, die unsere eigene Vulnerabilität erhöhen - und somit unsere psychische Verwundbarkeit - sind unter anderem:

- fehlende grundlegende Stabilitätsfaktoren
- Überlastung, sowohl körperlich als auch seelisch
- eine psychosomatische Symptomatik
- negative Emotionalität: Selbstmitleid, Tendenzen der Selbstschädigung, Sucht, Depression
- negative Lebensstile und negative Lebenskonzepte
- ein schlechtes familiäres Umfeld
- finanzielle Sorgen
- Zukunftsängste
- Ängste
- unsichere soziale Netzwerke

Solch negative Faktoren haben dabei durchaus einen kumulierenden Effekt, das bedeutet, sie können sich sozusagen anhäufen und sammeln, vielleicht sogar lange Zeit ohne Folgen bleiben, doch wenn ein ganz bestimmter Grenzwert erst einmal überschritten wurde, dann kommt das zum Vorschein, was vielleicht lange Zeit unbemerkt bleiben konnte: Wir erkranken auf psychischer, aber auch auf körperlicher Ebene, denn eine kranke Psyche hat stets Konsequenzen auf der gesamten körperlichen Ebene.

Ein Beispiel:

Eine junge Frau, gerade 23 Jahre jung, hat ihr Abitur mit Bravour gemeistert. Sie ist stets wohlbehütet im trauten Heim aufgewachsen, der Vater ist ein erfolgreicher Manager bei einem großen Autokonzern in Deutschland, die Mutter Lehrerin an einem Gymnasium. Die junge Frau musste sich nie um etwas kümmern, sie konnte sich stets auf die Anforderungen ihrer Schule konzentrieren, musste nie arbeiten gehen und hatte eine glückliche, wohlbehütete Kindheit. Probleme waren in der Vergangenheit stets ein Fremdwort für sie und über finanzielle Aspekte musste sie sich nie Gedanken machen. Nun, nachdem sie ihr Abitur in der Tasche hat, möchte sie auf eigenen Beinen stehen und in einer großen Universitätsstadt studieren. Um sich den Lebensunterhalt zu verdienen, sucht sie sich einen Nebenjob. Es vergehen nur wenige Wochen, als die Eltern der jungen Frau nichts mehr von ihrer Tochter hören. Die Eltern sind alarmiert und besorgt und beschließen kurzum, zu ihrer Tochter zu fahren, um nachzuschauen, was geschehen ist. Als sie ihre Tochter in der durch den Vater finanzierten Wohnung antreffen, erwartet sie das absolute Chaos. Die Wohnung ist innerhalb kürzester Zeit zugemüllt, es riecht unangenehm, es tummeln sich Fliegen, denen es offensichtlich gut zu gehen scheint. Die Tochter ist verwahrlost, sie sieht ungepflegt aus, riecht unangenehm, war seit Tagen nicht mehr duschen. Sie wirkt apathisch, ist in sich gekehrt, kann sich kaum bewegen, hat seit Tagen nichts mehr gegessen, es ist keinerlei eigener Antrieb festzustellen. Eine Nachbarin berichtet den besorgten Eltern, sie sei die ganze Zeit eigentlich gut gelaunt gewesen, war oft weg und hat einige Kontakte in der Stadt knüpfen können. Weiterhin berichtet die Nachbarin ihren Eltern, sie habe dann vor wenigen Tagen begonnen, seltsame Dinge zu erzählen. Sie werde irgendwann fliegen, fliegen wie ein Vogel. Die absolute Freiheit genießen und einfach nur fliegen. Die Nachbarin deutet an, dass sie das nicht nur so gesagt habe, sondern vollkommen davon überzeugt war, dass sie aus eigener Kraft heraus fliegen könne.

Was ist mit der jungen Frau geschehen? Nun, es ist ein sehr gutes Beispiel, um zu erkennen, dass die eigene Vulnerabilität von ganz vielen Faktoren abhängig ist. Lange Zeit war diese Verletzlichkeit absolut kein Thema, denn die junge Frau war wohlbehütet, kannte keine Sorgen und musste sich um absolut nichts kümmern, außer um ihr Abitur und zuvor um ihre Schule. Die Vulnerabilität ist nicht sofort sichtbar und spürbar, sie kann lange Zeit im Versteckten wirken. Doch irgendwann treffen multifaktorielle Ereignisse aufeinander.

Was ist geschehen, als die junge Frau in die Universitätsstadt gezogen ist? Nun, sie war erst einmal mehr oder weniger auf sich gestellt. Doch das war noch nicht alles. Die junge Frau, die in einer beschaulichen Gemeinde auf dem Land aufgewachsen ist, war zum ersten Mal dem Treiben der Großstadt ausgesetzt. Es kam dadurch zu einer enormen Reizüberflutung. Diese vorausgegangene Reizüberflutung ist ganz typisch bei einer Reihe von Erkrankungen und kann als eine Art auslösender Faktor bezeichnet werden. Im Nachhinein stellte sich bei der jungen Frau heraus, dass sie manisch-depressiv war, und zum Zeitpunkt, als die Eltern sie in der verwahrlosten Wohnung auffanden, befand sie sich in der Phase der absoluten Depression. Als sie der Nachbarin vom Fliegen erzählt hat, befand sich die junge Frau in einer gefährlichen manischen Phase.

Die Vulnerabilität spielt bei jedem Menschen eine Rolle, der Unterschied besteht jedoch darin, dass manche Menschen keine Schutzfaktoren mehr haben oder diese nicht mehr eigenständig aufrechterhalten können. Andere Menschen hingegen verfügen über ein ganzes Geschwader an Schutzfaktoren und sind somit fast schon »unverletzbar«, sie gehen anders mit prekären Situationen um und sind stets in der Lage, Schmied ihres eigenen Glückes zu sein. Das ist das Stichwort und dort möchte ich hin: Der eigene Schmied sein und sich nicht von anderen etwas schmieden lassen!

In der Psychologie betrachtet man die Vulnerabilität als den Antagonisten (Gegenspieler) der sogenannten ***Resilienz***. Das Wort ***resilire*** bedeutet abprallen oder zurückspringen. Wir können dieses Wort aber auch als ***psychische Widerstandfähigkeit*** verstehen. Die psychische Widerstandsfähigkeit spielt eine sehr große Rolle und ist sie nur in einem geringen Maße oder im schlimmsten Fall gar nicht mehr vorhanden, hat dies für unseren Organismus fatale Folgen.

Wer psychisch nicht widerstandsfähig ist, läuft Gefahr zu erkranken. Wir wissen heute, dass Menschen, die besonders vulnerabel sind, sehr leicht emotional verletzt werden können. Wir wissen aber auch, dass eben diese Menschen viel eher eine psychische Störung entwickeln können als andere. Die Vulnerabilität ist bei jedem Menschen auffindbar. Wir alle durchlaufen in unserem Leben immer wieder Phasen einer erhöhten Vulnerabilität. Dies kann dabei ganz unterschiedlicher Natur sein: Trennung, Trauer, finanzielle Sorgen, körperliche Erkrankung, Arbeitslosigkeit etc. Auch die Pubertät ist eine Phase mit einer empfindsam erhöhten Vulnerabilität.

Die Vulnerabilitäts-Schutzfaktoren

Es gibt eine ganze Reihe von Vulnerabilitäts-Schutzfaktoren. Sie sind die Werkzeuge der Resilienz und jeder von uns sollte stets derartige Werkzeuge parat haben. Wenn wir Krisen bewältigen möchten, dann benötigen wir:

- Coping-Strategien (Bewältigungsstrategien)
- Autopoiesis (Selbsterhaltungstrieb)
- Hardiness (Widerstandsfähigkeit)
- den Drang zur Salutogenese (Gesunderhaltungstrieb)

Und nun kommt das Ketoga-Konzept ins Spiel. Wir wissen, dass für die Salutogenese gleich mehrere Faktoren verantwortlich sind. Wir müssen uns bewegen, brauchen Ruhephasen, müssen uns gesund ernähren, wir müssen emotional ausgeglichen und widerstandsfähig sein gegen eine Vielzahl von Negativfaktoren. Der Yoga trägt wie keine andere Sportart dazu bei, sowohl unseren Körper als auch unseren Geist gesund zu erhalten. Wer sich in einem keto-adaptierten Stoffwechsel befindet, der verfügt über wertvolle Instrumente und Voraussetzungen, die ein wesentlich besseres und effizienteres Coping erlauben:

- erhöhte Widerstandsfähigkeit
- gesteigerte Leistungsfähigkeit
- ein verbesserter Stoffwechsel
- das Vorliegen einer »Bennutrition«, das Gegenteil der Malnutrition
- einen gesteigerten mentalen Fokus
- ein stärkeres Immunsystem
- verbesserte Konzentrationsfähigkeit
- scharfe Intuition
- ein ausgeglicheneres Leben allgemein
- ein besseres, gestärktes Selbstvertrauen und Selbstbewusstsein
- ein günstigeres Verhältnis im Hormonhaushalt
- mehr Flexibilität, sowohl auf körperlicher als auch auf geistiger Ebene
- ein starkes Immunsystem
- erhöhte Bodenständigkeit
- Gelassenheit im Alltag, auch zu Zeiten von Krisen

Wenn wir nun die Vorteile der ketogenen Ernährung mit jenen Vorteilen kombinieren, die sich durch ein regelmäßiges Yoga-Workout ergeben, sind wir in der Lage, auch in Krisensituationen viel besser mit unserer eigenen Vulnerabilität umzugehen. Die wesentlichen Elemente führen dazu, dass die eigene Vulnerabilität viel niedriger ist, als sie ohne den Ernährungsaspekt oder dem Aspekt der körperlichen und geistigen Aktivität wäre. Alle beschriebenen Maßnahmen, angefangen beim Ketogayama über die

Aromapflege bis hin zur ketogischen Zungen- und Nasenreinigung, sind Maßnahmen, die einen direkten Einfluss auf unser mentales und physisches Gelichgewicht ausüben. Menschen, die Ketoga regelmäßig praktizieren, verfügen über einen immensen Schatz an Vulnerabilitäts-Schutzfaktoren!

5. Ketoga und die Depression

»Die Depression gleicht der Ebbe, die traurig
vergangenes Leben bloßlegt.«
[Hans Arndt]

Bereits in meinem ersten Buch habe ich mich eingehend mit dem Aspekt der Ernährung im Zusammenhang mit psychischen Erkrankungen befasst. Hier erst einmal die Fakten:

- Experten schätzen, dass weltweit aktuell rund 350 Millionen Menschen von einer oder mehreren depressiven Episoden betroffen sind.
- Alleine in Deutschland, so schätzt man, leben aktuell 4 Millionen Menschen mit einer Depression, die Tendenz ist dabei steigend.
- Von diesen 4 Millionen Menschen sind lediglich 10 Prozent optimal versorgt!
- Lediglich 35 Menschen von 100 Erkrankten suchen sich professionelle Hilfe. Männer lassen sich nicht so häufig behandeln wie Frauen.
- Jeder dritte Notarzteinsatz wird durch psychische Krisen ausgelöst.

- Bei den Menschen, die zwischen 15 und 35 Jahre alt sind, ist der Suizid aufgrund einer vorliegenden Depression die zweithäufigste Todesursache.
- Im Durchschnitt vergeht fast ein ganzes Jahr, bis Betroffene ärztliche Hilfe einfordern.
- In einer depressiven Phase ist das Risiko für Suizid um ein Vielfaches erhöht.
- Depressionen sind in Deutschland immer noch ein Tabuthema und nur die wenigsten gehen offen mit ihrer Erkrankung um oder sprechen darüber.
- Menschen, die sich durchgerungen haben und eine Therapie durchführen lassen wollen, müssen oftmals monatelang auf einen freien Therapieplatz warten (Suizidgefahr!).
- In nicht wenigen Fällen versagt die medikamentöse Therapie insbesondere dann, wenn dies die einzige Maßnahme darstellt. Trotzdem halten Pharma-Konzerne an ihren Medikamenten fest.
- Nicht nur Medikamente, sondern auch eine spezielle Psychotherapie kann die Hirnfunktion maßgeblich und somit den Verlauf einer Depression beeinflussen.

Eine Depression ist eine psychische Störung, die durch ganz bestimmte Symptome gekennzeichnet ist. Die »Kardinalsymptome« einer Depression sind die pathologisch gedrückte Stimmung, Interesselosigkeit, Antriebsarmut, Freudlosigkeit, Emotionsarmut und es besteht stets das Risiko eines Suizidversuchs. Eine echte Depression ist nicht mit einer depressiven Verstimmung zu vergleichen. Sie kann sogar so weit gehen, dass in besonders schweren Fällen sogar eine Lebensgefahr besteht. Eine Depression entsteht nicht von jetzt auf gleich. Sie ist ein multifaktorielles Ereignis und neben den bereits erwähnten Kardinalsymptomen treten auch noch andere Symptome auf:

- Minderwertigkeitskomplexe
- Hilf- und Hoffnungslosigkeit
- Schuldgefühle
- Müdigkeit
- herabgesetzte Konzentrationsfähigkeit
- Reizbarkeit
- vermindertes Gefühlsleben
- verringerte Libido
- Schlaflosigkeit
- Appetitmangel
- Verspannungen
- Veränderungen des Gewichts
- gesteigertes Schmerzempfinden

Eine Depression kann je nach Schwere mit einer akuten Suizidalität verbunden sein und deshalb ist es wichtig, bereits beim Auftreten der ersten Anzeichen zu handeln. Einzelne depressive Episoden können in ihrer Dauer dabei bis zu acht Monate anhalten und die Episodenlänge kann bei einer adäquaten Therapie deutlich verkürzt werden. Die Therapie der Depression besteht in erster Linie in einer Psycho- und Psychopharmakotherapie.

Die Depression ist häufigste auftretende psychische Erkrankung und es wird davon ausgegangen, dass viele echte Depressionen überhaupt nicht als solche erkannt werden. Bei Frauen werden Depressionen im Durchschnitt doppelt so oft diagnostiziert wie bei Männern.

Man könnte nun eine verstärkte genetische Disposition dahinter vermuten, aber es könnte genauso gut an den unterschiedlichen sozialen Rollen und Zuschreibungen liegen, warum Frauen häufiger als Männer erkranken. Hinzu kommt der Umstand, dass Frauen öfter einen Arzt aufsuchen müssen als Männer.

In den vergangenen Jahren konnte man einen Anstieg der depressiven Erkrankungen insbesondere in den hoch industrialisierten Ländern beobachten – ähnlich wie bei den anderen bereits erwähnten »Wohlstands-Erkrankungen«. Ein Umstand, der uns ebenfalls nachdenklich stimmen sollte.

Früher unterschied man zwischen exogenen und endogenen Depressionen, heute orientiert man sich hingegen an der Klassifikation nach ICD-10 (Internationale statistische Klassifikation der Krankheiten und verwandter Gesundheitsprobleme):

- F32 Depressive Episode
- F32.0 Leichte depressive Episode
- F32.1 Mittelgradige depressive Episode
- F32.2 Schwere depressive Episode ohne psychotische Symptome
- F32.3 Schwere depressive Episode mit psychotischen Symptomen
- F32.8 Sonstige depressive Episoden
- F33 Rezidivierende depressive Störung
- F33.0 Rezidivierende depressive Störung, gegenwertig leichte Episode
- F33.1 Rezidivierende depressive Störung, gegenwertig mittelgradige Episode

- F33.2 Rezidivierende depressive Störung, gegenwertig schwere Episode ohne psychotische Symptome
- F33.3 Rezidivierende depressive Störung, gegenwertig mit psychotischen Symptomen
- F33.4 Rezidivierende depressive Störung, gegenwertig remittierend
- F33.8 Sonstige rezidivierende depressive Störung
- F33.9 Rezidivierende depressive Störung, nicht näher bezeichnet

Wie Sie sehen können, wird nach ICD-10 zwischen Episoden und rezidivierenden Störungen unterschieden. Aktuell ist nicht eindeutig und vollständig ersichtlich, welche Ursachen zu einer Depression führen können. Die Depression ist, wie bereits erwähnt, multikausal und auch bestimmte Stresssituationen scheinen eine große Rolle bei der Krankheitsentstehung zu spielen.

Mögliche Ursachen für das Auftreten von Depressionen können sein:

- Stress als Ursache
- Körperliche Ursachen
- Genetische Ursachen

Das Ketoga-Konzept setzt im Rahmen einer Depression gleich an mehreren Punkten gleichzeitig an. Jeder, der an einer echten Depression leidet, sollte nicht damit warten, dass sich die Depression von selbst wieder legt und verschwindet. Meine Erfahrung in der Gesundheitspflege zeigt, dass es ohne entsprechende Psycho- und Pharmakotherapie definitiv nicht besser wird, sondern eher schlimmer. Zum einen haben wir den Ernährungsaspekt.

Nicht selten verschreiben Ärzte im Rahmen einer depressiven Episode ihren Patienten eine kohlenhydratarme Ernährung. Die treibende Kraft dahinter ist der Effekt, der sich mit der Ketose einstellt.

Im Kapitel »Das ketogische Fasten« habe ich bereits erwähnt, welche Rolle dabei das Serotonin spielt. Darauf müssen wir nun näher eingehen, wenn wir verstehen wollen, warum sich die ketogene Ernährung oder aber auch das Fasten so positiv auf die Depression auswirkt.

Die Entstehung einer Depression wird neben den bereits erwähnten Faktoren durch den übermäßigen Zuckerkonsum erst möglich gemacht.

Es ist tatsächlich ein leidiges Thema, aber wir wären dann wieder beim Zucker angelangt – leider. Weltweit werden laut dem US-amerikanischen Agrarministerium aktuell etwa 175 Millionen Tonnen Zucker pro Jahr produziert. Der Erwachsene verbraucht im Jahr durchschnittlich etwa 35 kg Zucker. Zum Vergleich: Im Jahre 1874 lag der Pro-Kopf-Verbrauch durchschnittlich bei etwa 6,2 kg (klingelt es?). Dabei ist das Angebot mittlerweile riesig, denn der erwähnte Zucker versteckt sich in allerlei Köstlichkeiten wie Backwaren, Kekse, Lebkuchen Bonbons, Zuckerwaren, Schokolade und deren Erzeugnisse, Chips, Cracker sowie in Lebensmitteln, denen man den Zucker auf den ersten Blick überhaupt nicht zutrauen würde. Dabei ist das Problem relativ schnell erkannt: Kein Mensch in der heutigen Zeit arbeitet körperlich so hart, dass er diese Mengen an Kohlenhydraten benötigen würde. Wenn wir die Menge an tatsächlich zugeführten Kohlenhydraten hochrechnen, kommt man gut und gerne auf 350 g Kohlenhydrate pro Tag (!). Das ist so viel, wie unser Körper in drei Tagen ohne körperliche Tätigkeit benötigt. Und wir führen diese Menge täglich zu. Das sollte man sich auf der Zunge zergehen lassen. Eine derartige Menge an Zucker führt unumgänglich dazu, dass die doch so wichtige Stabilität unseres Blutzuckers ins Wanken gerät. Wenn unser Organismus derartigen Blutzuckerschwankungen unterlegen ist, führt dies zu einer Reihe von auffälligen Symptome: Trägheit, Müdigkeit, Störungen der Verdauung, Konzentrationsminderung und Vertigo, um nur einige zu nennen.

Eine kohlenhydratlastige Ernährung führt unweigerlich zu Störungen der Energieversorgung in unserem Gehirn, doch wenn unser Gehirn möglichst störungsfrei arbeiten soll, dann ist dies unter dem gesteigerten Zuckereinfluss überhaupt nicht möglich. Wenn wir eine große Menge Zucker zu uns nehmen, kommt es zu einer entsprechenden Insulin-Antwort im Körper. Die Folge kann nicht selten eine Hypoglykämie sein. Die Symptome, die dabei auftreten können, sind natürlich abhängig von dem Schweregrad der vorliegenden Unterzuckerung. Man unterscheidet dabei gleich drei Arten von Symptomen, nämlich autonome Symptome, neuroglykopenische und unspezifische Symptome.

Die autonomen Symptome werden auch als adrenerge Zeichen bezeichnet, denn die Symptome dieser Gruppe kommen dadurch zustande, dass eine reaktive Adrenalinausschüttung stattfindet: Blässe, Tremor (Zittern), Palpitationen (Herzklopfen), Tachykardien (Herzrasen) und natürlich ganz typisch die Heißhungerattacken.

Die neuroglykopenischen Symptome entstehen durch einen relativen Glucosemangel im zentralen Nervensystem und sie machen sich durch folgende körperliche Reaktionen bemerkbar: Parästhesien (unangenehme bis schmerzhafte Körperempfindung, Missempfindungen), Sehstörungen, Benommenheit, Verwirrtheitszustände, Aphasie (Störungen der Sprachproduktion und des Sprachverständnisses), psychotische Zustände, Delir bis hin zum Krampfanfall, Bewusstlosigkeit und Koma.

Die unspezifischen Zeichen sind unter anderem Kopfschmerz, Nausea (Übelkeit), Vomitus (Erbrechen) und Vertigo (Schwindel).

Das eigentliche Problem dieser Blutzuckerschwankungen ist im Grunde, dass das Gehirn auf eine störungsfreie Energieversorgung angewiesen ist, um korrekt zu funktionieren. Dabei spielt es auch keine Rolle, in welchem Stoffwechselmodus man sich gerade befindet, also ob nun Ketose oder im konventionellen Metabolismus (Kohlenhydrate). Und genau darin liegt ein großes Problem bei dem oben beschriebenen Zuckerkonsum. Eine gleichbleibende Energieversorgung ohne Störungen ist nicht einfach aufrechtzuerhalten und wenn es zu enormen Blutzuckerabfällen kommt, erst recht nicht.

Nun kommt ein weiterer negativer Aspekt hinzu. Normalerweise würden wir über die Aufnahme gesunder Kohlenhydrate wie Obst und Gemüse eine ganze Menge an weiteren wertvollen Inhaltsstoffen zu uns nehmen: Vitamine, Mineralstoffe und Spurenelemente. Und jetzt wird es richtig kompliziert. Obst und Gemüse wurde über Jahrzehnte derart »verzüchtet«, damit es den modernen Anforderungen unserer Lebensmittelindustrie entspricht. Früchte müssen noch süßer schmecken, als sie es ohnehin schon tun, und Getreide wird so weiterverarbeitet, dass man außer Glucose schon gar keine weiteren wertvollen Inhaltsstoffe vorfinden kann. Aber genau die benötigt unser Körper, um derart viele Kohlenhydrate zu verarbeiten.

So benötigt unsere Leber beispielsweise Vitamin B1 und das Spurenelement Mangan, um Verdauungsenzyme für den Dünndarm zu produzieren. Aber das einzige, was eintrifft, sind Kohlenhydrate in Hülle und Fülle. Was also tut unser Körper? Ja klar, er plündert mal eben unsere internen Vorratsschränke, denn etwas anderes bleibt ihm ja nun nicht übrig.

So ähnlich könnte ich nun seitenweise Beispiele hervorbringen, warum sich Kohlenhydrate in dieser Menge negativ auf den gesamten Stoffwechselhaushalt im Hinblick auf Vitamine, Mineralien und Spurenelemente auswirken. Ungesunde Kohlenhydrate sorgen dafür, dass unser Organismus früher oder später unterversorgt ist. Die Reaktion erfolgt auch hier früher oder später prompt, denn wir erkranken. Umgekehrt bedeutet dies aber auch wiederum, dass wir deutlich mehr Vitamine, Mineralien und Spurenelemente benötigen, wenn wir ungesunde Kohlenhydrate in dieser Konzentration zuführen.

Es gibt noch einen weiteren Aspekt, der sich negativ auf das Stoffwechselgeschehen unter dem Einfluss ungesunder Kohlenhydrate auswirkt. Wenn Zucker in dieser Konzentration vorliegt, dann greifen wir immer in die biochemischen Prozesse unseres Gehirns ein. Alles, was letzten Endes in unserem Körper zu Glucose verarbeitet wird, wird in den Blutkreislauf aufgenommen. Es kommt nicht nur zu einer entsprechenden Insulin-Antwort, es kommt zusätzlich auch noch zu einer Ausschüttung des Neurotransmitters Dopamin. Dies ist übrigens auch der Grund, warum es Menschen gibt, die tatsächlich süchtig nach Süßem sind. Und dies ist unter anderem auch der Grund, warum wir grundsätzlich Süßes mögen. Natürlich mögen wir evolutionsgeschichtlich auch deswegen süße Lebensmittel, weil das Vorliegen der Süße uns signalisierte, dass beispielswäre die Beeren, die unsere Vorfahren sammelten, ungiftig waren.

Doch zurück zu unserem Neurotransmitter Dopamin. Dopamin gehört zu den sogenannten Katecholaminen, ihre Wirkung ist überwiegend erregend auf das zentrale Nervensystem. Gebildet wird es im Mark unserer Nebennieren und es verlässt diese als Vorstufe, nämlich dem Noradrenalin. Dopamin hat eine psychotrope Wirkung und es sorgt für eine entsprechende Antriebssteigerung. Es gibt eine Reihe von Erkrankungen, die eben von dem Vorhandensein oder dem Nichtvorhandensein von Dopamin abhängig sind. So steht der Dopamin-Haushalt beispielsweise in einem engen Zusammenhang mit psychotischen Störungen. Die gesamte extrapyramidale Motorik des Menschen unterliegt dem Regelkreislauf des Dopamins. Wie stark sich Dopamin in unserem Körper bemerkbar macht, lässt sich daran erkennen, dass Dopamin als Katecholamin bei Schockzuständen in der Medizin lange Zeit verabreicht wurde. Auch zur Behandlung von Parkinson wird das ***Prodrug*** des Dopamins verabreicht, nämlich das sogenannte Levodopa.

Und wo nun liegt das Dopamin-Problem, mögen Sie vielleicht nun denken? Nun, das Problem ist, dass die Menge an freigesetztem Dopamin, bedingt durch den hohen Zuckerkonsum, eine ganz anderer ist als jene Freisetzung, die beispielsweise durch gesunde Kohlenhydrate in Form von Gemüse stattfindet. Das bedeutet, dass wir mit steigendem Zucker-Konsum einen immer stärkeren Reiz benötigen, um das Dopamin zu spüren. Es ist wie bei der Sucht nach anderen Substanzen.

Und nun kommen wir zu einem weiteren Neurotransmitter, dem Serotonin. Serotonin wird wie Dopamin umgangssprachlich als Glückshormon bezeichnet. Die Bezeichnung ist für beide Substanzen durchaus berechtigt. Serotonin hat in unserem Körper gleich mehrere Aufgaben und wir finden es unter anderem im zentralen Nervensystem, im Blutkreislauf und im enterischen Nervensystem. Es reguliert den Tonus (Spannung) der Blutgefäße und es wirkt bei der Signalübertragung im ZNS mit. Beim Menschen entsteht Serotonin aus der Aminosäure L-Tryptophan, dabei sind ganz spezielle Zellen der Darmschleimhaut die wichtigste Produktionsorte des Serotonins. Da die Blut-Hirn-Schranke vom Serotonin nicht passiert werden kann, muss es auch vor Ort produziert werden, denn auch im Gehirn wird Serotonin benötigt. Serotonin bewirkt in unserem Zentralen Nervensystem eine stark positive Stimmungslage. Serotonin sorgt dafür, dass wir uns ruhig und gelassen fühlen. Es dämpft negative Gefühlsregungen wie etwa Angst und Aggressivität und es unterdrückt ebenso das Hungergefühl. Es ist unter anderem die Wirkung des Serotonins und des Melatonins, die uns abends einschlafen lässt. Bei Depressionen lässt sich sehr häufig ein neurochemischer Mangel an Serotonin feststellen. Manchmal lässt sich auch ein Mangel der Serotonin-Vorstufe Tryptophan feststellen, in der Folge kann dann auch entsprechend weniger Serotonin gebildet werden. Niedrige Serotoninkonzentrationen fördern Impulsivität und Aggression.

Bei der Behandlung von Depressionen kommen sehr häufig sogenannte Serotonin-Wiederaufnahmehemmer SSRI zum Einsatz. Zu diesen Medikamenten zählen unter anderem Citalopram, Fluoxetin, Paroxetin und Sertralin.

Serotonin wird auch für die Melatonin-Bildung in unserem Körper benötigt. Wenn aber ohnehin bereits zu wenig Serotonin im synaptischen Spalt vorhanden ist, dann kann auch dementsprechend nur unzureichend Melatonin synthetisiert werden. Melatonin ist aber wichtig für den Schlaf-Rhythmus. Bei Anbruch der Dunkelheit wird dieses Hormon unter physiologischen Bedingungen verstärkt gebildet und ausgeschüttet.

Die Wirkung der Serotonin-Wiederaufnahmehemmer beruht auf der Hemmung des Serotonintransporters: Sie führen dazu, dass es zu einer erhöhten Konzentration im synaptischen Spalt kommt. Der synaptische Spalt ist die neuroanatomische Bezeichnung für den Zwischenraum zwischen der präsynaptischen Membranregion (Präsynapse) einer Nervenzelle und der postsynaptischen Membranregion (Postsynapse) einer nachgeschalteten Zelle. Sie ist verantwortlich für die Erregungsübertragung. Überbrückt wird dieser Spalt durch die bereits erwähnten Neurotransmitter (Botenstoffe). Die Wiederaufnahmehemmer greifen genau an dieser Stelle in das Geschehen ein, sie lassen das Serotonin länger im synaptischen Spalt verbleiben und dadurch ergibt sich die günstige und stimmungsaufhellende Wirkung dieser Medikamente. Die Ernährung spielt auch hier eine entscheidende Rolle, denn man vermutet, dass der hohe Zuckerkonsum ein ungünstiges Serotonin-Verhältnis fördert.

Und nun kommt erneut der Aspekt der ketogenen Ernährung ins Spiel. Eine derartige Ernährungsweise begünstigt einen vorteilhafteren Hormon- und Neurotransmitterhaushalt. Die exzitatorische Wirkung von Glucose wird durch die weniger exzitatorisch wirkenden Ketonkörper abgelöst. Die ketogene Ernährung schärft den Verstand, sie stärkt die geistige Festigkeit, sorgt für einen konstanten Blutzuckerspiegel und führt dazu, dass große Blutzuckerschwankungen erst gar nicht zustande kommen. Zum heutigen Zeitpunkt ist wissenschaftlich bewiesen, dass zwischen der Ernährung und der Depression ein kausaler Zusammenhang besteht. Es ist auch hier wie so oft, dass alte Weisheiten und Sprichwörter recht behalten sollen: »Du bist, was du isst.«

Im Jahr 2011 wurde bereits eine Meta-Studie veröffentlicht zum Thema »Depression bei Erwachsenen im Alter von 18-97 Jahren«. Die Ergebnisse zeigen eindeutig, dass zwischen einer Depression und der Ernährung der Patienten ein kausaler Zusammenhang besteht. Es ist gemeinhin ebenfalls bekannt, dass sowohl essentielle Fettsäuren wie auch ganz bestimmte Vitamine an der Produktion und Bereitstellung der Neurotransmitter beteiligt sind. Dabei spielen auch Mineralstoffe und Spurenelemente eine große Rolle. Eine dauerhaft ungünstige Ernährung führt zu einem ungünstigen Hormon- und Neurotransmitterhaushalt. Erst dieser macht die Entstehung einer Depression möglich.

Aber auch die Rolle des Yoga dürfen wir an dieser Stelle nicht außer Acht lassen, denn der Yoga leistet genauso wie die Ernährung wertvolle Dienste im Kampf gegen die Depression, aber auch als präventive Maßnahme. Dies ersetzt natürlich nicht den Gang zum Arzt beim Vorliegen einer echten Depression. Es ist aber ein Therapieansatz und kann unterstützend die Psycho- und Pharmakotherapie begleiten. Yoga stärkt nachweislich das parasympathische Nervensystem. Durch die Stärkung des parasympathischen Nervensystems vermuten Forscher eine günstigere Entwicklung der Neurotransmitter-Konzentration im

Gehirn. Atemübungen haben insgesamt einen positiven, aber auch einen sofortigen Effekt auf unsere Psyche. Auch dies konnte in diversen Studien wissenschaftlich belegt werden.

»Erlebe jeden Tag, jede Stunde und jede Minute,
denn es ist viel später, als du denkst!«
[Chinesisches Sprichwort]

6. Ketoga für ein starkes Immunsystem

Das menschliche Abwehrsystem (Immunsystem) soll uns zum einen vor den unterschiedlichsten Krankheitserregern schützen, zum anderen aber vor Zellen, die in unserem Organismus ständig entstehen, uns jedoch schaden könnten. Das Immunsystem, so wie wir es von erwachsenen Menschen eben kennen, ist uns jedoch nicht angeboren, sondern es bildet sich erst im Kindesalter aus und ein Neugeborenes ist im Hinblick auf viele Krankheitserreger erst einmal mehr oder weniger schutzlos. Unser Immunsystem nimmt aber auch im Laufe des Lebens ab, ein wesentlicher Faktor ist das Alter. Und somit ist klar, warum unser Immunsystem schwächer wird, je älter wir werden. Wenn unser Immunsystem alters- oder krankheitsbedingt abnimmt, so besteht grundsätzlich ein deutlich erhöhtes Risiko sowohl für Infektionen als auch für Zellentartungen.

In der Humanmedizin unterscheidet man vier Teilsysteme und gemeinsamen bilden sie unser Immunsystem:

- Unspezifische Abwehr
- Spezifische Abwehr

- Zelluläre Abwehr
- Humorale, nicht zelluläre Abwehr

Die Organe, die an der Bildung und Aufrechterhaltung unseres Immunsystems beteiligt sind, sind primär das Knochenmark, denn hier findet die Bildung der Abwehrzellen statt, die Reifung und weitere Entwicklung dieser Zellen findet in allen lymphatischen Organen statt. Dabei differenziert man wiederum zwischen primär lymphatischen Organen (Thymus und Knochenmark) und sekundär lymphatischen Organen (Lymphknoten, Tonsillen (Mandeln)), bestimmten lymphatischen Gewebsarten, Milz, Schleimhäute und den sogenannten Peyer-Plaques des Dünndarms.

Als Peyer-Plaques bezeichnet man gewisse Ansammlungen von Lymphfollikeln. Sie sind fester Bestandteil der lymphatischen Organe bzw. Bestandteil des GALT (*gut associated lymphatic tissue*). Das Besondere dabei ist die Tatsache, dass sie nur in einem einzigen Darmabschnitt vorkommen, nämlich im ***Ileum*** (Krummdarm). Der Krummdarm ist dabei genau jener Abschnitt, distal (am entferntesten) gelegen, der in das sogenannte ***Caecum*** (dem sogenannten Blinddarm mit seinem Wurmfortsatz, der ***Appendix vermiformis***) und somit in den Dickdarm mündet.

Es kommt nicht von Ungefähr, dass das Immunsystem umgangssprachlich mit dem Darm in Verbindung gebracht wird. So versteht es sich auch von selbst, warum sowohl für die ketogene Ernährung als auch für den Yoga die einwandfreie, uneingeschränkte Darmfunktion von großer Bedeutung ist. Wer gesund leben möchte, benötigt einen gesunden Darm. Es gibt eine Reihe von pathologischen Veränderungen, die an dem beschriebenen Peyer-Plaques zu Veränderungen führen, so finden wir beispielsweise beim sogenannten ***Typhus abdominalis*** (meldepflichtige systemische Infektionskrankheit, die durch das Bakterium ***Salmonella Typhi*** hervorgerufen wird) Peyer-Plaques vor, die entarten, sich vergrößern und zur ***Nekrotisierung*** (Gewebetod) neigen. Das heißt nichts anderes, als dass ein äußerst wichtiger Bestandteil unseres Immunsystems zerfällt.

Schwitzen ist die beste Prävention

Schwitzen gilt bereits seit Urzeiten als eine effektive Methode, um dem durch Infektionen befallenen Körper wieder auf die Beine zu helfen. Schwitzen, durch körperliche Aktivität, ist aber die beste Methode der Prävention, um es erst gar nicht so weit kommen zu lassen.

Betrachten Sie Ketoga als eine Art persönlicher Präventivmedizin. Als Präventivmedizin bezeichnet man jenen Teil der Heilkunde, der sich mit dem Schutz vor Erkrankungen befasst (Prävention) und nichts anderes machen Sie, wenn Sie auf eine optimale Makronährstoffversorgung setzen und sich dabei noch körperlich aktiv betätigen: Sie betreiben Präventivmedizin.

Wenn ich behaupte, dass das Schwitzen die beste Krankheitsvorsorge sei, dann meine ich auch nicht jenes Schwitzen, das auftritt, wenn wir krank sind und das Kind bereits in den Brunnen gefallen ist. Ich meine jenes physiologische Schwitzen (Transpiration), das als Begleiterscheinung körperlicher Aktivität auftritt. Die Absonderung von Schweiß über die Haut ist ein wichtiger Bestandteil der sogenannten Thermoregulation des menschlichen Organismus und sie wird über das bereits erwähnte vegetative Nervensystem gesteuert. Neben dieser Art der Transpiration unterscheidet man eine weitere, jedoch nicht wahrnehmbare Verdunstung von Körperwasser über die Haut, der Mediziner spricht hier von der ***Perspiratio insensibilis.*** Wenn unser Körper schwitzt, kommt es zu einer kontrollierten Absenkung der Körpertemperatur. Der durchschnittliche Erwachsene kann so über den Tag verteilt bis zu 15 Liter Schweiß (!) produzieren. Die Menge an abgesondertem Schweiß ist individuell und hängt sowohl von der körperlichen Aktivität des Menschen ab als auch von den klimatischen Bedingungen seiner Umwelt. Es ist bewiesen, dass Menschen, die sich regelmäßig bewegen und eine gewisse »Fitness« aufweisen, wesentlich länger leben als Menschen, die sich nur wenig oder überhaupt nicht im Sinne einer sportlichen Aktivität bewegen. So konnte man in zahlreichen Studien belegen, dass die körperliche Leistungsfähigkeit ein absoluter Prognoseparameter ist, wenn es darum geht, die Mortalität (Sterblichkeit) zu bestimmen. Eine gewisse körperliche Fitness und die regelmäßige sportliche Aktivität senken also die Gesamtsterblichkeit und dies bedeutet im Umkehrschluss, dass dies zu einer Verlängerung des Lebens führt. Wer gesund bleiben und länger leben möchte, der muss definitiv schwitzen!

Unser Körper ist Zeit seines Lebens damit beschäftigt, die Immunabwehr aufrechtzuerhalten, auszubilden, weiterzuentwickeln und immer wieder den gegebenen Anforderungen anzupassen. Manchmal gelingt es ihm aber nicht immer so, wie es gerade notwendig wäre, und wir erkranken. Ketoga setzt genau an dieser Stelle an und wir unterstützen unseren Körper dabei, dass es ihm gelingt, sich immer wieder den gegebenen Anforderungen anzupassen. Ketoga mit seinen zwei wesentlichen Elementen, dem Yoga und der ketogenen Ernährung, ist per se schon zu Recht dafür bekannt, unser Immunsystem auf Hochtouren laufen zu lassen.

Wenn Kohlenhydrate durch Ketonkörper als primäre Energiequelle abgelöst werden, passieren gleich mehrere Dinge zeitgleich: Alle Organe und alle gewebsartigen Strukturen wie beispielsweise unsere Lymphe, also jene Orte, wo die noch unreifen Immunzellen, die aus dem Knochenmark stammen, weiterreifen und sozusagen spezialisiert werden, arbeiten wesentlich besser, mit deutlich weniger Störungen und vor allem aber viel, viel sauberer. Dabei wirken die Ketone wesentlich weniger exzitatorisch, also erregend auf unseren Körper und das Nervensystem, als es unter dem Einfluss von schlechten Kohlenhydraten der Fall ist. Sowohl das menschliche Herz als auch das Gehirn arbeiten wesentlich besser unter dem Einfluss von Ketonen. Eine Leistungssteigerung von bis zu 30 Prozent ist dabei keine Seltenheit, unter dem Einfluss von Zucker können wir davon nur träumen.

Ähnlich, wenn auch auf einer ganz anderen Ebene, verhält es sich mit dem Yoga, denn es stärkt ebenso wie die Ketose unser Immunsystem in einem signifikanten Ausmaß. Es gibt etliche wissenschaftliche Studien darüber, wie Yoga unser Immunsystem beeinflusst, und tatsächlich: Wer sich regelmäßig in Asanas, dem Pranayama und der Meditation übt, wird viel seltener krank. Und wenn es den

Yogi oder den Ketogi nun doch einmal erwischt, kommt er wesentlich schneller auf die Beine als ein Nicht-Yogi und Nicht-Ketogi.

Ein begünstigender Faktor ist der Stress, denn wir wissen, dass sich unser Körper unter diesem negativen Faktor in einer »Extremsituation« befindet, der Flucht-Kampf-Modus ist aktiviert und dabei geschehen in unserem Körper ganz viele unterschiedliche Dinge, die ihm dauerhaft einfach nur schaden und ihn wesentlich anfälliger machen. Dauerstress führt zu einem anfälligen Immunsystem und regelmäßige Entspannung sorgt eben für eine Entschleunigung. Geübte Yogis und Ketogis sind wesentlich entspannter, auch in eben bereits beschriebenen Situationen, und sie gehen Krisen auch einfach mal entspannter an. Diese Entschleunigung, die durch die regelmäßige Yoga-Praxis stattfindet, sorgt dafür, dass sich unser Immunsystem erholen kann. Es ist ebenfalls nachgewiesen, dass positives Gedankengut das Immunsystem positiv beeinflussen kann. Eine Fachrichtung, die sich damit beschäftigt, ist die sogenannte Psychoneuroimmunologie. Sowohl unsere Gedanken, ob nun positiv oder negativ, als auch unser Nerven- und Immunsystem beeinflussen sich gegenseitig.

Ein weiterer Aspekt, der für ein optimal arbeitendes Immunsystem von wesentlicher Bedeutung ist, ist die Atmung. Der gesamte respiratorische Trakt (Atemwege) ist mit Schleimhäuten versehen und wir wissen, dass sich schädliche Krankheitserreger dort besonders gerne ansammeln. Sie gelangen so beispielsweise über unsere Nasenschleimhäute in die Bronchien und können dann dort für entsprechende Reaktionen sorgen. Ich habe bereits an anderer Stelle darauf hingewiesen, dass wir üblicherweise relativ flach atmen. Wir nutzen oftmals nicht das gesamte Potenzial unseres Atmungstraktes und Krankheitserreger fühlen sich auf unseren Schleimhäuten nicht nur pudelwohl, sondern sie können sich insbesondere dann explosionsartig vermehren, wenn sie in tiefere Regionen unserer Atemwege gelangen und dort eine mangelnde Ventilation (Belüftung) vorfinden. Die Atmung als eines der wesentlichen Grundprinzipien im Yoga sorgt also dafür, dass wir für eine bessere Ventilation unserer Lungen sorgen, ein besserer Gasaustausch stattfindet und somit unser gesamter Organismus einfach gesättigter und besser mit Sauerstoff versorgt wird.

Die wichtigsten ketogischen Maßnahmen für ein starkes Immunsystem sind:

- Die ketogische Zungenreinigung
- Die ketogische Atemtechnik »Ketogayama«
- Die ketogische Neti-Nasenreinigung
- Die ketogische Colonmassage
- Das ketogische Ölziehen
- Die ketogische Hydropraktik
- Das Ketoga Nidra
- Die Umkehrstellungen (Asanas)

Grundsätzlich ist es völlig korrekt zu behaupten, dass sich im Grunde alle Asanas in irgendeiner Weise mehr oder weniger positiv auf unser Immunsystem auswirken. Die Umkehrstellungen sind aber jene Übungen im Yoga, die

sich am intensivsten auf unser Immunsystem auswirken. Denn was passiert dabei genau?
Nun, viele dieser Stellungen aktivieren und stärken eben genau jene Strukturen, die maßgeblich an der Bildung und Aufrechterhaltung unseres Immunsystems beteiligt sind. Exemplarisch können wir hier beispielsweise den Kopfstand aufführen. Im Kopfstand werden nicht nur der Kopf und der Hals wesentlich stärker durchblutet, sondern auch die Lymphen, der lymphatische Rachenring, die Tonsillen (Mandeln) und vor allem unsere Lymphknoten. Wenn wir gerade nicht krank sind, so sind die Lymphknoten in der Regel weder sicht- noch tastbar. Sie schwellen immer dann an, wenn sich etwas in unserem Organismus tut und sind Teil einer ganz normalen Abwehrreaktion. Diese Strukturen werden durch die Umkehrstellungen besonders gut durchblutet, es findet ein verbesserter Stoffwechsel statt und wir unterstützen somit die physiologischen Aufgaben dieser lymphatischen Organe. Ein weiterer Effekt der Umkehrstellungen ist die Entlastung der Herz-Kreislauf-Situation. Wenn wir nun bedenken, dass bei diesen Stellungen das Blut verstärkt vom Herzen weg in Kopf, Hals und obere Extremitäten geleitet wird, können wir auch verstehen, warum diese Asanas den Kreislauf stabilisieren, den arteriellen Blutdruck senken und vegetative Symptome wie Herzklopfen und Herzrasen positiv beeinflussen können.

Zu den Asanas, die unser Immunsystem am intensivsten stärken, gehören unter anderem:

- Das Kamel
- Der Schulterstand
- Der Pflug
- Der herabschauende Hund
- Der Kopfstand
- Der Skorpion
- Der Delphin
- Die Vorwärtsbeuge
- Die gegrätschte Vorwärtsbeuge

»Der Standhafte bleibt unverwirrt.«
[Krishna zu Arjuna in der Bhagavad Gita, Vers 2-13]

Teil III
»Ketoga« - Umsetzung in die Praxis

»Um klar zu sein, genügt ein Wechsel der Blickrichtung.«
[Antoine de Saint-Excupéry]

1. Das Ketoga Nidra

Das Ketoga-Nidra stammt ursprünglich aus dem Yoga und ist genauer genommen ein Bestandteil des Tantra-Yoga. Die dabei verwendete Technik soll unserem Körper einen Zustand der vollkommenen Entspannung ermöglichen. Es steckt dabei auch die Idee dahinter, dem Praktizierenden das Abtauchen in die tiefsitzenden Bewusstseinsschichten zu ermöglichen. Man kann das Ketoga-Nidra aus dieser Perspektive als eine Art sanfte Selbsthypnose sehen. Das Ziel dieser Übung ist es, sowohl auf physischer wie auch auf psychischer Ebene eine vollkommene Entspannung einzuleiten. Wer sich im Ketoga-Nidra regelmäßig übt, wird feststellen, dass einem diese vollkommene Entspannung mit jedem Mal besser gelingt. Auch hier gilt eben: Übung macht den Meister! Ketoga-Nidra ermöglicht uns nach einem intensiven und harten Arbeitstag, bei vollem Bewusstsein zu »schlafen«.

Wie, bitteschön, soll das denn funktionieren?

Nun, als sich bei mir die ersten konkreten Ideen zu meinem Ketoga-Konzept manifestierten, war von Anfang an klar, dass ich eine Art »Entschleunigung« in das Konzept einbauen musste. Unter Entschleunigung verstehe ich all jene Prozesse, die sich positiv auf unseren Körper, aber auch auf unseren Geist auswirken. Wir stecken alle voll im Berufsleben, sind Väter, Mütter, haben schulpflichtige Kinder und sind Studierende – wir stecken voll drin in der Welt der grenzenlosen Anforderungen. Wir müssen stets leistungsfähig sein, dürfen niemals krank werden und wenn wir gesellschaftlich mithalten möchten, dann müssen wir uns auch auf dieser Ebene behaupten. Das ist für viele Menschen in Deutschland bittere Realität. Nun möchte man sich fragen, was daran »bitter« sein soll. Diese Frage ist durchaus berechtigt, habe ich doch an anderer Stelle in diesem Buch davon gesprochen, wie wichtig es ist, sich ab und an auch einmal in diszipliniertem Verhalten zu üben. Das ist auch gut und richtig so, das Problem an der ganzen Sache ist jedoch die Tatsache, dass viele Menschen einfach zu vielen Stressoren ausgesetzt sind. Wenn unser Körper dauerhaft im Flucht- und Kampfmodus ist, dann werden wir irgendwann krank, sowohl der Körper als auch der Geist machen schlapp und können nicht mehr mithalten. Und nun tritt an dieser Stelle das Konzept der Entschleunigung in Erscheinung. Unter dieser Entschleunigung verstehe ich ein aktives Verhalten durch die unterschiedlichsten Prozesse und Maßnahmen, um sowohl auf beruflicher als auch auf privater Ebene der »Beschleunigung des Lebens« zu Leibe zu rücken. Es ist das Gegenteil unserer alltäglichen Realität und es verfolgt den Sinn und Zweck, unserem Körper, aber auch unserem Geiste, die Möglichkeit zu bieten, einfach nichts leisten zu müssen. Nur dann sind wir dazu in der Lage, neue Kraft zu schöpfen und Energie zu tanken.

Alle Ketoga-Elemente können somit als Maßnahmen gesehen werden, die der Entschleunigung dienen und der Beschleunigung des Lebens entgegenwirken. Neben der Meditation, den Asanas, der grundlegenden Ernährung und den Atemübungen ist das Ketoga-Nidra eines der wichtigsten Prozesse im Sinne dieser Entschleunigung.

Wer sich regelmäßig im Ketoga-Nidra übt, wird an sich, ähnlich wie beim autogenen Training, gewisse Veränderungen wahrnehmen können. Es ist ganz wichtig, an dieser Stelle zu erwähnen, dass sich die daraus resultierenden Effekte schmälern und sogar verschwinden, wenn diese Art der Tiefenentspannung nicht regelmäßig praktiziert wird und dauerhaft in unser Leben integriert wird. Die Wirkungen dieser Entspannungstechnik können wie folgt zusammengefasst werden:

- Muskeltonus (Muskelspannung) wird reduziert.
- Sowohl der arterielle Blutdruck als auch die Herzfrequenz (Puls) werden gesenkt.
- Die Atemfrequenz nimmt ab, die Atmung wird vertieft, es findet ein verbesserter Gasaustausch statt.
- Die Darmperistaltik (physiologische Darmbewegung) wird angeregt, ein wesentlicher Aspekt im Hinblick auf die Wirkungen auf unser Immunsystem, denn der Darm ist fester Bestandteil der physiologischen Immunabwehr.
- Durch eine Vasodilatation, also einer Weitstellung der Blutgefäße, kommt es zu einer verbesserten Durchblutung, bedingt durch die Relaxation (Entspannung) der glatten Gefäßmuskulatur, die diese Übung hervorrufen kann.

- Unsere natürliche Stress-Resistenz wird deutlich erhöht.
- Das gesamte vegetative Nervensystem wird positiv beeinflusst.
- Das allgemeine Wohlbefinden wird deutlich gesteigert.
- Schmerzpatienten sind dazu in der Lage, viel besser mit ihren Schmerzen umzugehen.
- Ängste können abgebaut werden.
- Es wirkt sich positiv auf unser Gemüt aus, Depressionen können gelindert werden und, regelmäßig eingesetzt, bietet das Ketoga-Nidra eine Art Schutz vor Depression.
- Die allgemeine Konzentrationsfähigkeit wird maßgeblich verbessert.
- Schlafstörungen können positiv beeinflusst werden.
- Das Risiko für Apoplex und Herzinfarkt kann durch das regelmäßige Praktizieren deutlich verringert werden.
- Das Immunsystem wird gestärkt.
- Insbesondere in Phasen der vollkommenen Erschöpfung (»Burn-Out«) wirkt sich das Ketoga-Nidra positiv aus.
- Es findet eine Neuausrichtung statt, Verhaltensmuster und schlechte Gewohnheiten können neu ausgerichtet werden.

Wer nun an dieser Stelle meint, das könne ja jeder behaupten, dem sei gesagt, dass ich noch gar nicht fertig bin. Denn ich habe sozusagen noch einen As im Ärmel: Tatsächlich liegen wissenschaftliche Studien vor, die genau das bestätigen, was die antiken Yogis im alten Indien auch ohne Studien bereits wussten – und das bereits vor Jahrtausenden!

Das vegetative Nervensystem und die Elektroenzephalographie (EEG)

Um zu verstehen, wie wertvoll das Ketoga-Nidra sein kann, müssen wir die Funktionsweise unseres vegetativen Nervensystems verstehen. Das vegetative Nervensystem VNS wird oftmals auch als autonomes Nervensystem ANS bezeichnet. Autonom deshalb, da unzählige Prozesse automatisch ablaufen und willentlich nicht direkt, sondern - wenn überhaupt - nur indirekt beeinflusst werden können. Alle lebenswichtigen Vorgänge wie beispielsweise die Atmung, der Herzschlag, die Verdauung, der Metabolismus und die endokrinen Systeme (Hormondrüsen) werden über das vegetative Nervensystem gesteuert. Das vegetative Nervensystem kann ferner in folgende Teilbereiche untergliedert werden:

- das sympathische Nervensystem SNS
- das parasympathische Nervensystem PNS
- das enterische Nervensystem ENS (damit ist das Nervensystem des Magen-Darm-Traktes gemeint, es unterliegt sowohl dem SNS als auch dem PNS. Obwohl es ein vollkommen eigenständiges System darstellt, wird es doch maßgeblich durch die anderen Teilbereiche beeinflusst.)

Sowohl das SNS als auch das PNS ergänzen sich in ihrer Funktionsweise gegenseitig und man kann sagen, dass über den Sympathikus alle ***ergotropen***, also leistungsfördernden Abläufe reguliert werden. Über den Parasympathikus hingegen hauptsächlich die ***trophotropen*** Abläufe, also all jene Prozesse, die der Regeneration dienen.

Das Ketoga-Nidra setzt genau an dieser Stelle an. Es reguliert die Herztätigkeit, den arteriellen Blutdruck, sowohl die Durchblutung als auch der Tonus der Herz- und Skelettmuskulatur werden beeinflusst. Da Kohlenhydrate nur marginal vorhanden sind, wird die Bereitstellung von Energie über den Regelkreis der Ketose abgewickelt. Ketone verbrennen wesentlich »sauberer« in unserem Körper und werden von den Mitochondrien, den Kraftwerken unserer Zellen, effizient genutzt. Da sich diese Entspannungstechnik durch eine entsprechende Hemmung der sympathischen Aktivität allgemein positiv auswirkt, wird die Arbeit all jener Vorgänge wiederaufgenommen, für die bei einer erhöhten Sympathikus-Aktivität keine erhöhte Priorität besteht, so zum Beispiel Vorgänge in unserem Verdauungstrakt, die Durchblutung der Nieren und unserer Haut. Das Ketoga-Nidra unterstützt und fördert die Auswirkungen des Parasympathikus und nun wird auch ersichtlich, wieso in der Folge die Herztätigkeit ruhiger und verlangsamter stattfindet, der Puls verlangsamt wird, die allgemeine Erregbarkeit gedämpft wird. Die gesteigerte Parasympathikus-Aktivität sorgt auf endokriner Ebene dafür, dass die Sekretion der eiweißspaltenden Verdauungsenzyme Trypsin, Elastase, Chymotripsin und der Carboxylpeptidase erhöht wird, die Folge ist eine verbesserte Verdauung.

Doch zurück zu meinem As und zurück zur Elektroenzephalographie. Vielleicht haben Sie damit in Ihrem Leben bereits eine Erfahrung gemacht und mussten sich von einem Neurologen ein EEG, also ein Elektroenzephalogramm, erstellen lassen. Durch das EEG sind Neurologen imstande, die elektrische Aktivität unseres Gehirns durch eine Darstellung der Spannungsschwankungen an der Kopfoberfläche graphisch darzustellen. Es handelt sich dabei um eine sehr häufig verwendete Untersuchungsmethode auf dem Fachgebiet der Neurologie, gleich gefolgt von der Elektroneurografie (ENG) und der Elektromyographie (EMG). Erfahrungsgemäß wissen wir, dass die Gehirnaktivität bei ganz bestimmten Erkrankungen gestört sein kann und nicht der Norm entspricht. Zu diesen Erkrankungen gehören unter anderem die Epilepsie, die Encephalitis (Entzündung des Gehirns), die Narkolepsie (Schlafsucht) und vor allem aber auch Hirnschädigungen bestimmter Areale, zum Beispiel durch einen Tumor oder nach schweren Unfällen (Trauma). Übrigens wird ein Mensch genau dann für tatsächlich tot erklärt, wenn eben derartige Gehirnaktivitäten nicht mehr feststellbar sind, aber dies soll an anderer Stelle näher eruiert werden. Die Messung verläuft relativ entspannt, der Patient wird nicht etwa mit Stromreizen gequält, der Untersuchende gibt meistens Anweisungen und die gesamte Prozedur dauert in der Regel nicht länger als 25 bis 30 Minuten. Je nach der Bewusstseinslage des Patienten werden verschiedene Muster bei dieser Untersuchung unterschieden:

- Alpha-Wellen (beim wachen Erwachsenen in einer entspannten Gemütslage mit geschlossenen Augen)
- Beta-Wellen (beim wachen Erwachsenen und geistiger Aktivität mit geöffneten Augen)

- Theta-Wellen (kurz vor oder während der Einschlafphase oder aber auch bei starker Müdigkeit)
- Delta-Wellen (im tiefen Schlaf)
- Gamma-Wellen

Je nachdem, was der zu Untersuchende gerade tut, findet ein Wechsel innerhalb dieser Wellen statt (Berger-Effekt). So werden die Wellen dadurch beeinflusst, dass die Augen zum Beispiel geöffnet oder geschlossen sind, man gerade scharf nachdenkt oder ganz entspannt an nichts denkt. Aber was hat das alles mit Ketoga und dem Ketoga-Nidra zu tun?

Nun, Gehirnforscher vom Kennedy Institut in Kopenhagen (Dänemark) haben eben genau diese Aktivität bei mehreren Yoga-Nidra praktizierenden Yogis unter die Lupe genommen – mit erstaunlichen Ergebnissen. Während die Yogis das Yoga-Nidra durchführten, befanden sich alle Probanden in einem Zustand der absoluten Entspannung, ähnlich dem Schlaf. Doch die Yogis schliefen nicht, sondern waren ganz bei ihrem Nidra. Es konnte festgestellt werden, dass sich die bereits erwähnten Theta-Wellen-Aktivität signifikant steigerte, die Alpha-Wellen-Aktivität veränderte sich dabei nur marginal nach unten hin. Diese Tatsache beweist eindeutig, dass dieser Zustand nicht dem des Schlafes entspricht. Die Probanden waren somit bei vollem Bewusstsein und ihre Aufmerksamkeit und Konzentration konnte permanent und vor allem gleichmäßig nachgewiesen werden. Nun wurde auch ein direkter Vergleich durchgeführt. Man hatte die Auswertungen jener Probanden, die lediglich in der gleichen Stellung lagen, ohne Yoga-Nidra zu praktizieren, mit den Ergebnissen der praktizierenden Yogis verglichen – es wurden erhebliche Unterschiede festgestellt und somit ist eindeutig belegt, dass Entspannung nicht gleich Entspannung oder ,in unserem Fall, nicht gleich Ketoga-Nidra bedeutet. Erwähnenswert ist dabei auch die Tatsache, dass die Aktivitäten der Gehirnstrommessung bei allen sieben Yogis eine enorme Ähnlichkeit aufwiesen. Doch was bedeutet dies nun für uns und für das Ketoga-Nidra? Wenn wir dieses Ergebnis auswerten und richtig einschätzen, bedeutet dies:

- Im Ketoga-Nidra schläft man nicht, sondern befindet sich in einem tiefenentspannten Zustand, der es uns ermöglicht, die Aktivitäten in unserem Gehirn bewusst zu beeinflussen.
- Unser Gehirn ist beim Praktizieren des Ketoga-Nidra in einem Zustand der absoluten Aktivität, mit dem Unterschied, dabei völlig entspannt und bei vollem Bewusstsein zu sein.
- Ketoga-Nidra bietet uns die Möglichkeit, in einer tiefenentspannten Situation, die wir ganz bewusst selbst gesteuert und herbeigeführt haben, uns mit uns selbst auseinanderzusetzen.
- Wir richten den Blick sozusagen nach Innen, indem wir uns von der physischen Welt lösen und uns zentrieren.

In einer derart leistungsbezogenen Welt ist diese Erkenntnis von unermesslichem Wert. Die Wissenschaft hat nicht zum ersten Mal nachgewiesen, dass ganz bestimmte Entspannungstechniken und Entspannungsverfahren dem allgemeinen körperlichen und psychischen Stress entgegenwirken. Forscher des ***Mind and Life Institute*** in Louisville, Colorado (USA) haben in mehreren Kernspin-Untersuchungen nachgewiesen, dass der sichtbare Dauerstress im Gehirn nach einem regelmäßigen autogenen Training sichtbar zurückging. Die Cortisol-Konzentration im Blut ging signifikant zurück. Cortisol ist ein Stress-Hormon, das in der Regel katabole Stoffwechselvorgänge reguliert. Ein Problem von Cortisol ist die dämpfende Wirkung auf unser Immunsystem, hier erklärt sich von selbst, warum Menschen mit einem dauerhaft hohen Stresspegel viel öfter krank sind als andere. Cortisol wird in der Rinde der Nebenniere gebildet und seine Produktion wird maßgeblich durch ACTH (adrenocorticotropes Hormon) stimuliert. Die Forscher stellten ferner fest, dass Angstzustände durch diese Art von Entspannung reduziert werden konnten.

Ich könnte nun noch zahlreiche weitere Studien aufführen, die sich mit eben dieser Thematik beschäftigen. Was ich damit aufzeigen möchte, ist, dass sich der Yoga mit all seinen Elementen nicht vor der Wissenschaft und modernen Forschung verstecken muss. Tatsächlich steckt viel mehr dahinter, als auf den ersten Blick ersichtlich ist. Wir müssen im Leben oftmals skeptisch und kritisch Dinge hinterfragen und das ist auch absolut gut so. Doch ab und an sollte man an »Neues« ohne Vorurteile herantreten und mit offenen Augen, aber vor allem mit einem offenen Herzen durchs Leben gehen.

Ketoga-Nidra in die Praxis umgesetzt

Den ersten Grundpfeiler für das Ketoga-Nidra legen wir mit unserer Ernährung. Ich weiß, dass sehr viele Yogis Vegetarier sind und ich finde es auch vollkommen in Ordnung, doch bin ich absolut davon überzeugt, dass ketogene Ernährung und Yoga nicht im Widerspruch stehen, sondern sich perfekt ergänzen. Die Grundpfeiler, die ich meine, sind die Vorteile, die sich aus dem keto-adaptierten Stoffwechsel ergeben:

- eine deutlich verbesserte Leistungsfähigkeit
- ein günstigeres ATP-Verhältnis als in einem durch Kohlenhydrate geprägten Stoffwechsel
- weniger entzündliche Aktivität im Organismus und eine Reduktion von Stresshormonen und krankmachenden Botenstoffen
- eine allgemein verbesserte Stimmungslage
- ein konstant stabiler Blutzuckerspiegel mit lediglich geringen Schwankungen und somit eine deutlich verringerte Insulin-Antwort des Körpers
- eine Verlangsamung degenerativer, also alternder und abbauender Prozesse
- verbesserte Blutwerte
- ein verbesserter arterieller Blutdruck etc.

Ketoga-Nidra besteht aus den folgenden Elementen

- Ernährungsaspekt
- Die Vorbereitungsphase in der Totenstellung (Shavasana)

- Wahrnehmung und Achtsamkeit
- Sankalpa (Entschluss)
- Nyasa (Körperreise)
- Gegensatz
- Visualisierung

Einleitende Schritte und Vorbereitung

Suchen Sie sich einen warmen Ort in Ihrem Haus oder Ihrer Wohnung, an dem Sie sich geborgen und wohlfühlen. Begeben Sie sich in Shavasana, die sogenannte Totenstellung. Shavasana ist im Yoga eine der wichtigsten Übungen. Nicht ohne Grund, denn Sie liegen dabei nicht nur faul auf dem Rücken, sondern es besteht ein sehr enger Kontakt zum Boden, auf dem Sie liegen. In dieser Position ist unser Geist in der Lage, jeden Zentimeter unserer Körperrückseite deutlich wahrzunehmen. Orientieren Sie sich noch einmal, wo genau Sie im Raum liegen, bevor Sie ihre Augen schließen. Wenn Sie an Verspannungen im Rückenbereich leiden, die Sie bis dato nicht wahrgenommen haben, dann werden Sie diese spätestens jetzt wahrnehmen. In Shavasana liegen die Arme, aber auch die Beine in einem gewissen Abstand zum Körper, 30 bis 45° ist ein optimaler Winkel für die Extremitäten. Ihre gesamte Aufmerksamkeit richten Sie dabei auf Ihre Atmung. Achten Sie darauf, dass Sie wirklich bequem liegen, bevor Sie nun fortfahren, sollten Sie die Stellung korrigieren, bis Sie so liegen, dass Sie für längere Zeit in dieser Position verharren können. Atmen Sie ganz bewusst tief ein, halten Sie für einen Augenblick inne, bevor Sie wieder vollständig atmen. Mit jeder Ausatmung spüren Sie mehr und mehr jenen Boden, auf dem Ihre gesamte Körperrückseite aufliegt. Bei jeder Ausatmung entspannen Sie sich zunehmend immer weiter. Wenn Gedanken kommen, dann nehmen Sie diese ruhig wahr, lassen Sie diese aber auch wieder gehen. Versuchen Sie weiterhin, alle spürbaren Körperteile mehr und mehr zu entspannen. Gehen Sie ins Detail: Fokussieren Sie sich wie bei einem Bodyscan auf die einzelnen Körperteile und sorgen Sie dafür, dass sich diese in einer entspannten Position befinden: Kopf, Stirn, Nase, Gesicht, Ohren, Kiefer, Hals und so weiter. Führen Sie diesen Scan mit Ihrem Geiste weiter, bis Sie den gesamten Körper erfasst haben.

Wahrnehmung und Achtsamkeit

So, wie Sie nun in der Totenstellung Ihren Gedanken erlauben zu kommen, aber auch wieder zu gehen, dürfen Sie natürlich auch den Geräuschen Ihrer Umgebung lauschen. Bestimmte Geräusche können Sie nun einmal nicht gezielt beeinflussen, aber das spielt überhaupt keine Rolle, denn Sie sind zwar da, aber für Ihren Körper und Ihren Geist ohne Bedeutung. Versuchen Sie, diese Geräusche auch ganz bewusst auszublenden, lassen Sie sich nicht davon abhalten, Ihre Sinne nun sozusagen »zurückzuziehen«. Achten Sie nur auf sich und Ihren Körper. Achten Sie auf den gleichmäßigen Strom Ihrer Atmung, achten Sie darauf, dass Sie sich wohlfühlen und ganz bei sich sind. Sie werden im Verlauf bemerken, dass Sie sich zunehmend mehr und mehr in eine Tiefenentspannung begeben. Zentrieren Sie dabei Ihre Atmung und lenken Sie diese mit dem Geiste in Ihr Sonnengeflecht, den Solarplexus. Wenn Sie möchten, dürfen Sie nun auch das Ketogayama an dieser Stelle miteinbeziehen, ganz langsam, sanft und vor allem bewusst.

Sankalpa – der Entschluss

Sankalpa stammt aus dem Sanskrit und es hat viele Bedeutungen: Wunsch, Vorsatz, Verlangen, Wille oder Entscheidung. Sankalpa ist wichtig, da es in der Lage ist, unserem Geist eine bestimmte Richtung zu verleihen. Wer sich schon einmal mit dem autogenen Training auseinandergesetzt hat, der hat sich sogar auch schon in Sankalpa geübt. Sankalpas sind nichts anderes als Affirmationen. Affirmationen haben eine enorme autosuggestive Wirkung, ähnlich wie bei den selbsterfüllenden Prophezeiungen. Sankalpa gehört zum Ketoga-Nidra wie das Amen in die Kirche. Das Sankalpa ist ein Vorsatz, aber ein ganz persönlicher. Er kann dabei jede Form annehmen. Sankalpa ist wichtig und muss vor dem Nidra und nach der Tiefenentspannung mehrmals ganz klar und deutlich formuliert werden.

Affirmationen haben eine enorme Auswirkung auf unsere Psyche und besonders dann, wenn wir uns in einem entspannten Zustand befinden, ist unser Unterbewusstsein besonders empfänglich, für solche Autosuggestionen. Beispiele für Sankalpa können sein:

- Ich ernähre mich bewusst und gesund.
- Ich bin gesund.
- Ich höre auf zu rauchen.
- Ich achte ab jetzt viel mehr auf meine Gesundheit.

- Ich entwickle Willenskraft.
- Ich bin selbstbewusst.

Dies sind nur einige Beispiele und es sind keine Grenzen gesetzt. Sankalpa ist individuell und ein ganz persönlicher Entschluss. Sankalpa ist mehr als nur ein guter Vorsatz, denn Sankalpa entspringt unserem Herzen. Sankalpa treibt uns an, motiviert uns und gibt unserem Leben einen Sinn.

Nyasa – die Körperreise

Wenn wir uns in der Totenstellung (Shavasana) mit unseren Körperregionen beschäftigen und uns auf die Reise durch den eigenen Körper begeben, dann sind wir bei Nyasa. Wichtig ist bei dieser Art von Bodyscan, dass man nicht beispielsweise beim Hals stehen bleibt und sich die Gedanken nur um eine Körperregion drehen. Es ist wichtig fortzufahren und alle Regionen des Körpers wahrzunehmen, auch dann, wenn man vielleicht gerade erst von Rückenschmerzen geplagt wurde. Die Wahrnehmung soll sozusagen alle Teile unseres Körpers »berühren«. Das, was aus dieser »Berührung« resultiert, ist ein Zustand der absoluten Entspannung für die betroffenen Körperteile.

Gegensatz

Während Sie in Ketoga-Nidra entspannen, dabei jedoch ganz bei Ihrem Geiste sind, werden immer wieder ganz bestimmte Gedanken, aber auch Empfindungen, also Emotionen, ans Tageslicht befördert. Versuchen Sie, die

Gegensätzlichkeit dieser Gefühle und Emotionen zu finden. Wenn Ihnen gerade das Gefühl von Kälte durch den Kopf schießt, dann greifen Sie den Antagonisten (Gegenspieler) auf, rufen Sie das Gefühl von Wärme mit Ihrem inneren Auge und Gespür hervor. Wenn Sie gerade bei der Traurigkeit oder einem anderen beklemmenden Gefühl sind, dann rufen Sie auch hier das Gegenteil auf. Sie werden spüren, dass diese Gedanken kommen werden, ganz gleich ob Sie positiver oder negativer Natur sind. Wichtig ist, dass Sie diese Gedanken zulassen und nach einer kurzen Bewertung auch wieder gehenlassen.

Visualisierung

Der letzte Schritt im Ketoga-Nidra ist nun die Visualisierung. Mit der Visualisierung meine ich das Eintauchen in die ganz eigene und individuelle Welt der Bilder und Farbenvielfalt. Es gilt dabei, dass alles visualisiert werden kann, was auf diesem Planeten existiert: Licht, Metall, Aromen, Gerüche, Farben, Emotionen, Tiere, Menschen, Himmelskörper ja ganze Scharen von Zugvögel, die in den sonnigen Süden ziehen, weil es ihnen im Winter bei uns einfach zu kalt ist. Die Visualisierung wird vielleicht nicht jedem von Anfang an gleich gut gelingen, sie ist aber erlernbar und sie entwickelt sich mit jeder Erfahrung im Ketoga-Nidra weiter. Begeben Sie sich während dem Ketoga-Nidra an einen ganz bestimmten und nur für Sie ganz alleine erreichbaren Ort. Suchen Sie Ihr ganz persönliches Refugium auf, wann immer Sie es wünschen. Malen Sie sich Ihre eigene Welt genau so aus, wie Sie es für richtig und gut halten. Wenn Ihnen danach ist, einen stillen See an einem sonnigen Sommertag aufzusuchen, dann tun Sie es. Wenn Sie nackt im Mittelmeer baden gehen möchten, dann tun Sie es! Wenn Sie schon immer einmal eine Weltreise machen wollten, dann tun Sie ist es jetzt! Wenn Sie geliebte Menschen wiedersehen möchten, die bereits gestorben sind, dann visualisieren Sie sie und tun Sie es jetzt. Denn jetzt ist der richtige Zeitpunkt und dieser Zeitpunkt ist nur ein einziges Mal in Ihrem Leben.

»Die Welt besteht aus den fünf Elementen Feuer, Wasser, Luft, Erde und Äther. Die ersten vier sind irdischer Natur, das fünfte erfüllt den Himmel.«
[Aristoteles]

2. Die ketogische Atemtechnik – »Ketogayama«

Ein weiteres wichtiges Element aus dem Ketoga-Baukastensystem ist eine Atemtechnik, die zu jeder Zeit, an jedem Ort und immer dann zum Einsatz kommen kann, wenn sie benötigt wird. Sie kann auch sehr gerne statt des Pranayamas oder gemeinsam mit dieser Atemtechnik gleich im Anschluss praktiziert werden. Um zu verstehen, was diese Atemtechnik bzw. Atemübung bewirkt, müssen wir uns den physiologischen Vorgang bei der Respiration, also der Atmung, genauer anschauen. Diese Atemtechnik bedient sich zweier Elemente: dem Pranayama, aber auch der sogenannten »dosierten Lippenbremse« aus der Medizin.

Wir wissen, dass unser Organismus ohne Sauerstoff nicht lebensfähig wäre. Die Atmung ist ein äußerst komplexer Vorgang und wer sich mit Yoga auskennt, der weiß nur zu gut, welch zentrale Rolle die Atmung spielt, ganz unabhängig davon, ob es sich bei der Praxis um Atemübungen, Meditation oder den Asanas handelt – nichts geht ohne die korrekte Atmung. In der Humanmedizin unterscheidet man die innere und die äußere Atmung. Als äußere Atmung bezeichnet man jenen Gasaustausch, der über die Lungen gesteuert wird und der stattfindet, um durch den Sauerstofftransport im Blut die Zellen mit dem notwendigen Sauerstoff zu versorgen. Als innere Atmung bezeichnet man jenen Vorgang, der durch einen Nährstoffabbau gekennzeichnet ist, wobei Sauerstoff verbraucht und Kohlenstoffdioxid sozusagen als Abfallprodukt freigesetzt wird.

Jede einzelne Zelle in unserem Körper benötigt Sauerstoff und ein Abbau von Nährstoffen im Sinne der Energiegewinnung findet rund um die Uhr und überall im Organismus statt. Dieser Vorgang wird manchmal auch als sogenannte Zellatmung bezeichnet, es beschreibt denselben biochemischen Vorgang, der bei der inneren Atmung gemeint ist.

Die Lungenatmung bezeichnet man im engeren Sinne auch als Respiration, dabei besteht die Respiration sowohl aus der Inspiration, der Einatmung, als auch aus der Expiration, der Ausatmung. Was dabei in den Alveolen, also den Lungenbläschen und den Lungenkapillaren passiert, ist nichts anderes als ein An- und Abtransport von Gasen über unser Blut und die Luft. Der Biochemiker unterscheidet weiterhin drei Teilkomponenten des respiratorischen Vorgangs:

- Ventilation: Belüften der Alveolen
- Perfusion: Durchblutung der Kapillaren, also der kleinsten Gefäßeinheiten
- Diffusion: Gastransport und der Gasaustausch über eine Membran

Die ketogische Atemtechnik setzt genau hier an dieser Stelle an: Zum einen sorgt sie für eine wesentlich bessere Belüftung (Ventilation ist übrigens die beste Prophylaxe gegen Pneumonien, also Lungenentzündungen), denn der Körper ist nach nur wenigen Minuten nahezu mit Sauerstoff geflutet. Wenn wir uns unsere reguläre Atmung genauer anschauen, müssen wir leider feststellen, dass wir nicht richtig atmen. Jawohl, wir atmen nicht richtig, wussten Sie das denn nicht? Die effiziente, korrekte Atmung lässt bei der Einatmung die Bauchdecke enorm anheben, wir halten kurz inne und nun müssten wir mindestens doppelt so lange ausatmen, wie wir eingeatmet haben. Geübte Ketogis und Yogis können noch viel, viel länger als nur doppelt so lang ausatmen. Beim Ausatmen müsste sich korrekterweise unsere Bauchdecke sehr stark einziehen, als entstünde gerade ein Vakuum unter unserer Bauchdecke. Und wie sieht die Realität aus? Wir atmen flach, atmen im Grunde dadurch bedingt nicht mit der vollen möglichen Kapazität, nutzen den Gasaustausch nicht in seinem vollen Ausmaß und was macht das dauerhaft mit uns? Richtig, wir haben zu wenig Sauerstoff im Körper, aber dafür ganz viele Abbauprodukte, die eigentlich richtig schön abgeatmet gehören. So bildet sich in unseren Alveolen, jener Ort, an dem der Gasaustausch der äußeren Atmung (Lungenatmung) stattfindet, sozusagen ein Stau von Kohlenstoffdioxid. Dass dies niemals gut sein kann und dauerhaft irgendetwas in unserem Körper anrichten wird, steht wohl außer Frage. Doch warum ist das so? Wieso atmen wir nicht richtig?

Nun, wir verlernen die korrekte Atmung und setzen uns viel zu wenig mit unserem Körper auseinander, weil wir im Grunde keine Zeit dafür haben. Unsere Kleinsten müssen in den Kindergarten oder in die Schule, danach zum Sport, es müssen Hausarbeiten erledigt werden und so gedeihen wir in eine Gesellschaft hinein, die alles andere tut, außer innezuhalten und mal zu erspüren, was unser Körper tatsächlich einmal benötigt. Einfach nur frische Luft, einfach nur tief Luft holen und nichts tun, außer zu atmen.

Deshalb ist die ketogische Atmung so wichtig. Wir nehmen uns bewusst die Zeit, entschleunigen uns und geben unserem Körper genau das, was er am meisten braucht: Luft. Genial, nicht wahr?

Doch nun zur dosierten Lippenbremse. Die sogenannte Lippenbremse ist eine Atemtechnik, die ich ganz oft bei unseren Patienten im Krankenhaus anwende. Sie bewirkt im Körper folgendes:

- Sie ist, gezielt und gekonnt eingesetzt, in der Lage, Sekrete zu lösen
- Sie wirkt der Atelektasenbildung entgegen. Atelektasen sind Lungenbezirke, die nur unzureichend oder gar nicht ventiliert (belüftet) sind. Das hört sich vielleicht erst mal gar nicht so schlimm an, ist es aber. Denn diese unbelüfteten Areale sind der perfekte Nährboden für Keime und in der Folge hat man schneller eine

Lungenentzündung, als man gucken kann. Es ist im Rahmen der Pneumonieprophylaxe (Vorbeugen einer Lungenentzündung) eine der wichtigsten Tätigkeiten einer Fachkraft für Gesundheits- und Krankenpflege.

- Die Lippenbremse stärkt nachhaltig die gesamte Atemmuskulatur und eine starke Atemmuskulatur ist das A und O einer guten Gesundheit.

Im Detail erklärt, bedeutet dies: Es wird absichtlich eine Stenose erzeugt, der Mund wird nur minimal geöffnet, fast so, als wolle man gerade lospfeifen. Durch die viel zu kleine Mundöffnung entweicht viel weniger Luft als bei weit geöffnetem Mund. Die Lippenbremse ermöglicht eine sehr lange, tiefe Ausatmung, es baut sich ein Rückstau innerhalb der tiefen Atemwege auf und die Luft strömt kontrolliert aus den tiefsten Regionen unserer Lunge heraus. In der Folge vertieft sich die gesamte Atmung mit all ihren Vorteilen. Die Yogis und Ketogis unter uns kennen das »High-Sein« aufgrund eines höheren Sauerstoffanteils.

Das »Ketogayama« in die Praxis umgesetzt

Für diese Atemtechnik sind keine Hilfsmittel vonnöten. Das Ketogayama kann praktisch überall und zu jeder Zeit durchgeführt werden, ob im Auto auf dem Weg zur Arbeit, in der Kaffeepause, vor dem Frühstück oder in der Bahn. Wenn diese Übung in einem geschützten Rahmen durchgeführt wird, eignet sich ein kreuzbeiniger Sitz bestens, stets muss darauf geachtet werden, dass die Wirbelsäule gerade ist. Die Übung kann aber auch einfach nur auf einem Stuhl und, wenn nicht anders möglich, im Stehen durchgeführt werden.

- Ruhig über die Nase einatmen, wenn dies nicht möglich ist, zum Beispiel aufgrund einer Rhinitis, kann der Mund für die Einatmung benutzt werden, allerdings sollte die Nase, wenn möglich, stets bevorzugt werden!
- Es wird so tief wie möglich eingeatmet, dann kurz innegehalten und langsam durch die künstlich geschaffene Stenose bei fast aufeinanderliegenden Lippen ausgeatmet und unbedingt darauf achten, dass sehr lange ausgeatmet wird. Sollte diese Ausführung einen Hustenreiz auslösen, dann muss die Ausatmungslänge entsprechend kürzer gehalten werden.
- Es ist wichtig, darauf zu achten, dass keine Pausbacken entstehen und dass die Luft langsam und gleichmäßig ausströmen kann!
- Dieser Vorgang kann beliebig oft wiederholt werden und man stellt fest, dass sich mit jedem »Üben« mehr und mehr eine Art Routine einstellt und die Atemübung immer besser, konzentrierter und vor allem kontrollierter ausgeführt werden kann. Die optimale Länge dieser Atemübung liegt bei 5 bis 6 Minuten und sie kann mehrmals täglich durchgeführt werden, auch als Atemübung in Kombination mit einem Yoga-Workout oder zwischen den einzelnen Asanas beziehungsweise am Ende vor dem Ketoga-Nidra.

»Wer gesund und jung bleiben will, sei mäßig, übe den Körper, atme reine Luft und heile sein Wehleiden eher durch Fasten als durch Medikamente.«
[Hippokrates]

3. Das ketogische Fasten

Das Fasten ist bereits seit der Antike ein wirklich universelles Heilmittel, das auf einem simplen Prinzip beruht und dabei sehr einfach in die Praxis umgesetzt werden kann. Fasten bedeutet, dass man sich bewusst dafür entscheidet, sich für einen ganz bestimmten und zuvor festgelegten Zeitraum auf eine marginale Nahrungszufuhr zu beschränken. Fasten macht auch dann Sinn, wenn man sich ohnehin bereits ketogen ernährt, bereits einige überflüssige Pfunde verloren hat, aber auch dann, wenn man sich nicht aus Gründen der Gewichtsreduktion bereits anders ernährt. Während des Fastens wird sozusagen ein **Reset** durchgeführt und unser Körper, aber auch unser Geist erhält die Möglichkeit loszulassen. In erster Linie findet eine Entlastung unseres Magen-Darm-Traktes statt. Unseren Verdauungsorganen wird eine Pause gegönnt, das Fasten hat also damit einen erholenden Effekt für unsere Viszeralorgane. Das Fasten ermöglicht uns, vorliegende Blockaden zu lösen, es schärft unsere Sinne und unsere gesamte Wahrnehmung, es festigt den Geist und die Entschlussfähigkeit, schenkt uns neue Kraft, aber auch Lebensfreude. So wie sich die ketogene Ernährung und der Yoga fast schon »symbiotisch« ergänzen, so ergänzt sich das Fasten mit dem Yoga. Wer während einer Fasten-Periode Yoga praktiziert, gibt dem Fasten an und für sich bereits einen wesentlich tieferen Sinn. Dabei handelt es sich beim Fasten keineswegs um Hokuspokus. Wer mich persönlich kennt oder etwa bereits mein erstes Buch gelesen hat, der weiß, dass für mich wissenschaftliche Fakten eine sehr große Rolle spielen. Ich bin stets bestrebt zu begründen, warum etwas so ist, wie es ist. Ich gebe mich nicht mit Hokuspokus zufrieden, ich brauche Erklärungen und eindeutige Begründungen, um meinen Wissendurst zu stillen. Ich reflektiere relativ häufig mein eigenes Handeln und stets suche ich nach einem Sinn in den Dingen, die ich tue.

Wir leben in einer Überflussgesellschaft und gab es früher beispielsweise freitags Fisch und nur einmal in der Woche Fleisch, so spielen derartige Einschränkungen heute für uns keinerlei Rolle mehr. Alle Nahrungsmittel sind zu jeder Zeit verfügbar, wir müssen nichts entbehren und brauchen schon gar nicht auf etwas zu verzichten. Doch eines sollte uns nachdenklich stimmen: In allen Religionen, auch in den großen Weltreligionen, spielt Fasten eine außerordentliche Rolle und die Methode des Entbehrens hat dort ihren festen Platz:

- Judentum
- Islam
- Hinduismus
- Buddhismus
- Christentum
- Jainismus

Selbst bei den Naturvölkern wie etwa den nordamerikanischen Indianer-Stämmen hat das Fasten seit Jahrtausenden seinen festen Platz.

Zunächst einmal bedeutet Fasten für unseren Körper nichts anderes als Stress. So kommt es unabhängig davon, ob ich mich in der Adaptionsphase der ketogenen Ernährung oder aber auch einfach am Beginn einer Fastenperiode befinde, zu einer erhöhten Ausschüttung von ganz bestimmten Stresshormonen: Cortisol, Dopamin, Adrenalin und Noradrenalin. Nach einer Phase der Adaption normalisieren sich diese Werte jedoch wieder und nun tut sich einiges in unserem Körper. Die Folgen sind dann durchaus positiv zu bewerten, denn der arterielle Blutdruck verringert sich, der Puls sinkt ebenfalls und es kommt zu einem positiv veränderten Insulinspiegel. Es gibt dabei Kritiker, die behaupten, durch das Fasten würde wertvolle Muskelmagermasse abgebaut werden. Das ist so nicht korrekt und es gilt weder für die ketogene Ernährung noch (erst einmal) für das Fasten. Bei der ketogenen Ernährung schützt die Proteinzufuhr vor dem Abbau von Muskelmasse und beim Fasten tritt dieser Effekt erst nach etlichen Wochen auf.

Tatsächlich macht Fasten absolut Sinn. Natürlich ist nicht jeder gleichermaßen für das Fasten geeignet. So sollten Menschen, die an chronischen Erkrankungen leiden, keineswegs auf eigene Faust fasten. Ein an Krebs erkrankter Mensch sollte keineswegs fasten. Im Zweifel sollte immer Rücksprachen mit dem behandelnden Arzt gehalten werden. Doch was passiert auf der physiologischen Ebene mit unserem Organismus, wenn wir fasten?

Zu Beginn reagiert unser Körper mit einer verstärkten Stresshormon-Ausschüttung. Diese legt sich aber dann im Verlauf auch wieder. Wer länger als drei Tage unter dem Einfluss einer konventionellen Ernährung fastet, der macht nichts anderes als Ketarier, die ihre Zuckerreserven loswerden wollen, etwa nach einem Cheatday. Ab etwa dem dritten Tag setzt die sogenannte Ketogenese ein, also die Bildung von Ketonkörper in den Hepatozyten unserer Leber, um die Energieversorgung des Körpers aufrechtzuerhalten. Auch setzt die Gluconeogenese ein, denn unser Körper benötigt täglich bis zu 150 Gramm Glucose für unsere Erythrozyten (roten Blutkörperchen), das ZNS, Zellen unserer Nebennieren, genauer genommen im Mark, und zuletzt die Zellen der Retina. Alle anderen Strukturen kommen ohne Glucose aus und werden keine Kohlenhydrate zugeführt, reagiert unser Körper prompt mit der Gluconeogenese (Bildung von D-Glucose in unserer Leber). Zu Beginn ist es etwas schwierig, denn ständig knurrt einem der Magen. Aber unser Körper hat geniale adaptive Fähigkeiten und so verschwindet das unbändige Hungergefühl nach einer gewissen Zeit und nicht selten berichten fastende Menschen nun von einer Art Hochgefühl oder Euphorie. Hirngespinst? Nein, keineswegs! Der Effekt, auf der diese Euphorie beruht, ist der gleiche wie bei der Einnahme von ganz bestimmten antidepressiv wirkenden Substanzen, den sogenannten Serotonin-Wiederaufnahmehemmer. Dabei wird, genau wie durch das Fasten, die Wiederaufnahme des Serotonins gehemmt, wodurch sich eine weit günstigere Stimmungslage ergibt, als wenn das gesamte Serotonin relativ rasch wiederaufgenommen wird.

Wenn wir richtig stark erkältet sind, dann haben die meisten von uns absolut keinen Hunger. Haben Sie sich schon einmal gefragt, warum dies so ist? Nun, die Antwort ist einfach. Unser Körper benötigt all seine Energie für die Bekämpfung der Erkrankung. Der Verdauungsprozess würde unseren Körper lediglich davon abbringen, mit allen zur Verfügung stehenden Reserven gegen die Eindringlinge anzukämpfen. Deshalb signalisiert unser Körper erst einmal keinen Bedarf an Nahrung. Fasten kann also durchaus auch im Zuge von Erkrankungen sinnvoll sein.

Dann gibt es noch solche Behauptungen wie etwa, dass unser Körper ohne die dringend benötigte tägliche Energiezufuhr nicht leistungsfähig wäre. Das ist ehrlich gesagt Schmarrn, denn glauben Sie tatsächlich, unsere Vorfahren wären mit leerem Magen nicht leistungsfähig gewesen? Gerade zu jenen Zeiten, als nicht dieser Überfluss an Nahrungsmitteln zur Verfügung stand, mussten unsere Vorfahren leistungsfähig sein. Wir hätten gar nicht überlebt, wenn dem so wäre, dann würden Sie gerade weder dieses Buch lesen, noch würde ich gerade diese Zeilen verfassen. Natürlich ist es nicht unbedingt prickelnd, bei leerem Magen Hochleistung zu vollbringen, das bedeutet jedoch noch lange nicht, dass dies überhaupt nicht möglich ist.

Erinnern Sie sich an die Resilienz im Zusammenhang mit der Vulnerabilität? Das Fasten ist pro-resilient, das bedeutet, dass die psychische Widerstandfähigkeit durch diese Methode der Entbehrung gestärkt wird. Das Fasten ermöglicht uns eine völlig neue Herangehensweise mit Krisensituationen – vorausgesetzt, man fastet auch regelmäßig. Es gab in der Vergangenheit (leider) Versuche an Tieren, die einer Fastenkur unterzogen wurden. Auch wenn ich absolut gegen Tierversuche bin, möchte ich Ihnen an dieser Stelle das Ergebnis dieser Studie nicht vorenthalten. Die Tiere, die prekären und vor allem stressauswirkenden Situationen ausgesetzt wurden, verhielten sich ganz anders als jene, die keiner Fastenkur unterzogen wurden. Die Tiere, die gefastet hatten, reagierten mit einem sehr geringen Blutdruck- und Herzfrequenzanstieg, als sie in das kalte Wasser geworfen wurden und ans Ufer zurückschwimmen mussten.

Das ketogische Fasten in die Praxis umgesetzt

Das ketogische Fasten kann relativ einfach in die Praxis umgesetzt werden. Es schadet nicht, regelmäßig einen oder sogar mehrere Fastentage einzuplanen. Ein Rhythmus (etwa ein Fastentag alle 3 Wochen oder 2 bis 3 Fastentage alle 4 Wochen) wirkt sich positiv auf Körper und Geist aus, es stärkt unsere geistige Festigkeit, entlastet den Körper von der Verdauung und sorgt dafür, dass weniger Serotonin wiederaufgenommen wird. Während dem ketogischen Fasten wird nur Flüssigkeit zugeführt. Die Flüssigkeitszufuhr sollten beim Fasten generell leicht erhöht werden. Achten Sie darauf, dass Sie jedoch mindestens zwei Liter Flüssigkeit über den Tag verteilt trinken. Meiden Sie koffeinhaltige Getränke, denn das Koffein stimuliert auch Ihren Appetit. Selbstverständlich können Sie den Kaffee am Morgen trinken. Doch starke Kaffeetrinker sollten sich während der Fastenzeit ein wenig zurückhalten. Trinken Sie stattdessen Wasser und ungesüßte Tees mit einem eher geringeren Anteil an Teein. Beginnen Sie den Tag mit einem **Bulletproof** und trinken Sie zusätzlich über den Tag verteilt eine selbstgemachte Kraftbrühe.

Der Bulletproof

Der Bulletproof ist in der Keto-Szene als regelrechter Kickstarter bekannt und ich mag ihn persönlich sehr, denn er versorgt uns mit allerlei nützlichen Nährstoffen und sorgt für den richtigen Start in den Tag. Der Bulletproof besteht aus Kokosöl, Kaffee und Ghee. Wer keinen Kaffee möchte, kann den Kaffee durch einen Tee seiner Wahl ersetzen, das schmeckt mindestens genauso gut. Auch ein Espresso eignet sich bestens, um einen Bulletproof zuzubereiten. Wichtig ist dabei das »shaken«, denn dabei entsteht erst die herrlich schmeckende Schaumkrone. Der Bulletproof schmeckt aber nicht nur, sondern er kann noch viel mehr.

Er macht nicht nur hellwach und fit, sondern er versorgt mich und meinen Körper aufgrund des Kokosöls mit wertvollen mittelkettigen Triglyceriden, den sogenannten MCT. Aber das ist noch nicht alles, denn der reichhaltige Kokosöl-Anteil versorgt mich noch mit viel mehr:

Kokosöl schmeckt nicht nur verdammt lecker und es ist der perfekte Geschmacksträger, nein – Kokosöl ist auch eines der hochwertigsten Öle überhaupt. Die Fettsäuren des Kokosöls sind leicht verdaulich, da sie in einer bevorzugten Form vorliegen, sie versorgen den Organismus mit viel Energie und sie haben keinen Kohlenhydrat-Anteil. Dieser Umstand macht es für die Ketogenese natürlich höchst interessant. Kokosöl hat antivirale, antimykotische und antibakterielle Eigenschaften und dies kann man sich durchaus zu Nutze machen. MCT sind sozusagen eine Art

Super-Treibstoff für unser Gehirn, denn sie sorgen ebenfalls für eine gesteigerte Leistungsfähigkeit neben den anderen positiven Effekten. Wer möchte, kann seinen Bulletproof mit etwas Zimt oder Sternanis raffinieren.

Der Bulletproof ist für mich eines der besten Rezepte aus der Keto-Küche und ich liebe dieses Getränk. Ein Bulletproof ist gesund, er macht satt, sorgt für einen ordentlichen Energieschub und er hilft mir, mein Immunsystem zu stärken. Kein Fastentag sollte ohne einen Bulletproof beginnen ...

<u>Chemische Zusammensetzung des Kokosöls:</u>

Laurinsäure: 44 – 52 %
Caprinsäure: 6 – 10 %
Caprylsäure: 5 – 9 %
Myristinsäure: 13 – 19 %
Palminsäure: 8 – 11 %
Stearinsäure: 1 – 3 %
Ölsäure (einfach ungesättigte FS): 5 – 8 %
Linolsäure (mehrfach ungesättigte FS): 0 – 1 %

Rezept **Bulletproof**:

<u>Zutaten:</u>

200 ml Kaffee (oder Espresso, wer keinen Kaffee möchte, nimmt eine kräftige Teesorte)

2-3 Teelöffel Kokosöl (biologisch hochwertig) oder MCT-Öl

1 Teelöffel Ghee (geklärte Butter, alternativ auch handelsübliche Butter)

je nach Gusto etwas Chili, Zimt, Anis etc.

Zubereitung:

Wichtig ist es, den Bulletproof wohltemperiert zu genießen, denn dann ist er am geschmackvollsten. Geben Sie den heißen Kaffee in den Mixer, fügen Sie das Kokosöl, Ghee und je nach Geschmack Sternanis oder Zimt hinzu. Wer den gewissen Kick sucht und die Thermogenese ankurbeln möchte, der macht noch etwas Chili rein.

Kräftig mixen bis sich eine ordentliche Schaumkrone gebildet hat, und voila – fertig ist der Bulletproof.

Die Asanas für das ketogische Fasten

Die Asanas, die uns beim Fasten unterstützen, sind zum einen solche Asanas, die eine Wirkung auf den Magen-Darm-Trakt haben, aber auch solche, die sich auf die Konzentrationsfähigkeit und die geistige Festigkeit auswirken. Im Zusammenhang mit dem Fasten sollten die folgenden Asanas, eingebettet in eine Atemübung, Anfangsentspannung und am Ende, der abschließenden Entspannungsphase, regelmäßig, jedoch für mindestens 25 Minuten an jedem Fastentag praktiziert werden. Sie können selbstverständlich mit anderen Asanas kombiniert werden, sollten jedoch im Workout an Fastentagen nicht fehlen. Wer möchte, kann sich an diesen Tagen auch ganz speziell auf die genannten Asanas konzentrieren und mehrere Durchläufe durchführen:

- Bhujangasana (Die Kobra)
- Shalabasana (Die Heuschrecke)
- Ardha Matsyendrasana (Der Drehsitz)
- Trikonasana (Das Dreieck)

- Die Stellung des Kindes (Balasana)
- Dhanurasana (Der Bogen)
- Navasana (Das Boot)
- Shavasana (Die Totenstellung)

»Nur in einem ruhigen See, wird sich das
Licht der Sterne spiegeln.«
[Chinesisches Sprichwort]

4. Die ketogische Colonmassage

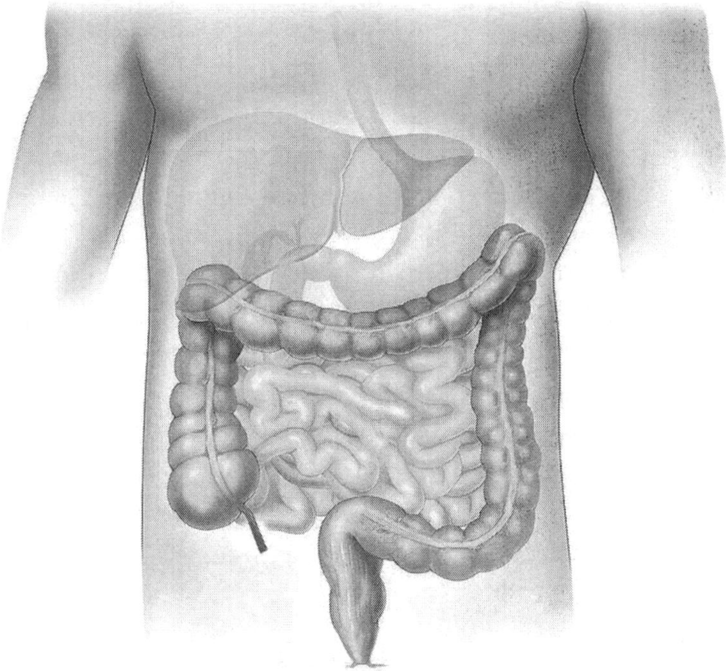

Abbildung: Der menschliche Verdauungstrakt (Quelle: Pixabay)

Der Darm gehört zu einem der wichtigsten Organe im menschlichen Körper und oftmals völlig unbemerkt bleibt seine enorme Leistung, es sei denn, etwas ist nicht in Ordnung und es kommt zu einer gestörten Funktion. Erst dann schenken wir ihm die Beachtung, die unser Darm im Grunde rund um die Uhr verdient hat. In meinem »Handbuch der ketogenen Ernährung« bin ich bereits auf einen Aspekt eingegangen, der für uns von Bedeutung ist. Für all jene Leser, die mein Buch nicht kennen, möchte ich diesen Aspekt an dieser Stelle erneut aufgreifen.

Es ist nicht unüblich bei Menschen, die auf eine keto-adaptierten Ernährungsweise umsteigen, dass es insbesondere zu Beginn dieser Umstellung zu Schwierigkeiten im Magen-Darm-Trakt kommt. Die einen reagieren erst einmal etwas empfindlich aufgrund des hohen Fettgehalts von bis zu 60 Prozent, andere bekommen Durchfälle und wiederum andere berichten von einer quälenden Obstipation (Verstopfung). Doch dazu später mehr.

Wenn unser Darm nicht einwandfrei funktioniert, dann haben wir relativ schnell ein Problem, das auf voller Systemebene enorme Auswirkungen auf unseren Körper hat. Unsere Gesundheit ist abhängig von dem Zustand, in dem sich unser Darm befindet. Ich habe in einem anderen Kapitel bereits von der engen Beziehung gesprochen, die wir zwischen unserem Immunsystem und unserem Darm finden. Unser Darm muss genauso gepflegt werden, wie wir Tag für Tag unseren restlichen Körper pflegen.

Der Vorgang der Verdauung ist relativ komplex: Alles, was wir über unseren Mund aufnehmen, wird über den Ösophagus (Speiseröhre) zunächst einmal in den Gaster (Magen) mittels Peristaltik (Eigenbewegung, hier ist jene der Speiseröhre gemeint) befördert. Die Verdauung beginnt eigentlich bereits im Mund, denn schon hier wirken entsprechende Enzyme auf den Chymus (Speisebrei) ein. Der Magen selbst wird in mehrere Abschnitte unterteilt und ist selbst das zwischengeschaltete Bindeglied zwischen Ösophagus und Darm, genauer genommen dem Duodenum (Zwölffingerdarm). Auch im Magen finden die ersten Schritte des Verdauungsvorgangs statt, wenn auch in einer eher primitiveren Form. In unserem Magen finden wir die Magensäure, den ***Succus gastricus***. Es handelt sich dabei um eine mehr oder weniger saure Flüssigkeit, die unter anderem auch Salzsäure (HCl), wenn auch in einer stark verdünnten Form, enthält. Neben der Magensäure sind im Magensaft noch weitere wichtige Bestandteile enthalten. Zum einen Schleim, den sogenannten intrinsischen Faktor, das ***Mucoprotein***, notwendig für den Resorptionsvorgang von Vitamin B12 im Krummdarm, ohne diesen Faktor ist die Aufnahme nicht möglich und führt unbehandelt zu schweren Störungen und ferner Enzyme wie dem Pepsin, dessen Aufgabe es ist, Proteine (Eiweiße) zu spalten. Ein intakter Magen ist wichtig für ein gut funktionierendes Immunsystem, denn es ist eine Art natürliche Schutzbarriere, denn Keime, die zuvor oral aufgenommen wurden, zum Beispiel durch kontaminierte Speisen, können unter Umständen hier bereits »unschädlich« gemacht werden mit der vorliegenden Magensäure. Dies ist auch ein weiterer Grund, warum ich dem dauerhaften Einsatz von sogenannten Protonenpumpenhemmern relativ kritisch gegenüberstehe. Jetzt werden Sie sich vielleicht fragen »Oh Gott, was für Protohemmer?«. Ich bin davon überzeugt, dass auch Sie diese gern verschriebenen Medikamente kennen. Allgemein gelten sie als umgangssprachlicher »Magenschutz« und die Ärzte verordnen diese Medikamente großzügig, um sich abzusichern. Denn wenn ein Arzt ein nichtsteroidales Antirheumatikum wie beispielsweise Ibuprofen verordnet, könnte das Medikament im Magen dafür sorgen, dass sich ein Geschwür bildet oder es zu Magenblutungen kommt und der Arzt vom Patienten im Nachhinein verklagt wird. Also werden großzügig derartige Medikamente gleich mitverordnet – mit fatalen Folgen. Protonenpumpenhemmer sollten stets wohlüberlegt eingesetzt werden und es gibt Erkrankungen, bei denen der Einsatz dieser Medikamente sehr wichtig ist. Dazu gehören beispielsweise die Gastritis, also eine Entzündung der Magenschleimhaut, das Vorliegen von Magengeschwüren (Ulcus/Ulcera) oder aber auch eine starke Aktivität im Rahmen der Refluxkrankheit, bei der Magensäure in die Speiseröhre zurückfließt und dort großen Schaden anrichten kann, da die Schleimhaut angegriffen wird. Protonenpumpenhemmer sind heute als Pneumonie-Risiko bekannt, denn nach einer Studie, veröffentlicht im US-amerikanischen Ärzteblatt (JAMA 2009; 301:2120-2128), stellte man fest, dass es bis zu 30 Prozent häufiger zu einer Lungenentzündung kam. Tatsache ist, dass bereits eine Menge von 40 mg des Wirkstoffes Pantoprazol die Sekretion von Magensäure für bis zu drei Tage (!) hemmen kann. Die Folge ist eine schlechtere Verdauung, denn wenn auch nur in einer primitiven Form, findet Verdauung auch bereits im Magen statt, der Chymus (Speisebrei) wird hier bereits »angedaut« und der Umstand wird nun zu einer Belastung des nachgeschalteten Verdauungstraktes. Wenn wir nun bedenken, dass durch die Magensäure schädliche Keime unschädlich gemacht werden können, wird auch klar, warum die Belastung durch Keime durch den Einsatz dieser Medikamente erhöht wird. Aber zurück zu unserem Darm und zur ketogischen Colonmassage.

Der menschliche Darm besteht aus dem Dünn- und Dickdarm, dabei beginnt jener Abschnitt des Dünndarmes im Anschluss an den Magen und man unterteilt folgende Abschnitte des Dünndarmes:

- Duodenum (Zwölffingerdarm)
- Jejunum (Leerdarm)
- Ileum (Krummdarm)

Der Dickdarm folgt dem letzten Dünndarmabschnitt und besteht aus:

- Caecum (Blinddarm) mit der Appendix vermiforis (Wurmfortsatz)
- Colon (Grimmdarm)
- Rektum (Mastdarm)

Und genau zwischen Caecum und Rektum möchten wir mit einer Colonmassage ansetzen. Im Dünndarm wird dem Chymus (Speisebrei) bereits ein Großteil des Wassers entzogen, auch Mikronährstoffe gelangen über die Schleimhäute des Dünndarms in unsere Blutbahn. Zur Hauptaufgabe des Dickdarms gehört es, dem Chymus wertvolles Wasser zu entziehen. Dabei handelt es sich hierbei um einen autonomen Regelkreis, es werden im Laufe der Verdauung auf diese Weise große Mengen an Flüssigkeit umgeschlagen. Eine weitere Aufgabe neben dem Wasserentzug ist das Eindicken des Chymus, die Form erhält der Darminhalt dabei durch die kräftige Bewegung der autonomen Peristaltik. Um für eine entsprechende Gleitfähigkeit zu sorgen, wird über die ***Mucosa*** (bekleidende Schleimhaut des Darmes) ständig Schleim produziert. Sowohl im Sigma als auch im Rektum wird Stuhl sozusagen gespeichert und kann, je nach Bedarf, willentlich nach draußen befördert werden.

Wenn wir Diarrhoe (Durchfall) bekommen, dann fällt genau diese Funktion aus. Der Darm ist nicht mehr in der Lage, dem Chymus Wasser zu entziehen und umgekehrt kann dem Chymus viel zu viel Wasser, beispielsweise durch eine viel zu lange Verweildauer, aber auch durch eine ungünstige Zusammensetzung der Nahrung, entzogen werden. In der Folge kommt es dann zu einer Obstipation (Verstopfung). Sowohl die Diarrhoe als auch die Obstipation sind ernährungsbedingt gerade zu Beginn der ketogenen Ernährungsweise durchaus möglich. Deshalb ist es wichtig entgegenzusteuern. Wir können dieses Entgegensteuern zum einen durch eine entsprechende Erhöhung des Ballaststoffanteils erzielen, zum anderen aber auch durch Bewegung und eben ganz gezielt durch die ketogische Colonmassage.

Diese ganz spezielle Art der Colonbehandlung ist im Prinzip nichts anderes als eine Massage der Bauchregion, in der jener Darmabschnitt liegt und verläuft. Es waren die Berliner Professoren Paul Vogler und Herbert Krauss, die diese Methode in den 1950er Jahren ursprünglich entwickelt haben. Dabei verfolgten sie das Ziel, etwaige Verdauungsstörung auf sanfte Art und Weise zu bekämpfen, um weniger Medikamente verabreichen zu müssen. Die Colonmassage führt durch ganz gezielte Berührungen dazu, dass die Darmperistaltik auf sanfte Art und Weise gefördert wird. Die Massage ist allgemein wohltuend und ganz intuitiv, machen doch Mütter nichts anderes mit ihren Kindern, wenn sie an Bauchschmerzen leiden und nicht zur Ruhe kommen. Die Colonmassage führt zu einer verbesserten Verdauung, sie verbessert die physiologische Ausscheidungsfunktion und sie wirkt einem Blähbauch entgegen. Die Colonmassage ist fester Bestandteil der Ausbildung von Physiotherapeuten und Masseuren und eine sehr gute Alternative zur chemischen Keule (Abführmittel). Die Colonmassage darf nicht angewendet werden (oder nur unter besonderer Vorsicht und nach Rücksprache mit einem Arzt) bei:

- chronisch entzündliche Erkrankungen des Darmes wie Morbus Crohn und Colitis ulcerosa
- einem Ileus (Darmverschluss) oder Sub-Ileus (Vorstufe eines Verschlusses)
- Tumoren im Bauchraum
- Divertikulose
- akuten Entzündungen im Bauchraum und des kleinen Beckens
- Schwangerschaft

Was es zu beachten gilt

Nicht anders als beim Praktizieren von Yoga sollte darauf geachtet werden, dass vor der Colonmassage mindestens 3 Stunden nichts mehr gegessen wurde. Mit einem prall gefüllten Magen kann die Colonmassage alles andere als entspannend empfunden werden. Vor Beginn der Behandlung sollte sowohl der Darm, wenn nötig, als auch die Blase entleert werden.

Warum ätherische Öle eingesetzt werden sollten

Wenn ich eine Colonmassage durchführe, dann setze ich in diesem Zusammenhang stets Kümmel- und Anisöl zur externen Anwendung ein. Auch Orangenöl kann eingesetzt werden, wenn man den würzigen Kümmel oder Anis nicht mag. Es ist wie bei einer ganz normalen Körpermassage mein Hilfsmittel, um die Gleitfähigkeit zu vereinfachen, und alle drei Öle haben dabei einen wohltuenden Effekt. Nun sind Kümmel- und Anisöl nicht jedermanns Sache, aber dies stellt auch kein Problem dar, denn es kann auf ein anderes ätherisches Öl zurückgegriffen werden. Sowohl der Kümmel als auch der Anis sind wohl die bekanntesten Gewürzmittel überhaupt und werden ganz nebenbei bereits seit der Antike bei Störungen des Magen-Darm-Traktes eingesetzt. Wenn man die Inhaltsstoffe näher betrachtet, versteht man auch sofort, warum dies der Fall ist. Sowohl der Kümmel als auch Anis eignen sich bestens zur innerlichen und äußerlichen Anwendung. Sie gehören definitiv in die ketogische Küche, aber dazu später noch mehr. Die enthaltenen ätherischen Öle sind unter anderem Carvon, Limonen, Diacethyl und Furfurol. Innerlich angewendet, sorgen sowohl der Kümmel als auch Anis und Fenchel für eine Entspannung der Magen-Darm-Situation bei Krämpfen und Blähungen. Aufgrund der Inhaltsstoffe kommt es zu einer gesteigerten Durchblutung der Schleimhäute, die Magensaftsekretion wird angeregt und es macht sich allgemein ein Gefühl des Wohlbefindens bemerkbar.

Ätherische Öle können dem Menschen wertvolle Dienste leisten, unabhängig davon, ob man diese nun innerlich anwendet oder extern. Wenn Sie für die Colonmassage ein Öl verwenden, dann achten Sie stets darauf, dass es wohlgewärmt ist. Es gibt nichts Schlimmeres, als mit kaltem Öl massiert zu werden. Eine Kombination mit einer

Aromatherapie ist durchaus sinnvoll und förderlich. Wer nicht selbst massieren möchte, der kann die Colomassage auch von seinem Physiotherapeuten durchführen lassen.

Die Wirkungen der ketogischen Colonmassage

- Die gesamte Muskulatur rund um den Darm und im Bauchraum wird entspannt, Verspannungen werden auf sanfte Weise gelöst und der Bauch wird spürbar weicher.
- Die Peristaltik des gesamten Magen-Darm-Traktes wird gefördert und unterstützt.
- Sie führt zu einer angenehm wirkenden Wärme und einer körperlichen, aber auch psychischen Entspannung.
- Sie verbessert die Durchblutungssituation im und um den gesamten Bauchbereich, in der Folge findet eine verbesserte Verdauung und somit eine verbesserte Nährstoffaufnahme statt.
- Sowohl Rückenschmerzen als auch die Schmerzen, die aufgrund einer körperlichen Fehlhaltung entstanden sind, werden spürbar gelindert.
- Bei Frauen kann die Colonmassage auf die weiblichen Unterleibsorgane ausgeweitet werden, menstruelle Beschwerden können dadurch mitbehandelt werden.
- Emotionale Spannungen werden gelöst und emotionaler Stress abgebaut.
- Das Immunsystem wird gestärkt und unterstützt.

Die Vorgehensweise

Bevor Sie mit der Massage beginnen, sollten Sie einige Vorkehrungen treffen. Im Grunde sind es die gleichen, die auch beim Yoga getroffen werden. Sorgen Sie in der nächsten Zeit für eine ruhige und entspannte Atmosphäre. Beduften Sie den Raum mit Ihrem Lieblingsduft. Die Massage wird stets im Liegen durchgeführt, achten Sie darauf, dass Sie bequem liegen. Sie können gerne Ihre Yoga-Matte und eine warme Decke unterlegen. Der Raum sollte wohltemperiert sein, es muss vermieden werden, dass Sie während der Behandlung frösteln. Verwenden Sie für die Massage ein warmes Öl und planen Sie etwa 20 bis 25 Minuten für die eigentliche Massage ein. Legen Sie ein Kissen bereit, damit auch Ihr Kopf bequem liegt. Die hier aufgeführte Anleitung ist eine vereinfachte Methode und soll auch dem Laien ermöglichen, sich selbst zu behandeln.

Anmerkung: Ätherische Öle, die innerlich angewendet werden, gehören in die Hände eines Therapeuten (Arzt, Heilpraktiker). Nicht alle ätherischen Öle sind für die innerliche Anwendung geeignet und vor allem können nicht alle geeigneten ätherischen Öle unverdünnt innerlich angewendet werden. Sie können sogar hoch toxisch (giftig) sein und deshalb sollte der Laie niemals Aromtherapie, sondern Aromapflege betreiben! Die Aromapflege setzt ätherische Öle explizit nur dermal über die Haut und den Geruchssinn (olfaktorisch) ein, im Gegensatz zur **Aromatherapie**!

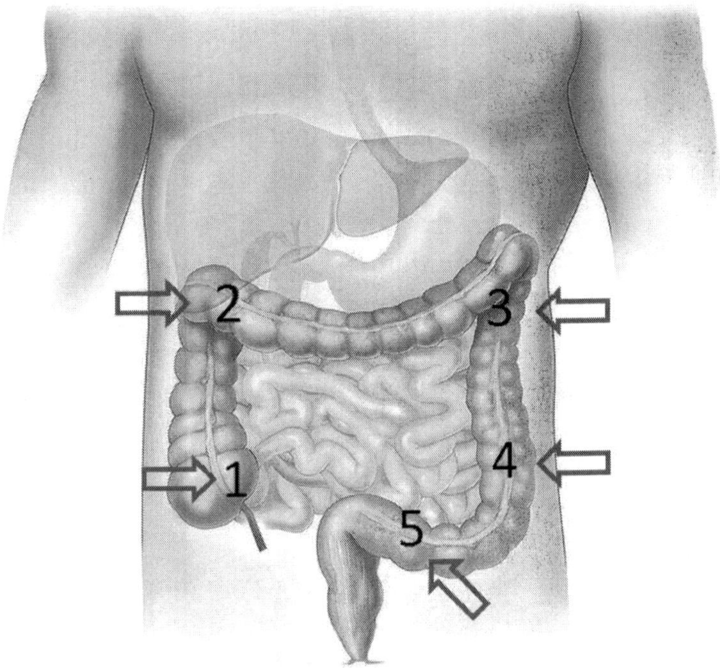

1. Legen Sie beide Hände auf Bauchnabelhöhe auf Ihre rechte Seite, in etwa dort, wo sich die Markierung 1 befindet. Beginnen Sie mit kleinen Kreisen und üben Sie dabei einen sanften, angenehmen Druck aus. Die Hände bewegen sich dabei gegensätzlich! Führen Sie diese Bewegungen 3 bis 5 Minuten aus. Achten Sie darauf, dass Sie weiterhin ruhig atmen.
2. Nun beginnen Sie langsam, am aufsteigenden Darm entlang zu massieren. Üben Sie stets nur so viel Druck aus, wie es noch angenehm erscheint. Wenn Sie an der Transverse, das heißt dem querliegenden Darmabschnitt angekommen sind, dann bleiben Sie zunächst weitere 3 bis 5 Minuten an dieser Stelle stehen und massieren Sie um die Markierung 2 herum.

3. Nun wandern Sie weiter Richtung Punkt 3 der abgebildeten Markierung, führen Sie die kreisenden Bewegungen dorthin langsam und vor allem weiterhin sanft durch. Dort angekommen, bleiben die Hände weitere 3 bis 5 Minuten liegen.
4. Nun arbeiten Sie sich langsam und behutsam zu Punkt 4 hin vor, verbleiben dort 3 bis 5 Minuten und wandern dann in Richtung Schambein zu Punkt 5.
5. Auch hier führen Sie die gleichen, gegensätzlichen Bewegungen kreisförmig mit beiden Händen durch, verharren an dieser Stelle 3 bis 5 Minuten.
6. Nun legen Sie beide Hände ganz ruhig auf Ihre Bauchdecke, spüren nach und genießen die Entspannung.

Bevor Sie die ketogische Colonmassage durchführen, ist es durchaus auch sinnvoll, zunächst einmal das Ketogayama durchzuführen. Im Anschluss an die Colonmassage eignet sich das Ketoga-Nidra in Shavasana, der Totenstellung.

»Wenn alle Nadis, die jetzt voller Unreinheiten sind, gereinigt sind, erst dann kannst du erfolgreich Pranayama ausüben.«
[Hatha Yoga Pradipika, 2.4]

5. Die ketogische Nasenreinigung (Neti)

Als ***Neti*** bezeichnet man eine ganz spezielle Reinigungstechnik für die Nase, die ihre Wurzeln im Ayurveda hat. Dabei werden die mit Schleimhaut ausgekleideten Nasengänge mit lauwarmen Salzwasser gereinigt. Im Handel gibt es dafür sogar ein eigenes Kännchen (Lota), aber es ist nicht zwingend erforderlich, ein solches Kännchen zu verwenden, denn man kann auch eine konventionelle Nasendusche einsetzen oder aber auch einfach das lauwarme Salzwasser durch die hohle Hand mit der Nase hochziehen.

Im Yoga gibt es insgesamt sechs spezielle Reinigungstechniken, die sich jeweils an ganz spezielle Regionen richten. Neti ist dabei wohl eine der bekanntesten Techniken. Vier Arten der Nasenreinigung finden wir in den alten Yoga-Schriften wieder:

- Jala Neti (Reinigung der Nase mit Wasser)
- Ghrita Neti (Reinigung der Nase mit geklärter Butter, also Ghee)
- Sutra Neti (Reinigung der Nase mithilfe eines Fadens)
- Dughda Neti (Reinigung der Nase mit Milch)

Für uns ist das ursprüngliche ***Jala Neti*** maßgeblich. Jetzt werden Sie sich vielleicht fragen, was man damit denn überhaupt bezwecken möchte, wenn man gerade nicht krank ist und auch keine Entzündung der Neben- oder Stirnhöhlen (Sinusitis) hat. Lassen Sie mich an dieser Stelle sagen, dass Sie erst gar keine Sinusitis bekommen würden, wenn Neti fester Bestandteil Ihrer Körperpflege wäre.

Neti ist nicht nur effektiv und effizient, dabei kostengünstig und einfach durchzuführen, es hat zudem keinerlei Nebenwirkungen aufzuweisen und die positiven Effekte können sich, regelmäßig durchgeführt und in die Praxis umgesetzt, absolut sehen lassen. Jedes Jahr legen sich alleine in Deutschland mehrere zehntauend Menschen unters Messer, weil sie Probleme mit den Stirn- und Nasennebenhöhlen haben, die sich scheinbar anders nicht mehr zufriedenstellend behandeln lassen. Nicht selten bilden sich im Zuge derartiger Entzündungen über die Jahre auch Zysten in den Kieferhöhlen. Neben Sinusitis leiden Hundertausende in Deutschland zunehmend an ganz anderen Erkrankungen der gleichen Körperregion, dazu gehören unter anderem Rhinitis (Heuschnupfen), chronifizierter Schnupfen, chronisch trockene Nasenschleimhäute und eine Vielzahl von Allergien, um nur einige zu nennen.

Rein funktionell gehört die Nase zu den sogenannten oberen Atemwegen. Die Nase ist für Ketoga deshalb von enormer Bedeutung, da sie wichtige Funktionen erfüllt und die Atmung, die essenzieller Bestandteil ist, eben über diese Struktur ausgeführt werden muss. Anatomisch gesehen lässt sich unsere Nase in einen äußeren und inneren Teilbereich einteilen. Der Mediziner unterscheidet hier genauer gesagt ***Nasus externus*** und ***Nasus internus***. Die Nase besteht aus einem relativ anpassungsfähigen Knorpelgrundgerüst und aus dem knöchernen Anteil, der Nasenpyramide. Über die Nasenlöcher verfügen wir über einen direkten Zugang zum Innenleben unserer Nase und innerhalb dieser Struktur finden wir unter anderem die laterale Nasenwand, die Nasengänge und die Nasenmuscheln. Für die Innervation der Nasenschleimhaut sind zwei Axone (Abzweigungen) des ***Nervus trigeminus,*** aber auch der ***Nervus ophtalmicus*** und der ***Nervus maxillaris*** verantwortlich. Eine »empfindliche Nase« zu haben, kommt nicht von Ungefähr und ähnlich wie die Laus, die einem sprichwörtlich über die Leber gelaufen ist, hat diese umgangssprachliche Redewendung eine tiefgründige Bedeutung.

Unsere Nase verrichtet Zeit unseres Lebens sehr wichtige Funktionen. Sie sorgt dafür, dass Atemluft aufgewärmt wird, sie befeuchtet diese und vor allem reinigt sie die Atemluft. Wussten Sie, dass Atemluft, die über die Nase eingeatmet wird, eine Luftfeuchtigkeit von nahezu 100 Prozent aufweist? Oder wussten Sie schon, dass jeden Tag zwischen 12.000 und 15.000 Atemzüge unsere Nase durchströmen und die Luft, die in der Bronchialschleimhaut ankommt, eine Körpertemperatur von nahezu 37°C aufweist? Unsere Nase reinigt ständig unsere Atemluft und dabei bleiben kleine Partikel in der Schleimhaut zurück. Und das ist gut so, denn die unteren Atemwege sind sehr empfindlich. Der Nasenatmung sollte alleine aus diesem Grund stets der Vortritt vor einer Mundatmung gewährt werden. Aufgrund dieser Reinigungsfunktion unserer Nase sind deren Schleimhäute rund um die Uhr neben ihren zusätzlichen Aufgaben damit beschäftigt, Sekret zu bilden und diesen mitsamt allen gefilterten Partikeln abzutransportieren. Ferner reguliert die Nase unsere Geruchswahrnehmung, sie vermittelt den äußerst wichtigen Niesreflex, ist aber auch zeitgleich wichtiger Bestandteil der Sprachbildung, denn sie dient als sogenannter Resonanzraum. Die Nasennebenhöhlen lassen sich in Stirn-, Keilbein-, Siebbein- und Kieferhöhlen unterteilen. Die reibungslose Funktion unserer Nase nimmt einen beachtlichen Einfluss darauf, ob wir uns sowohl körperlich als auch geistig wohlfühlen. Die Schleimhäute unserer Nase haben eine sehr wichtige Abwehrfunktion und sie können durchaus als Teil unserer Immunabwehr angesehen werden. Die Nasenwände sind äußerst empfindlich und wer seine Nase mit lauwarmen, salzhaltigen Wasser reinigt, unterstützt die natürliche Reinigungsfunktion.

Durch die Nasenreinigung werden nicht nur Partikel herausgespült, sondern auch etwaige krankmachende Bakterien und Viren. Die Nasenspülung kann quälende Verkrustungen aufweichen, da der Salzgehalt mit 0,9 Prozent physiologisch ist und wohltuend auf die Schleimhäute wirkt. Unsere Nase besteht neben den Hauptgängen aber auch aus einer Vielzahl von kleinen Zwischengängen und Einmündungen, diese können durch Neti freigemacht und offengehalten werden. Ich erinnere mich noch ganz genau daran, als wir uns am Lehrinstitut für Pflegeberufe mit dem Thema Pneumonie (Lungenentzündung) und Bronchitis auseinandergesetzt haben. Meine damalige Dozentin mit ihrem unermesslichen Schatz an praktischer Erfahrung als Krankenschwester sagte: »Wenn nichts mehr hilft, weder Antibiose noch sonstige Maßnahmen, um zähen Schleim aus den Atemwegen herauszubekommen und Infektionen zu bekämpfen, dann greift man nach NaCl (Isotone Kochsalzlösung), denn dies hilft immer.«

Und ich muss sagen, sie hat damit absolut richtiggelegen. Nun möchten jene, die noch nie damit in Berührung gekommen sind, meinen, dass salziges Wasser doch brennen muss, die Schleimhäute austrocknet und dass dies doch keineswegs gesundheitsfördernd sein kann. Doch genau das Gegenteil ist der Fall, denn mit NaCl lässt sich nicht nur die Nase gründlich spülen, sondern auch alle Schleimhäute, sogar die Augen und Wunden, können damit behandelt werden.

Auch die Experten der WHO und HNO-Ärzte empfehlen die regelmäßige Anwendung der Nasendusche und das hat auch seinen berechtigten Grund. Sowohl Allergien als auch eine Erkältung lassen sich durch Neti effektiv bekämpfen. Neti pflegt sogar die Schleimhäute der Nase und sorgt dafür, dass das sensible Gleichgewicht nicht gestört wird. Partikel und Keime werden auf sanfte Art und Weise durch Neti beseitigt, die Durchblutung der Schleimhäute wird unterstützt, Sekretstau wird gelöst, die physiologischen Funktionen unserer Nase werden dabei unterstützt, es hilft uns dabei, uns einfach besser zu fühlen und löst Wohlbefinden aus. Wir können wieder frei atmen und nun kommt erneut der Aspekt der Atmung ins Spiel. Um Atemübungen richtig durchführen zu können, benötigen wir eine störungsfreie und voll funktionsfähige Nase. Wem dies noch nicht genug ist, der kann sich ein Ayurveda-Pflegeöl aus dem Online-Shop bestellen und die Nase zusätzlich damit pflegen. Auch die Verwendung eines NaCl-Nasensprays für zwischendurch oder gerade dann, wenn man unterwegs ist, ist durchaus praktikabel und vor allem sinnvoll.

Die isotone Kochsalzlösung selbst herstellen

Wir müssen nicht unbedingt in der Apotheke unsere Kochsalzlösung kaufen gehen. Aufgrund ökologischer, aber auch ökonomischer Aspekte ziehe ich es vor, meine Kochsalzlösung stets selbst herzustellen. Die Kochsalzlösung brennt deshalb nicht, weil sie eine ganz bestimmte Konzentration aufweist und jener Salzkonzentration des menschlichen Blutkreislaufes angeglichen ist. Bedenken

Sie stets, dass nicht nur die Nase allgemein, sondern vor allem die Schleimhäute äußerst empfindlich reagieren. Deshalb ist es von enormer Bedeutung, sich genau an die vorgegebene Herstellungsweise der Lösung zu halten. Auf einen halben Liter Wasser kommen genau 4,5 Gramm Kochsalz. Ich bevorzuge bei der Herstellung stets heißes Wasser, das ich dann einfach vor der Verwendung noch auf die gewünschte Temperatur herunterkühlen lasse. Die 4,5 Gramm Salz entsprechen einem Teelöffel, nicht gehäuft. Um sich zu vergewissern, die richtige Salzkonzentration gewählt zu haben, kann man vor der nasalen Anwendung der Lösung einen Geschmackstest durchführen. Dabei muss die Lösung im Geschmack unserer Tränenflüssigkeit gleichen. Ich möchte darauf hinweisen, dass es von enormer Bedeutung ist, ***kein jodiertes*** und kein fluoridiertes Speisesalz zu verwenden. Je natürlicher das Salz, desto besser ist es. Wenn wir Salz im Discounter kaufen, dann ist das Salz häufig industriell aufbereitet und damit aus meiner Sicht zu belastet, um die Rieselfähigkeit des Salzes zu erhalten. Ich benötige aber keine Rieselhilfen, genauso wenig wie ich Mikro-Kunststoffpartikel in meinem Trinkwasser haben möchte, weshalb ich Glasflaschen eben bevorzuge. Wer seiner Nase etwas ganz Besonderes gönnen möchte, der kauft sich ein hochwertiges und vor allem natürliches Himalaya-Salz oder aber auch Totenmeer-Salz.

Wie oft und wann wird Neti durchgeführt?

Grundsätzlich sollte Neti zur Körperpflege gehören, es muss eine gewisse Regelmäßigkeit vorliegen. Das bedeutet nicht, dass dies täglich durchgeführt werden muss, aber auch 3 bis 4 Neti-Anwendungen pro Woche machen durchaus Sinn, ebenso wie 3 Mal monatlich. Bei einer Sinusitis oder Rhinitis, also wenn es uns bereits erwischt hat und wir krank geworden sind, kann Neti gut und gerne morgens, mittags und abends durchgeführt werden. Es bietet sich an, Neti am Abend durchzuführen, denn über den Tag sammelt sich allerlei in unserer Nase über die Atmung an und damit sollten wir, wenn möglich, nicht zu Bett gehen. Neti kann aber auch vor dem Ketoga-Nidra oder im Rahmen des Ketogayamas durchgeführt werden. Auch Kinder können Neti durchführen. Um es zu erleichtern, empfehle ich, für unsere Kleinsten ein witziges Tierkännchen (Lota) im Onlineshop zu besorgen. Es gibt sie in allen erdenklichen Farben und Variationen, vom Igel bis zur Schnecke ist alles dabei. Wer Neti praktizieren möchte, um seine Infektanfälligkeit zu senken, der sollte Neti täglich anwenden, am besten sowohl am Morgen als auch am Abend. Neti macht natürlich auch nach einer Erkältungskrankheit absolut Sinn, denn es pflegt die Schleimhäute, lässt sie abschwellen und lässt uns besser atmen.

Neti in die Praxis umgesetzt

Wer eine Nasendusche oder ein Kännchen besitzt, der kann diese einsetzen. Für jene Leser, die kein Kännchen besitzen, empfehle ich einfach die hohle Hand zu verwenden. Stellen Sie sich dafür über das Waschbecken, neigen Sie den Kopf zur Seite. Beginnen Sie damit, das Wasser über ein Nasenloch einlaufen zu lassen und über das andere Loch wieder herauslaufen zu lassen. Machen Sie alle Handlungen bewusst und langsam, sie sollten sich genügend Zeit dafür nehmen. Wenn Sie das Gefühl haben, dass das eingeflossene Wasser wieder herausgeflossen ist, neigen Sie nun Ihren Kopf sanft zur anderen Seite und wiederholen diese Prozedur mehrfach. Sie können entweder im Wechsel vorgehen oder aber auch jedes Nasenloch für sich mehrfach spülen, bevor Sie zur anderen Seite übergehen. Am Ende sollten Sie Ihre Nase mit durchschnittlich 0,5 Liter Kochsalzlösung gespült haben. Wer die Hand benutzt, der saugt das Wasser ebenfalls bei einem geneigten Kopf sanft in ein Nasenloch und lässt es dann erneut herauslaufen. Die Vorgehensweise ohne Kännchen ist identisch.

»Schönheit ist die Reinigung vom Überflüssigen.«
[Michelangelo]

6. Das ketogische Ölziehen – Gandusha

Neben Neti, der ketogischen Zungenreinigung, der Atemtechnik und der Colonmassage gibt es eine weitere Möglichkeit, um unseren Körper von Ballast zu befreien. Vielleicht haben Sie schon einmal etwas vom Ölziehen gehört. Das Ölziehen, im Ayurveda fest verankert und bereits seit mehreren Tausend Jahren praktiziert, ist eine weitere Möglichkeit, um zum einen für eine optimale Mundpflege zu sorgen, dabei sowohl das Zahnfleisch als auch die Zähne miteinzubeziehen, und zum anderen, um genau dort einzugreifen, wo sich sozusagen eine Schwachstelle befindet, nämlich in unserer Mundhöhle. Die Mundhöhle mit ihrer Mundschleimhaut ist komplexer, als es zunächst vielleicht den Anschein hat. Nicht nur unsere tägliche Ernährung findet über diese Eintrittsstelle in den Verdauungstrakt Einlass, sondern unter Umständen auch ungebetene Gäste: krankmachende Keime, Bakterien und Viren.

Die Mundschleimhaut ist die Auskleidung unserer Mundhöhle und in einem gesunden Zustand ist sie feucht und weist eine ganz typische Farbe auf. Die Mundschleimhaut besteht dabei aus bindegewebsartigen Strukturen und hier ist ein Teil des Immunsystems anzutreffen: Hier sitzen bereits die ersten Abwehrzellen, Lymphozyten und Makrophagen. Lymphozyten sind die physiologischen Killerzellen unseres Körpers, sie gehören zu den sogenannten weißen Blutkörperchen, den Leukozyten, und umfassen dabei B-Zellen und T-Zellen. Ihre Aufgabe ist es, Eindringlinge (Bakterien, Viren) zu erkennen und sofort zu eliminieren. Diese Zellen werden in den Lymphen, der Thymusdrüse, der Milz und im Knochenmark gebildet. Makrophagen sind nichts anderes als Fresszellen, in der Medizin spricht man von den sogenannten Phagozyten. Auch sie zählen zu den Leukozyten und wahrscheinlich ist die Phagozytose, also das Fressen von Bakterien und Viren, die vermutlich älteste Methode der angeborenen Immunabwehr.

Ferner ist die Mundschleimhaut von einer Epithelschicht ausgekleidet (Plattenepithel) und man findet sowohl verhornte Stellen (Gaumen, Zahnfleisch und Zungenrücken), als auch unverhornte. Daneben finden wir in dem beschriebenen Epithel aber auch Melanozyten, also Pigmentzellen, Merkel- und Langerhans-Zellen. Doch das Spezialgebiet unserer Mundhöhle ist das spezifische Epithel mit einer der besten Erfindungen von Mutter Natur: unsere Geschmackspapillen. Man kann behaupten, dass der Zustand der Mundschleimhaut ein Spiegel unserer Seele und unseres Körpers ist, denn eine Reihe von Erkrankungen machen sich durch Veränderungen der Mundschleimhaut relativ früh bereits erkennbar. Und das haben auch die antiken Ayurveda-Lehrmeister bereits vor langer Zeit vollkommen richtig eingeschätzt. In der ayurvedischen Lehre ist ***Gandusha*** ein fester Bestandteil der Körperpflege und sie gehört wie für uns westlich geprägten Menschen das Duschen und Zähneputzen zur morgendlichen Routine.

Doch was leistet ***Gandusha*** denn nun tatsächlich? Nun, das Ölziehen fördert die Gesunderhaltung der Mundschleimhaut, sie sorgt für eine verbesserte Durchblutung, sie verbessert sowohl den Geschmack als auch den Atem und ein zweitrangiger Effekt ist, dass sie sogar für eine straffere Gesichtshaut sorgt, denn sie kräftigt Muskulatur und Bindegewebe durch die Aktivität beim Ziehen. Ein weiterer, nicht unwesentlicher Aspekt ist die Tatsache, dass man die Ketose förmlich riechen kann. Bei dem einen mehr, bei dem anderen minder – in beiden Fällen ist es nicht wirklich sehr ästhetisch, nach Aceton (Nagellackentferner) zu riechen. Durch das Praktizieren von ***Gandusha*** schlagen wir sozusagen gleich mehrere Fliegen mit einer Klappe.

Unsere Leber produziert, wie bereits erwähnt, nachdem die Glucose-Speicher unseres Körpers in Leber und Muskulatur erschöpft sind, die berüchtigten Ketonkörper. Da unser Körper durchschnittlich etwa 450 g Glucose speichern kann und wir etwa 150 g davon für die reine Organtätigkeit benötigen, braucht unser Körper etwa drei Tage, um seine gesamten Speicher zu leeren. Nun beginnen die Hepatozyten unserer Leber kräftigt mit der Produktion von Ketonen. Vorsichtshalber und natürlich auch bedingt durch den hohen Anteil an Fettsäuren, die diese Ernährungsform mit sich bringt, synthetisiert unsere Leber weitaus mehr Ketone, als unser Organismus tatsächlich benötigt. Da nun nicht alle Ketone genutzt werden können, möchte unser Organismus diese auch wieder loswerden. Eine Möglichkeit, dies zu tun, ist die Option, die überschüssigen Ketone über die Atemluft loszuwerden. Und dann entsteht genau das, was vielen Ketariern unter Umständen nicht nur peinlich ist, sondern manchmal sogar schier zum Wahnsinn treibt. Nun ist es so, dass in der Adaptionsphase eventuell die sogenannte ***Low-Carb-Flu*** auftreten kann, bis sich unser Körper an die Gegenwart von Ketonen und das Fehlen von Kohlenhydraten gewöhnt hat. Sie verschwindet wieder, allerdings gibt es eine Sache, die uns ständig begleiten wird und eben nicht wieder verschwindet: der acetonartige Mundgeruch. Und nun kommt das ketogische Ölziehen ins Spiel, denn es hilft tatsächlich enorm gegen eben diesen Mundgeruch, vorausgesetzt man praktiziert es regelmäßig und richtig.

Weitere Indikationen im Sinne des Ayurveda für ***Ganusha*** sind unter anderem:

- schlechter Atem allgemein
- Entzündungen im Mund- und Rachenraum (Stomatitis, Gingivitis, Aphten, Tonsillitis, Pharyngitis, Laryngitis)
- Neuralgien der Gesichtsinnervation (Trigeminus-Neuralgie)
- Fazialisparesen (Gesichtslähmung)

Als Stomatitis bezeichnet man eine Entzündung der Mundschleimhaut, die Gingivitis ist eine Entzündung des Zahnfleisches, beide Formen können sowohl eine eigene Krankheit darstellen, als auch Begleiterscheinung anderer Erkrankungen sein. Aphten sind lokal begrenzte, sehr schmerzhafte Schädigungen der Mundschleimhaut. Eine Tonsillitis ist eine Mandelentzündung, die Pharyngitis ist eine Entzündung des Rachenraumes und als Laryngitis bezeichnet man in der Medizin eine Kehlkopfentzündung.

Anwendung des ketogischen Ölziehens

Für das ketogische Ölziehen wird Kokosöl und Curcuma verwendet. Um die Handhabung zu vereinfachen, lohnt es sich, gleich ein oder zwei Gläser Kokosöl anzusetzen. Dabei erhitzt man das Kokosöl schonend bei einer moderaten Wärmezufuhr und vermengt auf 300 ml Öl einen Teelöffel hochwertiges Kurkuma und verrührt das Öl solange, bis eine homogene Masse entstanden ist. Achten Sie bitte auch beim Kauf von Kokosöl darauf, dass Sie ein möglichst hochwertiges und nicht industriell behandeltes Kokosöl kaufen. Sie können das Kokosöl-Glas auf die Heizung stellen oder es vor Gebrauch kurz in der Mikrowelle auf Körpertemperatur erwärmen. Dies unterstützt die Effekte der Anwendung und ist wesentlich angenehmer, als wenn sie kühles Öl verwenden. Hinzu kommt, dass Kokosöl in der Regel bei Zimmertemperatur oder wenn es im Kühlschrank aufbewahrt wird, einen festen Aggregatzustand hat.

Entgegen den Gerüchten und den »Sensationsmeldungen« der letzten Monate in Bezug auf Kokosöl setzte ich persönlich nach wie vor auf dieses Öl. Kokosöl ist wahrhaftig ein Geschenk der Natur und wenn es überhaupt ein »Superfood« gibt, dann ist es das Kokosöl.

Hier noch einmal die Wirkungen des Kokosöls im Überblick:

- Kokosöl eignet sich bestens zur Behandlung von Neurodermitis und anderen Hauterkrankungen.
- Kokosöl wirkt sich positiv auf den menschlichen Stoffwechsel aus.
- Kokosöl, innerlich angewendet, hat sowohl einen antioxidativen als auch einen stressmindernden Effekt.
- Kokosöl schützt und kräftigt unsere Zähne und es ist ein probates Mittel bei einer Stomatitis oder Gingivitis

Bereits in meinem ersten Buch habe ich mich eingehend mit dem Thema »Kokosöl« beschäftigt. Hier zur Erinnerung ein Auszug aus dem Kapitel »Fette in der Keto-Küche und die Sonderstellung des Kokosöls«:

»Kokosöl nimmt bei der ketogenen Ernährung tatsächlich eine Sonderstellung ein. Natives Kokosöl besteht etwa zur Hälfte aus MCT (mittelkettigen Triglyceriden) und kann daher zu Recht als besonders ketogenes Fett bezeichnet werden. Da Kokosöl nur sehr wenige ungesättigte Fettsäuren enthält, die aber ebenfalls vom Körper benötigt werden, sollte es nie das einzige Fett in der Keto-Küche sein, sondern durch Omega-3-reiche Öle wie etwa Raps-, Lein- oder Hanföl ergänzt werden.«

Was steckt alles in Kokosöl?

Kokosöl besitzt eine immense Fülle an gesunden Inhaltsstoffen. Zu den wichtigsten Inhaltsstoffen des Kokosöls gehören u.a.:

- *Laurinsäure*
  Laurinsäure ist die Hauptfettsäure des Kokosöls und hat die Eigenschaft, die schützende Lipidmembran von Bakterien und Viren zu durchdringen und somit diese Mikroorganismen von innen heraus zu zerstören. Laurinsäure stärkt also unser Immunsystem und hilft uns, sich gegen Krankheiten und Schädlinge zu wehren. Unser Körper kann diese Säure in der benötigten Menge nicht selbst synthetisieren und daher leistet das Kokosöl einen wichtigen Beitrag für unsere Gesundheit.
- Vitamine, Mineralien, Spurenelemente
- *Aminosäuren*
  Aminosäuren wirken sich leistungssteigernd auf Körper und Geist aus. Sie können nicht selbst vom Körper synthetisiert werden und oftmals enthält unsere Ernährung (Fastfood) nicht ausreichende Mengen an benötigten Aminosäuren. Kokosöl enthält eine große Menge dieser wertvollen Säuren.
- *Antioxidantien*
  Wird das Kokosöl raffiniert, so gehen wichtige Inhaltsstoffe wie beispielsweise Vitamin E verloren!
  Kokosöl besteht hauptsächlich aus Triglyceriden, die gesättigte Fettsäure-Reste enthalten, die sich von Capryl-, Laurin-, Caprin-, Palmitin-, Stearin- und Myris-

tinsäure ableiten. Des Weiteren enthalten die Triglyceride als Fettsäure-Rest den einfach ungesättigten Ölsäure-Rest sowie Spuren von Magnesium, Calcium, Kalium, Natrium, Kupfer, Eisen, Phosphor und Lactone.

Anwendungsgebiete von Kokosöl

Kokosöl – ein Mittel gegen Viren, Bakterien und Pilze

Es ist kein Geheimnis mehr, dass die mittelkettigen Triglyceride des Kokosöls antimikrobiell, antiviral und antimykotisch wirken. Dabei spielt es keine große Rolle, ob es innerlich oder äußerlich angewendet wird. Als Hautöl der ersten Wahl bei diversen Mykosen leistet uns Kokosöl sehr gute Dienste, etwa bei vaginalen Mykosen oder bakteriellen Erkrankungen der Schleimhäute. Kokosöl hat nicht nur einen kühlenden Effekt, es ist sogar in der Lage, einen quälenden Pruritus (Juckreiz) an Ort und Stelle im Keime zu ersticken.

Kokosöl gegen diverse Hautprobleme wie Akne und Pickel

Aufgrund seiner antibakteriellen Wirkungen ist Kokosöl ein sehr gutes Mittel gegen alle ***Dermatiden***, sprich entzündlichen Hauterkrankungen wie etwa die Akne. Regelmäßig aufgetragen, lässt das Kokosöl die Entzündungen schnell abklingen und schon nach kurzer Zeit ganz verschwinden. Die Haut wird gereinigt, mit Feuchtigkeit versorgt und Pickel haben es einfach schwerer, sich breit zu machen.

Kokosöl gegen Neurodermitis

Neurodermitis ist eine atopische, angeborene und chronische Erkrankung der Haut, deren Behandlung sich oftmals als äußerst schwierig erweist. Bis heute wurde noch kein probates Mittel gefunden. Durch ständige Entzündungen in den einzelnen Hautschichten ergibt sich oftmals ein starker Pruritus (Juckreiz), durch den der Betroffene seine Haut ständig aufkratzt, wodurch wiederum erneute Entzündungen entstehen. Es ist im wahrsten Sinne des Wortes ein Teufelskreis. Hochwertiges Kokosöl kann aber auch hier wertvolle Dienste leisten. Entzündungsherde werden durch die Inhaltsstoffe des Öls beruhigt, der Juckreiz wird spürbar gemindert und dem Abklingen der akuten Dermatide steht somit nichts mehr im Wege.

Kokosöl gegen Schuppenflechte

Ähnlich wie bei der Neurodermitis handelt es sich bei der Schuppenflechte um eine Erkrankung, die angeboren ist und im Grunde lediglich kosmetisch behandelt werden kann. Dabei kann die Schuppenflechte für die Betroffenen sehr lästig sein, vor allem in Zeiten akuter Schübe. Es handelt sich dabei um eine Störung des Verhornungsprozesses der Haut: Die Haut juckt stark und schuppt sich immerzu, neben den körperlichen Beschwerden kommen dann noch seelische Komponenten hinzu – insbesondere durch das veränderte Aussehen der Haut. Gibt man der von der Schuppenflechte geplagten Haut Kokosöl, so wird diese mit wertvoller Feuchtigkeit versorgt und das schuppen der Haut wird verlangsamt.

Kokosöl gegen Falten und für das Gesicht

Ein wirksames Mittel gegen alle möglichen Arten von Hautveränderungen inklusive Faltenbildung ist Kokosöl. Mit seinen wertvollen Inhaltsstoffen versorgt es unser wichtigstes Organ und gibt ihm ausreichend Feuchtigkeit. Kokosöl, im Gesicht angewendet, sorgt für ein glattflächiges, geschmeidiges und ebenes Hautbild.

Kokosöl gegen Cellulite

Kokosöl kann auch hier Abhilfe schaffen, zwar kann es nicht die Cellulite verschwinden lassen, doch zieht es tief in die Haut ein und strafft sie gleichsam, so dass die typischen unschönen Dellen der Cellulite viel weniger nach außen hin sichtbar sind.

Kokosöl gegen Herpes

Auch bei **Herpes simplex** kann man Kokosöl gezielt einsetzen. Kokosöl sorgt dafür, dass die entzündeten Stellen abschwellen und sich der Herpes so nicht weiter ausbreiten kann. Mächtigstes Mittel gegen Herpes ist im übrigens die Ketose selbst.

Kokosöl gegen Zecken

Zecken sind für Mensch und Tier gleichsam gefährlich und nicht nur lästig. Die kleinen Spinnentiere besitzen starke Kieferwerkzeuge und sie setzen sich damit in der Haut fest. Sie saugen sich voll mit unserem Blut und fallen dann von alleine wieder ab. Kokosöl gilt hier als Geheimtipp. Ich selbst wende Kokosöl täglich bei meinen beiden Chihuahuas an und ich war verblüfft über die Wirkung des Öles – eine sehr empfehlenswerte Alternative zur chemischen Keule. Ein weiterer hübscher Nebeneffekt ist die gleichzeitige Fellpflege durch das Kokosöl.

Warum Kurkuma beim Ölziehen eine Rolle spielt

Ein weiterer wertvoller Inhaltsstoff, der mit Bedacht für das ketogische Ölziehen gewählt wurde, ist das Kurkuma. **Curcuma longa**, so die lateinisch korrekte Bezeichnung für das Gewächs, enthält als wichtigsten Bestandteil das sogenannte **Curcumin**. Es ist fester Bestandteil fernöstlicher Heilkunst und man weiß heute, dass Kurkuma eine sowohl antiphlogistische (entzündungshemmende) als auch eine antioxidative Wirkung aufweist. Dies bedeutet, dass es durchaus sinnvoll ist, Kurkuma bei einer Vielzahl von entzündlichen Erkrankungen gezielt einzusetzen. Ein weiterer Effekt des Kurkumas ist das Eingreifen in den Cholesterin-Haushalt. Es wirkt sich auf diesen positiv aus, denn die aktiven Inhaltsstoffe hemmen die Oxidation von Cholesterin. Ein weiterer positiver Aspekt ist der Vitamingehalt der gelben Wurzel. Sie enthält eine ordentliche Portion an Vitamin B6. Der arzneilich wirksame Bestandteil des Kurkumas, das Curcumin, passiert auch die Blut-Hirn-Schranke und es gibt wissenschaftlich fundierte Hinweise dafür, dass dieser Wirkstoff vor neurodegenerativen Prozessen schützen kann. Demenz ist hier das Schlagwort, denn diese Erkrankungen sind nur dadurch möglich, dass es in unserem Gehirn im Laufe der Zeit zur sogenannten Plaquebildung zwischen Gehirn und der Neuronalbahn kommt. Sowohl bei entzündlichen Atemwegserkrankungen als auch bei entzündlichen Darmerkrankungen konnte man in der Vergangenheit durch den Einsatz des arzneilich wirksamen Bestandteils gute Ergebnisse erzielen, die der chemischen Keule keineswegs unterlegen waren. Es gibt Hinweise dafür, dass Kurkuma die Regeneration unserer Leber unterstützt.

Diese Eigenschaften, die das exotische Gewürz mit sich bringt, machen wir uns beim Ölziehen zunutze. Und keine Angst, die gelbe Farbe der Wurzel verfärbt nicht ihre Zähne etwa gelb, ganz im Gegenteil. Es klingt paradox, aber die Erfahrung zeigt, dass Kurkuma unsere Zähne, regelmäßig angewendet, sogar aufhellen kann.

Vorgehensweise

Achten Sie bei der Verwendung des angesetzten Öles darauf, dass es zuvor mindestens über drei Tage an einem warmen Ort richtig durchziehen konnte. Bei akuter Problematik der Mundhöhle wie beispielsweise dem Vorliegen von Aphten oder aber auch anderen Entzündungsherden kann zusätzlich ein hochwertiges Salbeiöl hinzugezogen werden. Für das ketogische Gandusha nehmen Sie nun etwa 2 Esslöffel des Kurkuma-Kokosöl-Gemischs in den Mund und ziehen dieses mit kauenden Bewegungen für mindestens fünf Minuten durch den Mund. Vergessen Sie dabei nicht die Zahnzwischenräume und ziehen Sie das Öl auch hier ganz bewusst hindurch. Lassen Sie sich dabei Zeit und führen Sie diese Handlungen ganz bewusst durch. Nach fünf Minuten können Sie das Öl ausspucken und spülen Ihre Mundhöhle mit etwas warmem Wasser aus. Wenden Sie **Ganusha** regelmäßig, mindestens jedoch einmal täglich an. Die Erfahrung damit zeigt, dass sich sowohl die morgendliche als auch die abendliche Anwendung durchaus lohnt.

»Wasser ist der Ursprung von allem.«
[Thales von Milet]

7. Die ketogische Hydropraktik

Die Balneologie ist eine Wissenschaft für sich und es ist jener wissenschaftliche Zweig, der sich mit der Wirkung des Wassers auf den menschlichen Organismus beschäftigt. Wasseranwendungen haben bereits eine sehr lange Tradition, wir finden sie schon im antiken Rom, die alten Griechen waren davon überzeugt, dass man im Wasser eine Heilkraft finden könne. Antonius Musa kann heute als der Urvater der Hydrotherapie bezeichnet werden. Er war im antiken Rom ein Ehrenbürger und von ihm sagt man, dass er 23 v. Chr. Kaiser Augustus, den ersten römischen Kaiser (63 v. Chr. bis 14 n. Chr.), mit Wasser geheilt hat. Und Leonardo da Vinci hatte bereits erkannt, dass »Wasser das Blut der Erde« ist.

Die Hydrotherapie macht sich Wasser zunutze, um akute, aber auch chronische Leiden zu lindern oder gar gänzlich zu heilen. Es gibt sogar spezialisierte Hydrotherapeuten, die nichts anderes machen, als mit Wasser zu arbeiten, ähnlich wie Masseure und Physiotherapeuten, aber eben mit dem kostbaren Gut. Die Hydrotherapie hat aber nicht nur im antiken Rom oder in Griechenland eine lange Tradition, sondern auch hier bei uns in Europa und in Deutschland. Der Vater des europäischen Wassertherapie-Kults ist allen voran der bekannte Pfarrer Sebastian

Kneipp. Wenn wir uns mit den Wirkungen von Wasseranwendungen seriös auseinandersetzen möchten, dann werden wir an ihm nicht vorbeikommen. Sebastian Kneipp lebte von 1821 bis 1897 und im Grunde war er gar kein Mediziner im klassischen Sinne. Er konnte jedoch auf einen wertvollen Erfahrungsschatz zurückgreifen, denn jahrzehntelang behandelte er kranke Menschen. Der Pfarrer hat das wohl erste ganzheitliche Therapiekonzept auf Basis der Naturheilkunde entwickelt. Dieses System gilt heute allgemein hin als die Kneipp-Medizin.

»Was gibt es Schöneres, als die Liebe zur Einfachheit?«
[Sebastian Kneipp]

Die Wirkungen der Wasseranwendungen aus wissenschaftlicher Sicht betrachtet

Bei der Verwendung der Hydrotherapie wird Wasser in all seinen möglichen Aggregatzuständen eingesetzt: Eis, heißes Wasser, kaltes Wasser und Wasserdampf. Über das Wasser wird entweder Wärme oder Kälte zugeführt und somit wird ein Reiz gesetzt. Diese Anwendungen führen dazu, dass entweder ein antiphlogistischer (entzündungshemmend), ein analgetisch (schmerzlindernd) wirkender oder ein thermoregulatorischer (wärmeregulierend) Effekt erzielt wird. Diese Effekte basieren meist auf den Prinzipien der sogenannten Vasodilatation (Gefäßerweiterung) bzw. Vasokonstriktion (Gefäßverengung). Genauer genommen passiert dabei folgendes: Wenn beispielsweise eine Kaltwasseranwendung durchgeführt wird, dann reagiert unser Körper zunächst einmal mit einer entsprechenden Vasokonstriktion. Wenn die Anwendung auf Wärme beruht, dann erzielt man eine Vasodilatation. Somit nehmen diese Wasseranwendungen Einfluss auf die Blutverteilung, aber auch auf unsere Haut und ferner auf die Skelettmuskulatur. Wie wirksam die Hydrotherapie sein kann, zeigt sich daran, dass sie effizient bei Verbrennungen eingesetzt wird. Menschen, die an Rheuma leiden, kennen den analgetischen Effekt derartiger Anwendungen.

Im Detail erläutert, bedeutet dies:

- Die Wassertemperatur wirkt sich umgehend sowohl auf den Gefäßtonus als auch auf die Wärmeregulation, den Stoffwechsel und der Blutzirkulation aus.
- Der hydrostatische Druck wirkt sich auf den Blutkreislauf, den Stoffwechsel, die Atmung und auf die betroffenen Organe hin aus.
- Werden Bewegungsübungen im Wasser durchgeführt, so sorgt der vorliegende Auftrieb im Wasser dafür, dass sowohl die Gelenke als auch die Muskulatur wesentlich leichter und besser in ihrer Beweglichkeit sind.
- Ferner sorgt das Vorliegen eines Strömungswiderstandes durch das Wasser für eine Kräftigung der betroffenen Muskulatur.

Die oben genannten Wirkungen können durch entsprechende mechanische Reize, aber auch durch chemische Faktoren wie beispielsweise Öle, Salze etc. verstärkt werden.

Die Wirkungen der Wasseranwendungen auf unsere Organe

- Wechselbäder von heiß nach kalt führen grundsätzlich zu einem Anstieg des arteriellen Blutdrucks.
- Kälte bewirkt eine Zunahme der Pulsfrequenz.
- Wärme bewirkt eine Reduktion der Pulsfrequenz.
- Heiße Wasseranwendungen führen für die Dauer ihrer Anwendung zu einem beschleunigten Puls.
- Anwendungen, bei denen sich der Körper im Wasser befindet, bewirken eine verbesserte Lungenfunktion, denn sowohl die Einatmung als auch die Ausatmung wird maßgeblich vertieft.
- Die Peristaltik der Visceralorgane wird durch warmes Wasser angeregt, kaltes Wasser bewirkt eine Beruhigung der Peristaltik.
- Eine moderate Wasserwärme fördert die Diurese und somit die Wasserausscheidung.
- Eine länger andauernde Wärmeanwendung führt zu einem Absenken des Muskulatur-Tonus, auch die Nervenerregbarkeit wird signifikant gesenkt.
- Kurz andauernde Wärme- und Kälteanwendungen erhöhen den Muskeltonus und führen zu einer gesteigerten Nervenerregbarkeit.

Kontraindikationen für Wasseranwendungen

Nicht immer ist die Wasseranwendung angezeigt, bei Unklarheiten sollte immer ein Arzt zu Rate gezogen werden. Nicht durchgeführt werden sollten die Wasseranwendungen bei:

- offenen und nicht vollständig abgeheilten Wunden
- Herz-Kreislauf-Erkrankungen (Rücksprache mit Arzt halten!)
- dem Vorliegen von Krampfadern (Rücksprache mit Arzt halten!)
- bei grippalen Infekten und dem Vorliegen von Fieber
- Entzündungen der Haut (Dermatiden)

Die ketogischen Wasseranwendungen

- Der Gesichtsguss
- Die Wechseldusche
- Wassertreten
- Druckstrahlgüsse
- Teilbäder/Armbad

Der Gesichtsguss

Der Gesichtsguss eignet sich bestens für eine Anwendung im Rahmen der morgendlichen Toilette, denn diese Wasseranwendung fördert die Blutzirkulation, lässt müde Augen verschwinden, erfrischt sowohl den Körper als auch den Geist und er kann sich positiv auf Kopfschmerzen auswirken. Diese Form der Hydrotherapie kann entweder über dem Waschbecken durchgeführt werden oder aber auch mithilfe der Brause unter der Dusche bzw. über einer Badewanne. Vorgehensweise:

- Wählen Sie eine Druckstärke, die noch angenehm ist
- Sie beginnen an der rechten Schläfe mit langsamen Bewegungen und führen diese im Uhrzeigersinn durch

das ganze Gesicht durch. Achten Sie darauf, behutsam und mit Bedacht dabei vorzugehen.
- ❖ Enden Sie stets an jener Stelle, an der Sie begonnen haben.
- ❖ Die Anwendung sollte mindestens 5 Minuten durchgeführt werden.
- ❖ Wenn Sie den Gesichtsguss am Abend durchführen möchten, dann verwenden Sie dabei stets warmes Wasser.

Trocknen Sie sich nicht ab, sondern lassen Sie die Haut an der Luft trocknen!

Die Wechseldusche

Die Wechseldusche findet ganz einfach unter Ihrer Dusche statt. Dabei ist es wichtig, stets mit kühlem Wasser zu beginnen, die gesamte Prozedur aber auch mit kaltem Wasser zu beenden. Die Wechseldusche darf durchaus längere Zeit durchgeführt werden. Eine Anwendungszeit von 5 Minuten sollte dabei jedoch nicht unterschritten werden. Nach der Wechseldusche sollte auch hier die Haut nicht getrocknet werden, sondern von selbst an der Luft trocknen. Achten Sie darauf, dass der Raum wohltemperiert ist, damit sie im Anschluss an diese Anwendung nicht frieren.

Das Wassertreten

Das Wassertreten hat bereits eine sehr lange Tradition. Diese Anwendung wirkt belebend, kreislauffördernd, sie regt die gesamte Durchblutung an und kann bei Venenproblemen sehr hilfreich sein. Da nicht jeder ein Kneipp-Becken gleich um die Ecke hat, eignet sich sowohl die Badewanne als auch ein Behältnis für Fußbäder. Wichtig dabei ist, dass man bis zu den Waden in der Wanne steht. Die Anwendung wird sozusagen im »Storchengang« durchgeführt, die Beine werden dabei stets im Wechsel bewegt und man tritt auf der Stelle. Achten Sie darauf, dass das jeweilige Bein richtig angewinkelt wird, der Fuß sollte ganz aus dem Wasser gezogen werden, dabei zeigt die Fußspitze Richtung Boden. Das Wassertreten wird mit kaltem Wasser durchgeführt. Achten Sie auf einen wohltemperierten Raum und ziehen Sie sich am besten nach der Anwendung Wollsocken über. Die Anwendung sollte mindestens 5 Minuten durchgeführt werden.

Teilbäder/Armbad

Teilbäder können sowohl mit den oberen als auch mit den unteren Extremitäten durchgeführt werden. Exemplarisch erläutere ich die Vorgehensweise am Armbad. Armbäder bewirken eine stärkere Durchblutung der betroffenen Gliedmaße, sie fördern aber auch die Kreislauf-Funktionen, denn sowohl die Lunge als auch das Herz wird stärker durchblutet.

Für ein Armbad wird das Waschbecken mit kaltem Wasser befüllt. Man beginnt mit dem rechten Arm und taucht dabei den unteren Arm bis zum Oberarm in das Waschbecken. Sobald Sie ein eher unangenehmes Kältegefühl verspüren, heben Sie Ihren Arm sanft aus dem Wasser heraus, tun Sie nun das gleiche mit dem linken Arm. Diese

Anwendung wird mindestens 5 Minuten im Wechsel durchgeführt.

Druckstrahlgüsse

Druckstrahlgüsse können zu Hause durchgeführt werden, wenn Sie den Duschkopf ihrer Brause abschrauben können. Druckstrahlgüsse können dabei sowohl mit kaltem als auch mit warmem Wasser durchgeführt werden. Wählen Sie einen Strahldruck, der noch angenehm ist und nicht schmerzt. Wenn Sie den Druckstrahlguss im Wechsel anwenden möchten, dann beginnen Sie mit kaltem Wasser und beenden die Anwendung auch wieder mit kaltem Wasser. Sie können sich entweder für diese Anwendungen bestimmte Körperregionen aussuchen - zum Beispiel Beine, Arme - oder aber sie können systematisch vorgehen, mit den Zehenspitzen beginnen und sich dann behutsam und systematisch vorarbeiten, bis alle Regionen gestrahlt wurden. Bei einer Anwendung am ganzen Körper beginnen Sie mit ihrer rechten Körperhälfte.

Hinweis:

Wenn Sie mehrere Wasseranwendungen durchführen möchten, dann achten Sie bitte stets darauf, dass zwischen den einzelnen Anwendungen eine Ruhephase von mindestens 20 Minuten eingehalten wird.

Im Anschluss an die beschrieben Maßnahmen führen Sie bitte eine entsprechende Hautpflege durch. Achten Sie darauf, dass Sie das korrekte Pflegemittel verwenden. Wer eher zu trockener Haut neigt, der sollte eine Körperlotion verwenden, die auf w/o-Basis beruht. Dies ist wichtig, denn wenn bei trockener Haut eine o/w-Emulsion verwendet wird, lässt diese die Haut noch viel mehr austrockenen, sie neigt nämlich bei dieser Emulsion zur Mazeration. Die Mazeration, das Aufquellen der Haut, bewirkt durch das Vorliegen einer Oberflächenvergrößerung eine verstärkte Feuchtigkeitsabgabe (=Wasser) nach außen. o/w-Emulsionen erkennt man relativ rasch daran, dass sie besonders schnell einziehen. Dieser Emulsionstyp ist jedoch nur bei relativ fettiger Haut geeignet.

»Die wirksamste Medizin ist die natürliche Heilkraft, die im Inneren eines jeden von uns liegt.«
[Hippokrates]

8. Die Macht der Affirmationen

Über Affirmationen berichte ich in diesem Buch ebenfalls in einem anderen Kapitel, denn im Zusammenhang mit dem **Ketoga-Nidra** spielen Affirmationen bereits eine wesentliche Rolle. Eine Affirmation ist eine positiv formulierte Beteuerung und wenn Sie es so wollen, dann ist das gesamte Ketoga-Konzept eine einzige Affirmation. Eine Affirmation wertet positiv, sie bejaht und stimmt zu, sie beschreibt eine positive Zuordnung. Eine Affirmation - dies kann dabei sowohl eine Aussage, ein Gedanke, eine Handlung oder eine Situation sein - ist positiv aus sich heraus. Affirmationen spielen dabei in vielen Lebenslagen eine übergeordnete Rolle, Beispiele hierfür finden wir sowohl in der Spiritualität als auch in vielen Religionen. Auch die Esoterik bedient sich dieser Affirmationen, aber ich bin kein Freund der Esoterik und ich benötige, wie bereits erwähnt, wissenschaftlich fundierte Fakten, um mit diesen

Instrumenten arbeiten zu können. Und da bediene ich mich in diesem Falle am Repertoire der Psychologie, um meinen Wissensdurst zu stillen.

Grundsätzlich bin ich der Meinung, dass wir viel öfter mit Affirmationen arbeiten sollten. Hippokrates hat bereits richtig erkannt, dass die wirksamste Medizin die natürliche Heilkraft ist und dass sie in jedem Individuum steckt.

Aber was haben denn nun Affirmationen mit der Heilkunst gemeinsam? Nun, haben Sie schon einmal etwas von der selbsterfüllenden Prophezeiung gehört? Bestimmt. Und eben hier finden wir nichts anderes als Affirmationen wieder, allerdings kann diese Art der Vorhersage auch durchaus einen negativen Charakter haben. Um die Sache nicht zu verkomplizieren, möchte ich an dieser Stelle nicht auf den Antagonisten der selbsterfüllenden Prophezeiung eingehen, nämlich der selbstzerstörenden Prophezeiung. Aber ich möchte erwähnen, dass es sie gibt.

Doch was ist denn nun dran an der selbsterfüllenden Prophezeiung? Nun, die Lösung ist relativ schnell gefunden. Wenn wir etwas befürchten oder erwarten, dann werden wir alles dafür tun, um es wahr werden zu lassen. Auch auf einer unbewussten Ebene. Wir verändern unser eigenes Handeln, bewusst, aber auch unbewusst. Übersetzt in die Umgangssprache bedeutet dies, dass unsere Erwartungen, ob nun positiv oder negativ, unser eigenes Handeln beeinflussen, auch wenn wir uns dessen nicht bewusst sind. Ein gutes Beispiel dafür: Wenn ein Mensch eine Aussage trifft wie etwa »Ich wusste es schon immer, dass mein Chef mich nicht mag«, dann sagt diese Aussage viel mehr aus, als es zunächst den Anschein macht. Jemand, der so etwas sagt, teilt eine Art Selbstoffenbarung dabei mit, denn er sagt damit, dass er durch sein eigenes Verhalten dazu beigetragen hat, dass der Chef ihn nicht mag. Eine gewisse Erwartungshaltung beeinflusst aber nicht nur unser Handeln, sondern auch unsere gesamte Wahrnehmung. Wir nehmen verstärkt jene Dinge wahr, die wir sehen möchten. Das ist ein ganz einfaches Prinzip und dies können wir uns nun entweder in einem negativen Sinn zunutze machen und in allem und jedem das Schlechte sehen oder aber wir können den Versuch wagen, genau das Gegenteil zu tun und somit Positives zu beeinflussen und zu bewirken. Der sogenannte Placebo-Effekt ist der beste Beweis dafür, welche Macht unser Gedankengut auf uns und unser Denken ausübt, mit alle seiner Konsequenz. Selbsterfüllende Prophezeiungen sind nichts anderes als Affirmationen. Und dann wären wir auch wieder beim Thema, nämlich unseren Affirmationen.

Affirmationen ermöglichen uns geistiges Wachstum

Dass Affirmationen ganze Berge versetzen können, steht mittlerweile außer Frage. Affirmationen sind wohl das beste Mittel, wenn es darum geht, eine Veränderung in sich selbst zu verursachen. Durch Affirmationen können wir dauerhaft sowohl unsere Gefühlswelt als auch unser Verhalten verändern. Nicht immer wird einem dabei das Gewünschte gleich auf Anhieb gelingen, die Erfahrung zeigt jedoch, dass uns dies immer öfter gelingen kann. Aus diesem Grund halte ich es für sehr sinnvoll, mit Affirmationen zu arbeiten. Nicht nur, wenn wir uns gerade im Ketoga-Nidra üben, sondern jeden Tag. Warum nicht den Tag mit einer positiv formulierten Affirmation begingen? Warum nicht nach dem Mittagessen die Affirmation des Tages wieder ins Gedächtnis zurückrufen oder abends nach Feierabend? Warum nicht? Es gibt keinen Grund, der uns daran hindert, es zu tun.

Visualisierung und auditive Komponente der Affirmation

Ein weiteres Element, das wir der Affirmation hinzufügen können, ist die Visualisierung der Affirmation. Warum ist eine Visualisierung notwendig? Nun, wenn wir Affirmationen gekonnt einsetzen möchten, dann reicht es nicht, sich hübsch formulierte Sätze vorzusagen. Wir müssen konkreter werden, denn wir leben in einer Welt, die ganz konkret ist und ebenso konkret funktioniert. Die wahrgenommene Realität macht auf psychologischer Ebene den größten Teil der menschlichen Wahrnehmung aus. Alles, was in unseren Köpfen vorgeht, beginnt mit der Visualisierung, jeder einzelne Prozess. Es reicht aber nicht, die Affirmation zu visualisieren und sie zu »denken«. Die Affirmation benötigt eine Stimme, sie muss formuliert werden, ganz klar und deutlich. Eine undeutlich gesprochene Affirmation soll Ihren Geist überzeugen? Glauben Sie das wirklich? Nicht wirklich, oder? Also ist es notwendig, das Kind auch beim Namen zu nennen. Geben Sie Ihrer Affirmation nicht nur eine Visualisierung, geben Sie ihr auch eine ganz klare deutliche Stimme!

Die haptisch-taktile Komponente der Affirmation

Aber das war noch nicht alles, denn es reicht noch immer nicht aus, die Affirmation zu formulieren, sie zu visualisieren und ihr eine Stimme zu geben. Sie werden Ihren Geist damit nicht überzeugen können. Aber ich verrate Ihnen ein Geheimnis, wie Sie es schaffen, Ihren Geist davon zu überzeugen. Benutzen Sie Ihre haptische Wahrnehmung und ich verspreche Ihnen, spätestens jetzt werden Sie Ihren Geist von der Affirmation überzeugen. Beginnen Sie damit, Ihre Affirmation zu ***spüren***. Das lässt sich ganz einfach anhand eines Beispiels erläutern. Die Affirmation lautet ganz banal »Heute ist ein schöner Tag«. Die Visualisierung dieser Affirmation kann beispielsweise mittels der Sonne stattfinden. Sie stellen sich einen sonnigen und schönen Tag vor. Nun geben Sie dem Ganzen eine Stimme und sprechen die Affirmation ganz klar und deutlich aus. Um Ihren Geist nun davon zu überzeugen, ist der letzte Schritt notwendig: Sie spüren die Sonnenstrahlen auf Ihrer Haut. Sie spüren die Wärme, die der Sonnenschein auf Ihrer Haut bewirkt.

»Wenn Liebe ein Duft ist, so ist die Blume, die ihn verströmt, die schönste der Schöpfung.«
[Alfred de Musset]

9. Kostbare Essenzen

Als mein Ketoga-Konzept noch in den Kinderschuhen steckte, wusste ich bereits, dass es mir sehr wichtig war, dem Menschen ein Werkzeug an die Hand zu geben, das alle Sinne gleichermaßen bedient. Dabei durfte keine einzige Sinneszelle zu kurz kommen. Und um mein »Versprechen« einzuhalten und allen Sinnen gleichermaßen wertschätzend gegenüberzutreten, kommen wir zum letzten Kapitel des praktischen Ketoga-Teils. Wir werden uns nun sowohl dem Geruchs- als auch dem Geschmackssinn zuwenden.

Sinne müssen gefördert werden, ein Leben lang. Wenn wir bestimmte Sinneszellen nicht »füttern«, ihnen sozusagen keine Arbeit geben, dann neigen diese dazu, zu verkümmern und ihren Job in Zukunft nicht mehr richtig zu machen. Auf diesem Prinzip basieren in unserem Organismus eine ganze Reihe von Regelkreisläufen. Ich möchte Ihnen dafür einige Beispiele nennen. Wenn ein Mensch krankheitsbedingt das Glucocorticoid Cortison über einen längeren Zeitraum einnehmen muss, dann versiegt im Körper die Biosynthese des Cortisols. Erinnern Sie sich, ich hatte bereits in diesem Zusammenhang berichtet und erläutert, dass Cortisol ein Steroidhormon ist und im Mark der Nebennierenrinde synthetisiert wird. Es ist ein Stresshormon und es regelt katabole Stoffwechselvorgänge in unserem Körper. Ein anderes Beispiel macht deutlich, wie wichtig es ist, unserem Körper das zu geben, wonach er aus sich heraus bereits trachtet: Wenn ein Bodybuilder eifrig Hormone spritzt und sich regelmäßig sozusagen aus einer externen Quelle des Testosterons bedient, was glauben Sie, was dann im Körper dieses ambitionierten Sportlers geschieht? Nun, die Hoden, die normalerweise das Testosteron synthetisieren würden, atrophieren, das bedeutet, sie verkleinern sich und es kommt zu einer unzureichenden Testosteron-Produktion. Wenn der übereifrige Sportler nun kein Testosteron mehr von außen zuführt, hat er ein wirklich großes Problem, denn der Hormonhaushalt des Mannes verschiebt sich dabei zugunsten der weiblichen Sexualhormone und es entsteht ein Überangebot an weiblichen Sexualhormonen. Das gleiche geschieht übrigens auch bei männlichen Alkoholikern. Es kommt zu einer Verweiblichung des männlichen Geschlechts.

Nach dem gleichen Prinzip agieren unsere Sinneszellen. Wenn wir gesund bleiben und uns dabei noch wohlfühlen möchten, dann müssen wir unsere Zellen auch einsetzen und ihnen das geben, was sie wirklich brauchen. Sowohl unser Geruchs- als auch unser Geschmackssinn begleiten uns ein Leben lang. Dabei überwiegt sogar der Geruchssinn noch mehr als der Geschmackssinn. Kennen Sie das, dass ein ganz bestimmter Geruch eine ganz bestimmte Erinnerung und somit eine Gefühlsregung in Ihnen wachruft? Alleine daran erkennt man, welches Potenzial dahintersteckt. Gerüche vermitteln nicht nur Informationen, vielmehr vermitteln sie uns Emotionen. Sie können Wohlbefinden auslösen oder gar das Gegenteil bewirken. Wie empfindlich diese Sinne sind, erkennen wir, wenn wir uns einen Schnupfen eingefangen haben und weder riechen noch schmecken können. Das Fehlen dieser Sinne führt zu einem eingeschränkten Gefühlsleben und deshalb möchte ich diese Sinne ansprechen, Reize setzen und positive Emotionen auslösen.

Der Mediziner bezeichnet den Geruchs- und Geschmackssinn als sogenannten chemischen Sinn. Chemisch deshalb, weil er eben durch ganz unterschiedliche chemische Substanzen (Duft- und Geschmacksstoffe) in

Gang gesetzt wird. Dabei verfügen sowohl Zunge als auch Nase über ganz spezielle Rezeptoren, die beim Eintreffen eines Duft- oder Geschmacksstoffes eine ganze Kaskade an Signalen auslösen. Und nun wird das Signal über mehrere Strukturen in unserem Körper in unser Großhirn weitergeleitet, hier findet dann eine Bewertung statt und unser Gehirn reagiert mit einer ganz bestimmten Empfindung auf diesen Reiz. Wir können auf diese Weise mehrere tausend verschiedene Düfte unterscheiden. Bereits beim Eintreffen eines Duftes werden ganz bestimmte Verdauungsreflexe ausgelöst. Aber auch akute Gefahr kann dadurch signalisiert werden, denn wir alle schrecken auf, wenn wir den Geruch von Feuer wahrnehmen. Unser Geruchssinn unterliegt dabei einer stark lustbetonten Komponente, diese Komponente ist dafür verantwortlich, dass durch bestimmte Geruchsstoffe unsere Stimmung und unser Wohlbefinden beeinflusst werden kann.

Ähnlich verhält es sich mit dem Geschmackssinn, denn über ihn entschieden unsere Vorfahren, ob eine Speise genießbar oder eben ungenießbar war. Auch hier wird über den chemischen Reiz eine Kaskade an Signalen ausgelöst und ganz bestimmte Prozesse eingeleitet. Dazu gehören unter anderem die reflektorische Speichel- und Magensaftsekretion. Sie kennen das alle, wenn wir uns eine richtig saure Zitrone allein schon vorstellen, verstärkt sich die Speichelsekretion in unserem Mund. Wir sind sozusagen konditioniert. Und die Konditionierung möchte ich uns nun zunutze machen, denn wir können dafür sorgen, dass wir durch diese Konditionierung positive Emotionen fördern und unser Wohlbefinden enorm steigern können.

In der Naturheilkunde, dem Ayurveda und der Traditionellen Chinesischen Medizin, aber auch im Alten Ägypten haben Duftstoffe bereits seit Jahrtausenden ihren festen Platz. Zunehmend arbeiten wir in unseren Krankenhäusern ebenfalls mit den positiven Effekten, die durch den Einsatz ätherischer Öle ausgelöst werden können. Dabei folgt die sogenannte Aromapflege einem uralten und einfachen Prinzip: Sie will sowohl die Vitalität fördern und erhalten, als auch die Ressourcen des Patienten nutzen und seine Selbstheilungskräfte aktivieren – mit Erfolg!

Teezubereitungen in der Ketoga-Küche

Tee bekommt in der Ketoga-Küche eine große Aufmerksamkeit, denn Tee ist nicht nur ein wohlschmeckendes Heißgetränk. Das Teetrinken ist seit Jahrtausenden tief in gesellschaftliche Rituale eingebunden und es wird von vielen Kulturen bereits seit geraumer Zeit hochgeschätzt. Dabei meine ich aber keinen Tee aus dem Discounter oder dem Supermarkt. Ich meine damit richtigen, kostbaren und besonderen Tee. Angesichts der zigtausenden Teesorten auf dem Markt wird es immer schwieriger, zwischen Teesorten mit einer guten und minderen Qualität zu unterscheiden. Die Lebensmittelindustrie überhäuft uns dabei mit neuen (künstlichen) Aromen und es wird mit Slogans wie »Innere Kraft & Ruhe« oder »Gute Nacht Tee« geworben. Mit dem einstigen »Teetrinken« im Sinne eines gesellschaftlichen Rituals hat dies allerdings schon lange nichts mehr zu tun, genauso wenig mit einer gesunden Ernährungsweise. Entschuldigen Sie, ich möchte in meinem Tee nun einmal keine künstlichen Aromen und ich benötige auch keinen Papaya-Wassermelonen-Tee. Ich möchte den Tee in seinem Ursprung genießen. Ich bin ein Teetrinker, von jeher und bereits als kleiner Junge sammelte ich frische Kräuter wie Minze, Melisse und Brennnesseln, um mir daraus ein frischgebrühtes und wohltuendes Heißgetränk zu zaubern.

Um nun qualitativ hochwertigen Tee von minderen Sorten zu unterscheiden, appelliere ich an Ihre Sinne. Sie haben zunächst genau drei Möglichkeiten, um Qualität zu erkennen und zu beurteilen: Riechen, Schmecken und Sehen. Ein qualitativ hochwertiger Tee kommt ohne künstliche Aromen aus. Qualitativ hochwertigen Teesorten werden nur geringe Mengen an naturidentischen Aromen zugesetzt. Der prozentuale Anteil darf demnach nie mehr als 2 bis 3 Prozent überschreiten. Qualität hat aber auch natürlich seinen Preis und wenn wir für eine Teepackung nur 2 Euro zahlen, dürfen wir keine hochgradige Qualität erwarten.

Ein wohlschmeckender Tee kann immer getrunken werden, ob zu Hause, während der Pause auf der Arbeit oder nach dem Yoga-Workout. Ebenso wohltuend ist er, wenn er im Anschluss an das Ketoga-Nidra, der Meditation oder aber auch nach einer ketogischen Wasseranwendung getrunken wird.

Zu den Teesorten, die dabei eingesetzt werden können, gehören unter anderem:

- Melisse, Minze
- Hopfen, Baldrian, Passionsblume
- Ingwer (als Aufguss)
- Holunder

- Limetten (als Aufguss)
- Süßholz, Zimt, Kardamon, Kakao
- Brennnesseln, Birkenblätter, Löwenzahn
- Anis, Sternanis, Fenchel, Kümmel, Nelken, Lorbeer, Wacholder
- Salbei
- Lavendel
- Kurkuma (sowohl als auch als Gewürz)

Dabei können die verschiedenen Ingredienzien miteinander (je nach Gusto) kombiniert werden. Wer möchte, kann es auch noch etwas exotischer angehen. Eine interessante Mischung erhält man, wenn man seinen Tee zum Beispiel mit frischem Basilikum, Rosmarin oder Thymian aufgießt. Meinen Ingwer-Aufguss bereite ich beispielsweise stets mit etwas Zimt und einer feurigen Chili-Note zu. Der Fantasie sind hier keine Grenzen gesetzt. Teesorten können hervorragend mit Gewürzen kombiniert werden.

Der ketogische Ingwer-Aufguss (Ingwer-Wasser) ist relativ leicht zuzubereiten, er kann eisgekühlt, aber auch heiß getrunken werden. Ich schätze ihn deshalb, weil er einfach der perfekte Durstlöscher ist, eine wohltuende Wirkung auf mich ausübt und weil ich ohnehin schon einen Hang zu exotischen Gewürze habe. Ingwer-Wasser kann auch bei einer Erkältung oder Beschwerden im Magen-Darm-Trakt konsumiert werden.

Für das Ingwerwasser verwendet man eine frische Ingwerwurzel und schneidet ein etwa 3 bis 4 cm großes Stück ab, schält dieses und schneidet es dann in dünne Scheiben. Hinzu kommen nun je nach Geschmack etwas Chili, etwas Zimt, zwei bis drei Gewürznelken und ein getrocknetes Lorbeerblatt. Das Ganze wird nun mit kochendem Wasser übergossen und für etwa 5 bis 10 Minuten ziehen gelassen. Nachdem der Aufguss durchgezogen ist, sollten zumindest die anderen Zutaten bis auf den Ingwer aus dem Aufguss geholt werden, da er ansonsten relativ rasch ungenießbar werden kann.

Aroma-Anwendungen

Dass Aroma-Anwendungen einen wohltuenden Effekt haben, habe ich bereits zu Beginn dieses Kapitels erläutert. Wir können diese Anwendungen durchführen, weil eventuell eine Befindlichkeitsstörung vorliegt, wir erkrankt sind oder aber einfach nur um unser Wohlbefinden zu steigern. Aroma-Anwendungen lassen sich dabei auf eine wunderbare Art und Weise mit den einzelnen Ketoga-Elementen verbinden. Ob nun beim Praktizieren der Asanas, um zu meditieren oder das Ketogayama durchzuführen. Ein wohlduftender Raum lässt unseren Geist zur Ruhe kommen, kann inspirierend wirken und ganz bestimmte Emotionen zum Vorschein bringen. Dabei spielt es gar keine Rolle, in welcher Form die Aromen zum Einsatz kommen. Ob als Zusätze für eine Massage, in einer Duftlampe, als Inhalat, als Räucherwerk oder aber auch als einfaches Erkältungsbad. Ein herrlich riechender Duft kann zu jeder Gelegenheit passen und Wohlbefinden auslösen. Ein qualitativ hochwertiges ätherisches Öl sollte möglichst genuin, also naturbelassen sein. Übrigens: Bereits im Mutterleib können Ungeborene ab der 28. Schwangerschaftswoche Düfte wahrnehmen ...

Wenn Sie ätherische Öle einsetzen, dann achten Sie stets darauf, dass ein hochwertiges Öl vorliegt. Ätherische Öle können auch Allergien auslösen, deshalb sollte zuvor ein Verträglichkeitstest durchgeführt werden. Einfach eine geringe Menge des Öls auf die Innenseite des Unterarms geben. Ätherische Öle sollten stets sparsam eingesetzt werden, denn sie haben eine starke Wirkung. Sie können je nach Konzentration auch zu Hautirritationen führen und haben nichts in Kinderhänden zu suchen. Wenn Sie ein ätherisches Öl einem Vollbad zusetzen möchten, dann benötigen Sie einen Emulgator. Dies kann entweder etwas Sahne, ein Duschgel oder einfacher Honig sein. Achten Sie darauf, dass Öle niemals bei Fieber in Form eines Vollbades verwendet werden dürfen.

Adäquate Dosierung ätherischer Öle

- Sauna: je fünf Tropen auf eine Kelle Wasser
- Duftlampe: fünf bis zehn Tropfen
- Kompressen: auf einen Liter heißes Wasser zwei Tropfen des ätherischen Öles geben, es wird ein Emulgator benötigt (etwas Sahne oder Honig)
- Badezusätze: Emulgator und 10 bis 20 Tropfen des ätherischen Öles miteinander vermengen und in die Badewanne geben
- Inhalationen: 3 bis 5 Tropfen in eine Schüssel mit heißem Wasser geben (Vorsicht! Verbrühungsgefahr!)

Massageöl kann ganz leicht selbst angesetzt werden. Dabei werden etwa 20 bis 30 Tropfen des ätherischen Öles mit 100 ml Massageöl vermengt. Als Basisöl hat sich sowohl Mandel- als auch Kokosöl bewährt.

Vorsicht: Manche ätherischen Öle können Intoxikationen (Vergiftungen) auslösen und dürfen nicht innerlich angewendet werden!

Ätherische Öle, die sich in der Praxis bewährt haben, können unter anderem sein:

- Anis
- Basilikum
- Bergamotte
- Cardamon
- Citronella
- Eukalyptus
- Fenchel
- Fichtennadeln
- Ingwer
- Jasmin
- Johanniskraut
- Kamille
- Lavendel
- Magnolienblüte
- Mandarine
- Melisse
- Moschuskörner
- Myrrhe
- Nelkenblätter
- Orange
- Patchouli
- Pfeffer
- Pfefferminze

- Rose
- Salbei
- Sandelholz
- Thymian
- Vanille
- Wacholder
- Weihrauch
- Zeder
- Zimtrinde

Die atemstimulierende Einreibung mit ätherischen Ölen

Die atemstimulierende Einreibung ASE ist ein wichtiger Bestandteil der sogenannten Basalen Stimulation® und findet in der Gesundheitspflege Verwendung. Das primäre Ziel dieser Technik besteht in der Wahrnehmung der eigenen Atmung und des eigenen Körpers. Die ASE kann nicht alleine durchgeführt werden und sie muss von einem Massage-Partner übernommen werden. Die ASE sollte mit den bloßen Händen durchgeführt werden, dabei kann ein ätherisches Öl als Zusatz im Massage-Öl verwendet werden. Das Massage-Öl oder die Lotion darf niemals kalt angewendet werden. Der Raum, in dem die ASE durchgeführt wird, sollte stets wohltemperiert werden. Die ASE wird am Rücken durchgeführt. Die Bewegungen werden dabei dem Atemrhythmus des zu Behandelnden angepasst. Eine Hand bleibt stets auf dem Rücken und der Körperkontakt geht nie gänzlich verloren. Die Einreibung beginnt am Nacken, dabei findet während der Ausatmungsphase die Abwärts- und bei der Einatmung die Aufwärtsbewegung statt. Es werden stets symmetrische

Kreise mit den Händen beschrieben, bei der Einatmung wird der Druck auf Daumen und Zeigefinger verlagert, bei der Ausatmung auf die gesamte Hand. Der Druck sollte sanft und wohltuend sein und sollte keineswegs einen unangenehmen Charakter haben. Die ASE-Dauer beträgt dabei 5 bis 10 Minuten und zum Ende hin wird der Rücken an der Wirbelsäule entlang von oben nach unten mit den Händen ausgestrichen.

Gewürze in der Ketoga-Küche

Was wäre eine gute Küche ohne Gewürze? Richtig, geschmacklos! Gewürze haben insbesondere in der Keto-Küche einen hohen Stellenwert, denn da wir ja ohnehin schon auf viele Produkte verzichten, die Kohlenhydrate enthalten, ist es umso wichtiger, dass die zubereiteten Speisen nicht nur sattmachen, sondern auch vorzüglich schmecken. Jede Mahlzeit sollte dabei so gestaltet werden, dass sie zu einem Geschmackserlebnis wird. Da mein Ketoga-Konzept, wie bereits erwähnt, den Anspruch mit sich bringt, alle Sinne zu bedienen, möchte ich an dieser Stelle auf den Einsatz von Gewürzen eingehen.

Gewürze hatten in der Antike bereits einen hohen Stellenwert. Sie waren kostbar und nicht für jedermann gleichermaßen erschwinglich. Gewürze wurden in der Antike nicht selten sogar mit Gold aufgewogen. Und noch heute finden wir kostbare Gewürze wie beispielsweise den Safran.

Es gab eine Zeit, da gehörten sowohl die Muskatnuss als auch der Safran zu den sogenannten Luxusartikeln. Da Safran von jeher knapp und schwer zu beschaffen war, wurde er gerne gestreckt, um daraus Profit zu schlagen. Wurde jemand früher dabei erwischt, musste er nicht selten dafür mit seinem Leben bezahlen. Im Mittelalter spielten Gewürze eine große Rolle, sie waren damals das, was heute das Erdöl ist. Wegen diesen kostbaren Ingredienzien wurden Kriege angezettelt und ganze Dynastien vernichtet. Es gab Zeiten, in denen kostbare Gewürze wie Muskat und Nelke ein bedeutendes Statussymbol darstellten.

Bereits die berühmte Hildegard von Bingen verwies im 12. Jahrhundert auf die Heilkraft, die in den Gewürzen steckt. Noch heute zählen Safran, Vanille und Kardamon zu den teuersten Gewürzen der Welt. Auch die alten Ägypter wussten schon um den Wert der Gewürze, so fand man beispielsweise im Grab von Pharao Amenophis II. Dill in seinem Grab. Im heutigen Syrien fanden Archäologen in antiken Küchenresten Koriander und aus dem antiken Ägypten weiß man, dass man bereits vor tausenden von Jahren mit Kreuzkümmel Speisen verfeinerte.

Der Geschmack der Gewürze beruht auf den meist flüchtigen Inhaltsstoffen, den ätherischen Ölen. Gewürze verleihen unseren Speisen nicht nur einen guten Geschmack, sondern auch ihren typischen Duft. Da die ätherischen Öle in Gewürzen durchaus auch eine nachweisbare physiologische Wirkung haben können, kann man im Umkehrschluss mit diversen Gewürzen durchaus auch einen medizinischen Zweck erfüllen. Um zu verstehen, wie wertvoll der Einsatz von Gewürzen in der Küche sein kann, müssen wir verstehen, welche Wirkungen sie auf unseren Organismus haben. Gewürze können so beispielsweise ...

- eine günstige Wirkung sowohl auf den Magen als auch auf den Darm und die Schleimhaut des Darmes ausüben (Knoblauch, Ingwer)
- den Appetit durch ihre Bitterstoffe anregen (Bitterstoffe von Gewürzen, Bitter, Rosmarin)
- durch eine Wirkung auf die Magentätigkeit die Verdauung fördern
- einen Geschmack verbessern oder einen vorhandenen verstärken und ergänzen
- Lebensmittel haltbarer machen (Salz, Chili, Rosmarin)
- Darmkrämpfe lösen (Fenchel, Kümmel, Anis)
- die Fettverdauung anregen (Zwiebeln, Knoblauch)
- die Bildung der Gallenflüssigkeit fördern
- die Konzentrationsfähigkeit verbessern (Kaffee, Kakao, Teein)
- Entspannung, Beruhigung und den Schlaf fördern (Melisse, Passionsblume, Baldrian, Hopfen, Lavendel)

Zu den wichtigsten Gewürzen der Ketoga-Küche gehören unter anderem:

- Safran (steigert Konzentrationsfähigkeit und wirkt blutdruckregulierend)
- Ingwer (hat einen antiemetischen Effekt und steigert die Immunabwehr)
- Kümmel (regt den Appetit an und löst Krämpfe)
- Anis (wirkt krampflösend und leicht antiphlogistisch)
- Kurkuma (das enthaltene Curcumin hemmt Entzündungen und lindert Magen-Darm-Beschwerden)
- Chili (Capsaicin ist verantwortlich für seine durchblutungsfördernde und analgetische Wirkung)

- Koriander (wirkt entzündungshemmend und leicht antibiotisch)
- Thymian (hilft bei Erkältungen und Katarrhen der Atemwege)
- Basilikum (beruhigt den Magen und ist eine gute Quelle für Vitamin K)
- Rosmarin (entspannt das Nervensystem und wirkt beruhigend)
- Zimt (regt den Appetit an und kann bei Diarrhoe helfen)
- Kardamon (hilft bei Magenkrämpfe und lindert Husten)
- Wacholder (wirkt schleimlösend und antibakteriell)
- Myrrhe (hilft bei Entzündungen der Schleimhäute)
- Salbei (wirkt adstringierend und hemmt die Schweißbildung)

Teil IV
Die theoretischen und philosophischen Grundlagen des Yoga

1. Sanskrit (संस्कृत saṃskṛta adj. und n.)

In diesem Teil meines »Ketoga«-Buches wird dem Sanskrit eine besondere Rolle zuteil. ***Sanskrit*** bedeutet zunächst einmal »etwas zusammenzufügen«, »etwas bilden«, »verfeinern«, ferner steht Sanskrit für die Worte »geweiht« und »heilig«. Im Herkunftsland dieser Sprache steht ***Sanskrit*** aber auch für ***संस्कृता भाषा saṃskṛtā bhāṣā (f.)***, also »***Basha***«, die geweihte, heilige Sprache. Sanskrit ist die älteste Sprache des indischen Subkontinents und die wohl ursprünglichste aller nordindischen Sprachen.

Es ist die Sprache der indischen Veden und der anderen heiligen Schriften Indiens. Vermutlich ist Sanskrit aber noch viel mehr, nämlich die älteste Sprache der Welt, die man heute noch spricht. Indologen vermuten das Alter der Sprache bei etwa 3.500 Jahren, die indische Tradition und Überlieferung spricht dagegen von 7.000 Jahren und noch älter. Alte indische Überlieferungen besagen, dass das Sanskrit bereits geschaffen war, als es noch nicht einmal unser Universum gab ...

Sanskrit, mitunter auch die Sprache der wohlklingenden Mantras, wird seit einigen Jahrhunderten überwiegend in der sogenannten ***Devangarischrift*** geschrieben und noch heute wird zu bestimmten Anlässen wie beispielsweise

Ritualen, Zeremonien, Hochzeiten etc. ausschließlich ***Sanskrit*** gesprochen. Die Bedeutung für den indischen Subkontinent ist vergleichbar mit der Bedeutung des Lateins in unserer westlichen, europäischen Gesellschaft oder des ***Hebräischen*** für die Juden. Fragt man einen Inder nach seiner Muttersprache, so bekommt man nicht gerade selten »***Sanskrit***« zur Antwort. Dies macht auch unmissverständlich deutlich, welche Bedeutung ***Sanskrit*** für das indische Volk hat.

Unabhängig davon, ob Sanskrit nun 3.500 oder 7.000 Jahre alt ist: Nach wie vor ist diese Sprachform aktuell und von großer Bedeutung, Aktualität aber auch Lebendigkeit, denn beispielsweise noch heute werden Mantras in eben dieser klangvollen Sprache rezitiert, erworben und weitergegeben. Zu erwähnen sei auch, dass Sanskrit die Jahrtausende fast unverändert überstanden hat und auch die Wurzel des indoeuropäischen Sprachraumes ist: Die sogenannten indoarischen Sprachen der indogermanischen Sprachfamilie haben einen kommunen Ursprung mit fast sämtlichen europäischen Sprachen, gemeint sind auch die traditionellen, klassischen Sprachen wie Latein oder Griechisch. Auch die Grammatik weist bemerkenswerte Ähnlichkeiten auf und doch gibt es etwas, das eben ganz anders als in anderen Sprachen ist: Sanskrit, die Sprache des Göttlichen, übt eine unmittelbare Kraft auf das Bewusstsein des Zuhörers aus, selbst dann, wenn wir das Gesprochene überhaupt nicht verstehen. Diese Art »Macht des Wortes« lässt sich darauf zurückführen, dass sowohl der Laut, der Klang des Wortes, aber auch seine Bedeutung im Sanskrit viel enger miteinander verbunden sind, als es in anderen Sprachen der Fall ist. Im Sanskrit selbst gibt es dafür sogar ein eigenes Wort, nämlich »***shabda***«. ***Shabda*** steht für die Einheit: die Bedeutung und der Klang des Wortes in einem vereint.

Zur Sanskrit-Aussprache, Varna

Varna bildet eine Art Regelwerk zur Aussprache der einzelnen Sanskritbuchstaben, das Alphabet dieser Sprache besteht aus 48 bis 51 Buchstaben, dies hängt davon ab, ob man nun spezielle Vokale und am Ende verbundene Konsonanten mit einbezieht oder nicht. Die diversen Lauten im Sanskrit entspringen auch unterschiedlichen Arealen des Mundraumes, in dem die einzelnen Buchstaben wiederum gebildet werden. So unterscheidet man beispielsweise gutturale, palatale oder dentale Laute:

- kaṇṭhya (कण्ठ्य »im Rachen«): velare (oder auch gutturale) Laute, die am Gaumensegel (*velum*) entstehen
- tālavya (तालव्य »am Gaumen«): palatale Laute, die am Gaumen (*palatum*) entstehen
- mūrdhanya (मूर्धन्य »am Kopf«): retroflexe (oder auch *zerebrale*) Laute, die bei Annäherung der Zunge an den Zahndamm entstehen
- dantya (दन्त्य »an den Zähnen«): dentale Laute, die an den Zähnen (*dentes*) gebildet werden
- oṣṭhya (ओष्ठ्य »an den Lippen«): labiale Laute, die mit den Lippen (*labia*) gebildet werden

Laut der indischen Tradition ist es stets von großer Bedeutung, jede einzelne Silbe im Sanskrit richtig zu betonen, man befürchtet, dass sich ansonsten das Gesagte negativ umkehren könnte, da der Sinn des Gesagten nicht dem Beabsichtigten entspricht. Dazu muss man nun auch wissen, dass dies gar nicht einmal ganz so einfach für den Ungeübten ist, denn die unterschiedlichen Buchstaben werden lediglich wenig unterschiedlich ausgesprochen.

2. Der Yoga (Sanskrit, m., योग, yoga; von yuga »Joch«, yuj für: »anjochen, zusammenbinden, anspannen, anschirren«)

Yoga ist, wie wir wissen, eine indische philosophische Lehre, die durch eine Vielzahl von geistigen und körperlichen Praktiken gekennzeichnet ist. Unter anderem gehören dazu Yama, Asanas, Pranayama, Niyama, Kriyas, Pratyahara, Askese und nicht zuletzt die Meditation. Wenn wir an Yoga denken, denken viele von uns an eben jenen sitzenden, meditierenden Yogi – doch Yoga besteht nicht nur aus der Meditation. Die Bezeichnung »Yoga« kann als Integration gedeutet werden, es geht um das Einswerden mit unserem Bewusstsein. Yoga ist der Weg der Selbsterkenntnis und jeder Yoga-Weg ist der richtige, solange dieser im Einklang mit sich selbst gegangen wird.

Yama (Sanskrit, m., यम yama, Enthaltung, Selbstkontrolle)

Als Yama bezeichnet man in der indischen Philosophie die erste Stufe des sogenannten Raja-Yoga, auch bekannt als Ashtanga oder Kriya-Yoga nach ***Patanjali***, dabei stellt Yama eine Art Verhaltenskodex dar und daneben gibt es insgesamt noch sieben weitere Stufen des Raja-Yogas: Niyama, Asana, Pranayama, Pratyahara, Dharana, Dhyana und Samadhi.

Insgesamt werden fünf verschiedene Yamas beschrieben (**Ahimsa**, **Satya**, **Asteya**, **Brahmacharya** und **Aparigraha**) und diese sind auch gleichzeitig wichtiger Bestandteil des Sadharana Dharmas, es handelt sich dabei um allgemeine Verhaltensregeln der Hindus.

Ahimsa (das Gegenteil von Himsa, Grausamkeit und Gewalt)

Himsa bedeutet im Sanskrit Gewalt bzw. Grausamkeit. **Ahimsa** ist somit die fehlende Grausamkeit bzw. das nicht Vorhandensein von Gewalt. Allerdings kann man als Ahimsa auch Freundlichkeit, Zugänglichkeit, Rücksichtnahme und Zugewandtheit verstehen. Himsa ist somit der wohlüberlegte Umgang mit allen Lebewesen, vor allem aber mit sich selbst. Denn die eigene Achtsamkeit ist die Grundlage für das eigene Handeln. Das nicht Vorhandensein von Gewalt soll jedoch nicht bedeuten, dass man sich nicht selbst verteidigen darf. Wichtig ist zu jeder Zeit, dass Ahimsa stets im Einklang mit all unseren Gedanken und mit unserem Handeln steht. Ahimsa praktiziert der Yogi in Gedanken, in Worten, aber vor allem in Taten.

Satya (Wahrheit, Wahrhaftigkeit, Kongruenz)

Im Sanskrit bezeichnet man die Wahrhaftigkeit und die Wahrheit als ***Satya***. Auch hier wird eindeutig gefordert, kongruent und somit wahrhaftig zu sein, sei es in Gedanken, in Worten oder in Taten. Es gilt der Grundsatz: »Je kongruenter ein Mensch kommuniziert, desto mächtiger wird das Gesagte«.

Dies bedeutet auch, sich nicht selbst zu belügen. Und es ist fast schon wichtiger, sich selbst nicht zu belügen, als andere nicht zu belügen. Denn die eigene Ehrlichkeit ist Grundlage für das Handeln mit anderen Menschen. Auch die eigene Einsicht ist von enormer Bedeutung, wissen wir doch alle, wie schwer es manch einem fallen kann, eigene Fehler einzugestehen.

Asteya (das Gegenteil von Diebstahl, Steya)

Steya bedeutet im Sanskrit das Stehlen, somit bezeichnet man als **Asteya** »nicht stehlen«. Es gilt der Grundsatz, nichts zu entwenden, was einem nicht gehört.

Brahmacharya (sich auf das Wesentliche hin beschränken)

Im Sanskrit bezeichnet man das Wesentliche als ***Brahma***, somit ist mit dem Grundsatz ***Brahmacharya*** nichts anderes gemeint, als sich auf die wesentlichen Dinge des Lebens zu beschränken und eine Art Filter zu setzen, um unwichtige Dinge ausblenden zu können. Brahmanen sind somit Menschen, die in der Lage sind, sich auf das Wesentliche zu beschränken.

Aparigraha (Zurückhaltung)

Als Aparigraha bezeichnet man im Sanskrit die Zurückhaltung, das »nicht zugreifen«. In unserer heutigen Konsumgesellschaft ist es schier unmöglich, nicht zuzugreifen, bedeutet Aparigraha doch nichts anderes, als nur so viel zu nehmen, wie wirklich notwendig ist. Gemeint ist damit aber auch gleichzeitig, andere Menschen nicht auszunutzen oder auszubeuten.

Patanjali (Sanskrit पतञ्जलि, Patañjali, [pʌtʌɲdʒʌlɪ])

Ich möchte Ihnen etwas über einen besonderen Mann erzählen, der im Yoga eine große Rolle spielt. Patanjali war ein indischer Philosoph bzw. Gelehrter und er ist der Vater des sogenannten Yogasutras. Das Yogasutra ist im Grunde nichts anderes als eine Art Kompendium des Yogas, es handelt sich dabei um einen Leitfaden. Über Patanjali selbst und sein Leben ist eigentlich nicht wirklich viel bekannt, man vermutet, dass er zwischen dem 2. und 4. Jahrhundert v. Chr. gelebt hat. Patanjali wird manchmal auch Gonardiya oder Gonikaputra genannt, dies ist auf eine Legende zurückzuführen. Der Legende nach war seine Mutter Gonika (**Goni**ka, Sanskrit गोणिका goṇikā *f.*, eine Art wollene Decke). Die Gonika war eine alleinlebende Asketin und der Legende nach fand sie keine Schüler, um ihr eigenes Wissen weiterzugeben, weshalb sie sich an den Sonnengott Surya wendete, der eine Schlange vom Himmel in ihre Hände fallen ließ, die sich dann in den kleinen Jungen verwandelte, der fortan Schüler der Gonika sein wollte. Aus diesem Grund gab die Gonika dem Jungen den Namen Patanjali, denn Patanjali bedeutet nichts anderes als »Herunterfallen« (pat) und »Bethaltung« (anjali). In der indischen Lehre wird Patanjali oftmals als eine Art Mischwesen dargestellt, die unteren Extremitäten bis hin zur Hüfte sind einer Schlange gleich, der Oberkörper hingegen ist der eines Mannes. Patanjali wird auch oftmals mit in Bethaltung gefalteten Händen dargestellt. Das Yogasutra gilt noch heute als Standardwerk des philosophischen Yogas und Patanjali gilt als Verfasser dieses Werkes. Das Yogasutra wurde erstmals von einem islamischen Gelehrten ins Arabische übersetzt, bis zum heutigen Zeitpunkt liegen dutzende Übersetzungen in den unterschiedlichsten Sprachen vor. Patanjali gilt neben dem Yogasutra auch als Verfasser des sogenannten Mahabhasya und des Charakapratisamskrita.

Niyama (Sanskrit, m., नियम, niyama, Verhaltensregel, Einschränkung)

Das **Niyama** ist ebenso wie das **Yama** Bestandteil des Verhaltenskodexes nach Patanjali und bildet die zweite Stufe des Raja-Yoga neben den anderen sieben Stufen. Das Niyama lässt sich insgesamt in fünf Bestandteile unterteilen: Sauca, Samtosha, Tapas, Svadhyaya und Ishvarapranidhana. Dabei lässt sich **Sauca** als Reinheit, Sauberkeit verstehen, sowohl innerlich wie auch äußerlich. Als effiziente Instrumente, um an die innerliche Reinheit zu gelangen, gelten die Asanas und das Pranayama, doch dazu später mehr. Als **Samtosa** bezeichnet man im Sanskrit Bescheidenheit, Genügsamkeit und Zufriedenheit. Misserfolge werden dabei nicht als Anlass zum Jammern genommen, sondern vielmehr als Anlass zum Lernen. Samtosa bedeutet aber auch, sich nicht mit anderen Menschen messen oder Vergleiche ziehen zu wollen. Als **Tapas** bezeichnet man im Sanskrit die Gesunderhaltung von

Körper und Geist. Gemeint sind hiermit auch disziplinier-tes Verhalten, Geduld und das Ausharren beim Praktizie-ren der Asanas. Mit **Svadhyaya** ist im Sanskrit das Erfor-schen im Sinne einer Selbsterforschung gemeint, sich selbst zu kennen und zu reflektieren. Das letzte Glied im **Niyama** ist das Vertrauen und die Hingabe zum Göttli-chen: **Ishvarapranidhana**.

Asanas (Sanskrit, n., आसन, āsana, »der Sitz«)

Als **Asanas** bezeichnet man die dritte Stufe des Raja-Yoga nach Patanjali und Asana bedeutet »ruhende Körperstel-lung«, insbesondere im Hatha-Yoga. Beim Ausführen der Asanas ist es stets von außerordentlicher Bedeutung, jede Bewegung konzentriert, bewusst und im Einklang mit der Respiration auszuführen. Auch die Haltung ist von großer Bedeutung, denn Asanas haben eben nur dann einen po-sitiven Effekt auf Körper, Geist und Seele, wenn sie korrekt ausgeführt werden. Eine falsch positionierte Asana kann sich sogar negativ auf den Körper und den Geist auswir-ken. Asanas harmonisieren Körper, Geist und Seele, sie kräftigen die Muskulatur und stehen stets im Einklang mit der Respiration. Überlieferungen zur Folge soll **Shiva** 8.400.000 verschiedene Asanas gelehrt haben. Shiva (Sanskrit शिव Śiva [ɕɪʋʌ]; »Glückverheißender«) gehört zu den wohl wichtigsten Göttern im Hinduismus und ist un-ter vielen Namen bekannt: **Mahadeva** (»großer Gott«), **Nataraja** (»König des Tanzes«) oder aber auch **Vishwanatha** (»Herr des Universums«). Zu den Asanas äußert sich Patanjali in seinem Yogasutra wie folgt:

»Die Haltung soll fest und angenehm sein.« (Patanjali, Yogasutra 2.46)

In manchen indischen Überlieferungen ist die Rede von 84.000 verschiedenen Yoga-Haltungen und zu den wichtigsten Asanas gehören unter anderem Vrikshasana, Garudasana, Halasana, Trikonasana und Shirshasana. Doch wir werden diese Asanas noch ein wenig näher beleuchten.

Pranayama (Sanskrit, m., प्राणायाम, prāṇāyāma)

Das **Pranayama** ist die vierte Stufe des Raja-Yoga nach dem Yogasutra des Patanjali und darunter versteht man die Fusion von Körper und Geist durch die Respiration (Atemübungen). Als »Prana« bezeichnet man die Lebensenergie, »ayama« kann mit der Kontrolle übersetzt werden. Gemeint ist somit eine kontrollierte Respiration, also die bewusste, kontrollierte und beabsichtigte Vertiefung der Atmung durch Achtsamkeit und beständiges Praktizieren.

Pratyahara

Pratyahara ist die 5. Stufe des Raja-Yoga nach Patanjali und folgt dem Pranayama, also dem Beherrschen der korrekten Respiration. Sie führt zum **Dharana** und **Dhyana**. Beim Pratyahara geht es im Grunde um die Disziplinierung der eigenen Sinne durch das Fokussieren auf das innere Befinden. Ziel ist es, Sinneseindrücke bewusster wahrzunehmen, der Geist soll für die Wahrnehmung geschult werden und es sollen jene Sinneseindrücke wahrgenommen werden, die dem Geiste ansonsten verborgen bleiben. Eine andere Technik des Pratyahara ist das Fokussieren auf den Punkt zwischen den Augenbrauen, dem dritten Auge, das sogenannte **Anja-Chakra**.

Kriyas (Sanskrit, f., क्रिया, kriyā, »Handlung, Tat«)

Als Kriyas bezeichnet man im Hatha-Yoga ganz bestimmte Techniken, die der körperlichen Reinigung dienen. Somit könnte man die ketogischen Reinigungspraktiken ebenfalls als Kriyas bezeichnen. Sie sollen dem Menschen dazu verhelfen, den physischen Körper zu reinigen, indem sie die Organe des Körpers aktivieren und anregen, aber auch unterstützend wirken. Die Kriyas können als eine Art körperlicher Katharsis angesehen werden und ihnen werden spirituelle Wirkungen zugeschrieben. In einer der wichtigsten Yoga-Schriften, dem Hathapradipika, werden insgesamt sechs Techniken beschrieben, die zu den wichtigsten Kriyas gehören: Trataka, Neti, Kapalabhati, Dhauti, Nauli und Basti. **Trataka** beschreibt das Fokussieren eines Objektes aus einer ganz bestimmten Distanz, etwa 1 bis 3 Metern. **Neti** umschreibt das Spülen der Nasenschleimhäute, die sogenannte Schnellatmung, die **Kaplabhati** reinigt die tiefsitzenden Atemwege, **Dhauti** setzt auf die Reinigung des oberen Gastrointestinal-Traktes, **Nauli** auf die Darmreinigung und **Basti** ist nichts anderes als ein Einlauf im Enddarm.

<u>Dhyana/Meditation (Sanskrit, n., ध्यान, dhyāna, Meditation; vgl. Pali: Jhāna, oft als Glühen, Brennen übersetzt)</u>

Die **Meditation** besitzt besonders im Hinduismus eine ähnliche Bedeutung wie das Gebet im Christentum. Meditation soll geübt und praktiziert werden, um das allgemeine Wohlbefinden zu stärken und zu festigen. Im Yoga nimmt die Meditation eine gesonderte Stellung ein und im Raja-Yoga sieht man die Konzentration (**Dharana**) und **Pratyahara** als Vorstufen der Meditation, dem **Dhyana**. Asanas, die eine lange ausharrende und bewegungsarme Charakteristik aufweisen, gelten dabei bereits als **Dhyana**, also meditativ. In der indischen Philosophie des Yoga ist die Meditation ein höherer, unkonventioneller Bewusstseinszustand mit Erfahrungscharakter.

<u>Askese (griechisch ἄσκησις áskēsis)</u>

Eine der wohl berühmtesten Menschen, die sich in Askese übten, ist wohl **Mahatma Gandhi** (†1948). Die Askese kann dabei unterschiedliche Erscheinungsformen annehmen und ist individuell. Sie ist nichts anderes als der bewusste Verzicht, dies kann der Nahrungsverzicht sein, der Verzicht auf Kohlenhydrate, eine Beschränkung der eigenen Bedürfnisse, besondere Anforderungen, freiwilliges Aushalten in Kälte der Hitze usw. Die Gründe für die Askese sind auch im Yoga vielfältig.

Die Askese in ihrer ursprünglichen Form ist spirituell geprägt und sie diente dem Gläubigen als eine geistige Reinigung durch Enthaltsamkeit, Selbstdisziplin und Selbstbeherrschung. Dabei spielte auch der Rückzug in die Stille eine übergeordnete Rolle. Das Wort »Askese« leitet sich aus der griechischen Sprache ab, »askesis« bedeutet Verzicht und Übung. Askese wurde und wird noch heute vielerorts praktiziert und ist der bewusste Verzicht auf weltliche Sinnesfreuden und Genüsse mit dem Ziel, ein höheres geistiges Bewusstsein zu erlangen. Auch das Fasten bzw. das Heilfasten kann als Askese verstanden werden und im Zusammenhang mit Ketoga kann auch der bewusste Verzicht auf Kohlenhydrate als eine Form der Askese verstanden werden. Somit übt sich der »Ketogi« geduldig in Askese, denn der bewusste Verzicht auf Kohlenhydrate bzw. seine Restriktion stellen uns täglich in vielerlei Hinsicht vor eine große Herausforderung, die einem eine Menge Disziplin abverlangen kann.

»Enthaltsamkeit hat die Genügsamkeit zur Wurzel und die Zufriedenheit zur Frucht.«
(Denis Diderot, *5.10.1713 in Langres; †31.07.1784 in Paris)

Grundsätzlich lassen sich 3 Formen der Askese unterscheiden: **mentale**, **materielle** und **astrale Askese**. Die mentale Askese hat das Ziel, unsere Gedanken unterwürfig zu machen und somit zu beherrschen. Wer sich in der **mentalen Askese** übt, entzieht sich dem Zwang seiner eigenen Gedankenflut. Jeder, der einmal die Erfahrung mit dem autogenen Training gemacht hat, kann mir wohl nur zu gut folgen: Die Kraft der Gedanken wird umso schwächer, je weniger Aufmerksamkeit man ihr schenkt. Genau genommen bedeutet mentale Askese aber auch, lediglich solche Gedanken zuzulassen, die positiv geprägt sind und die eigene geistige Entwicklung fördern.

Die **astrale Askese** ist darauf ausgerichtet, unsere Emotionen Untertan zu machen. Negative Gefühlsregungen sollen durch das Praktizieren dieser Form der Askese beherrscht werden: Trauer, Wut, Mutlosigkeit, Rastlosigkeit, Melancholie – all diese Gefühlsregungen sollen durch die eigene Willensstärke überwunden werden, damit sie unserem Körper und unserem Geist keinen Schaden zufügen. Astrale Askese bedeutet jedoch auch, sich freizumachen von den Zwängen unserer Gesellschaft. Dies bedeutet, dass man sich eben keinen Film anschaut, der vollgespickt mit Gewaltszenen ist. Es bedeutet, dass man eben nicht ins Kino geht, um sich die neueste Verfilmung eines Blockbusters anzuschauen. Astrale Askese ist der bewusste Verzicht auf Negativismus in aller Konsequenz.

Die **materielle Askese** ist wohl die interessanteste Form in unserer heutigen Zeit: Die materielle Askese möchte die uns angeborenen körperlichen Triebe untertan machen. Genussgifte, Sexualität, deftige Mahlzeiten, Amüsement – all diesen Dingen wird entsagt, um sich loszulösen und zu reinigen mit dem Ziel, den Geist auf das Wesentliche zu richten. Tatsächlich leben wir in einer Zeit, in der es uns ab und an wirklich guttäte, auf die ein oder andere üppige Mahlzeit zu verzichten.

Unabhängig davon, um welche Form der Askese es sich handelt: Sie hat die geistige **Katharsis** zum Ziel. Der Begriff stammt aus dem Griechischen und steht für Reinigung. In der Psychologie versteht man darunter die mentale Reinigung durch das Ausleben innerer Konflikte.

Die Askese kann somit als Selbstdisziplin oder aber auch »Selbstzucht« verstanden werden und damit schließt sich der Kreis und wir wären dann auch wieder beim **Niyama**, also den Regeln für das eigene Verhalten sich selbst gegenüber: **Sauca**, **Santosha**, **Tapas**, **Svadhyaya** und **Ishvarapranidhana**.

3. Hatha-Yoga (Sanskrit, m., हठ योग, haṭha yoga, von hatha »Kraft, Hartnäckigkeit, Unterdrückung«)

Nachdem ich mich im vorherigen Kapitel ausgiebig mit der Yoga-Philosophie beschäftigt habe, möchte ich nun eine Yoga-Form aufgreifen, die für das Praktizieren von Ketoga von besonderem Interesse ist. Hatha ist eine Form des Yoga, bei der es im Grunde um nichts anderes geht, als ein Gleichgewicht zwischen dem Physischen und Psychischen herzustellen. Das Medium, mit dem dieses Gleichgewicht hergestellt werden soll, sind die **Asanas**, also die körperlichen Übungen des Yoga, aber auch durch das dazugehörige **Pranayama** und natürlich auch durch die **Meditation**. Auch beim Praktizieren von »Ketoga« darf auf den meditativen Teil, aber auch auf die Atemübung nicht verzichtet werden.

Diese drei Komponenten sind unzertrennbar und sollten als eine Einheit betrachtet werden, denn nur so ist gewährleistet, die volle Wirksamkeit des Yoga für Körper und Geist entfalten zu können. Der Begriff »Hatha« (Sanskrit) ist gleichzusetzen mit »Kraft« oder »Gewalt«. Damit ist die erforderliche Anstrengung gemeint, die notwendig ist, um die Asanas auszuführen. »Ha« steht für Sonne, die Silbe »tha« hingegen für Mond. Hier wird deutlich, dass zwei grundsätzliche und gegeneinander gerichtete Kräfte bewusst werden sollen: Zum einen die Kraft und Hitze der Sonne und zum anderen die Stille und Kühle des Mondes.

Hathapradipika (Sanskrit: हठप्रदिपिका haṭhapradīpikā f.)

Nach dem **Yogasutra** des **Patanjali** ist die **Hathapradipika** mit größter Wahrscheinlichkeit die wohl bekannteste klassische Yogaschrift. Die **Hathapradipika** (manchmal auch als **Hathayogapradipika** bezeichnet) wurde im 14. Jahrhundert von **Svatmarama** verfasst. Über Svatmarama selbst ist relativ wenig bekannt, gewiss ist lediglich der Umstand, dass er Autor dieser Schrift ist und in der zweiten Hälfte des 14. Jahrhunderts gelebt hat.

Svatmarama war Anhänger der Hatha-Yoga-Tradition. Er beschreibt in seinem Werk die Techniken des Hatha-Yoga, je nach Ausgabe findet man entweder vier oder zehn Kapitel und das Werk besteht aus insgesamt 643 hoch interessanten Versen. Obwohl **Svatmarama** in seiner **Hathapradipika** sowohl **Hatha-** als auch **Kundalini-Yoga** beschreibt, macht er unmissverständlich deutlich, wie wichtig der **Raja-Yoga** ist. Laut Svatmarama handelt es sich beim Hatha-Yoga lediglich um eine Vorstufe des Raja-Yoga. In seinem Werk findet man ferner allerlei Vorschriften beschrieben, die beispielsweise die Ernährung betreffen. Svatmarama beschäftigte sich in seinem Werk mit **Asanas**, dem **Pranayama**, den **Mudras** und dem **Samadhi**.

Bei den Mudras (Sanskrit, f., मुद्रा, mudrā, urspr.: »Siegel«) handelt es sich um spezielle und gezielte Handstellungen und übersetzt bedeutet das Wort »**Mudra**« nichts anderes als »das, was Freude bringt«. Die Mudras kennt man von den buddhistischen und hinduistischen Götter-Darstellungen, sie haben eine ganz bestimmte Funktion und sind fester Bestandteil spezieller Reinigungshandlungen. Im Yoga geht die symbolische Bedeutung dieser Handbewegungen noch weiter, sie haben die Funktion, auf unseren Organismus einzuwirken und sind nicht selten Teil der Yoga-Praxis.

Zu den bekanntesten Mudras aus der Yoga-Praxis gehören das **Chinmudra**, **Dhyanamudra** und das **Vishnumudra**. Da in alten Yoga-Schriften energetisch wirksame Übungen als Mudra bezeichnet werden, könnte man im Grunde auch die Asanas in diesem Sinne zu den Mudras zählen. Die bereits erwähnten **Shatkriyas** (Reinigungstechniken) sind fester Bestandteil des Hatha-Yoga und sie bilden das wichtigste Fundament, um sich in Pranayama und den Mudras zu üben.

Der Yogastil »Hatha« ist für mein »Ketoga-Konzept« deshalb von großer Bedeutung, da die aus dem Hatha stammenden Asanas auf körperlicher Ebene das Pendant zur Ketose auf geistiger Ebene darstellen. Asanas haben dabei mehrere Funktionen:

- Sie stärken die jeweils beanspruchte Muskulatur.
- Sie festigen unser Vestibulär-Organ und somit unseren Gleichgewichtssinn.
- Sie bewirken Ausgeglichenheit.
- Sie stärken das Selbstbewusstsein.
- Sie wirken sich positiv auf mentaler Ebene aus und fördern positive Emotionen.
- Sie fördern die Flexibilität der Wirbelsäule.

- ❖ Sie schärfen die Sinne (»mentaler Fokus«).
- ❖ Sie ermöglichen eine deutlich bessere Konzentration.
- ❖ Sie sind wirkungsvolle Instrumente bei Rücken- und Nackenschmerzen.
- ❖ Sie bauen Stress ab und regulieren ähnlich wie die Ketose den arteriellen Blutdruck.
- ❖ Sie wirken sich ebenfalls wie die Ketose positiv auf Depressionen aus.
- ❖ Sie ermöglichen einen besseren Schlaf und verbessern wie die Ketose die Schlafqualität.
- ❖ Sie haben einen vergleichbaren Effekt wie das autogene Training.
- ❖ Sie fördern die physiologische Respiration und erhöhen die Sauerstoffzufuhr.
- ❖ Sie fördern das Wohlbefinden und wirken sich positiv auf das Immunsystem aus.
- ❖ Sie fördern und erhalten die Beweglichkeit unserer Gelenke.
- ❖ Sie haben eine reinigende Wirkung und fördern die Ausscheidung.
- ❖ Sie wirken der Obstipation entgegen.
- ❖ Sie schützen unser Nervensystem.
- ❖ Sie wirken sich positiv auf das sympathische und parasympathische Nervensystem aus.
- ❖ Sie schenken Ruhe, Entspannung und Gelassenheit.

4. Asanas (Sanskrit, n., आसन, āsana, »der Sitz«)

Wie bereits zuvor erwähnt, werden die unterschiedlichen Körperstellungen im Yoga als Asanas bezeichnet und sind die 3. Stufe des Raja-Yoga nach ***Patanjali***. Bevor ich mich ausführlich mit den eigentlichen Asanas beschäftige, möchte ich an dieser Stelle einige »Regeln« erläutern, die es zu beachten gilt.

Ruhe

Unabhängig davon, ob man seine Asanas alleine zu Hause oder in Begleitung anderer praktiziert, sollte man sich grundsätzlich einen ruhigen Ort aussuchen, um sich möglichst ungestört den Asanas hingeben zu können. Tatsächlich besteht bei manchen Asana eine erhöhte Verletzungsgefahr, umso wichtiger ist es, sich ungestört konzentrieren zu können. Schalten Sie das Handy aus und bitten Sie Ihre Familienmitglieder, Ihnen die Möglichkeit zu bieten, sich für ein bestimmtes Zeitfenster zurückziehen zu können, ohne dabei gestört zu werden. Wenn Sie mit bestimmten Asanas Schwierigkeiten haben oder gesundheitlich eingeschränkt sind, dann sollten Sie sich einem Yogalehrer anvertrauen und ärztlichen Rat einholen.

Vor dem Praktizieren mindestens 2,5 Stunden nichts essen

Sie sollten darauf achten, mindestens 2,5 Stunden vor dem Praktizieren nichts gegessen zu haben. Ein voller Magen wirkt sich negativ aus und je nachdem, welche Asanas geübt werden, kann es zu Nausea (Übelkeit) und Emesis (Erbrechen) kommen. Mit einem vollen Magen kann sich unser Geist nur schwer den Asanas hingeben.

Asanas müssen schmerzfrei ausgeführt werden können

Zu keiner Zeit sollten Asanas ausgeführt werden, die Schmerzen bereiten oder einfach nur vollkommen unangenehm sind. Führen Sie jeden einzelnen Schritt immer nur soweit aus, wie es für Sie noch bequem und angenehm ist. Als Schmerz meine ich nicht das Gefühl der Dehnung, das sich weder vermeiden lassen wird noch soll, sondern richtige Schmerzen, die jedwede Bewegung unangenehm werden lässt.

Geduld

Üben Sie sich in Geduld, denn Rom wurde auch nicht an einem Tag erbaut. Genauso verhält es sich mit den Asanas. Wenn Sie es beispielsweise noch nicht in ***Shirshasana*** (Kopfstand) schaffen, dann üben Sie sich in der Vorstufe des Delphins. Die Asanas werden langsam und in Geduld geübt. Spüren Sie nach und geben Sie Ihrem Körper stets die Möglichkeit, sich nach einer anstrengenden Asana auch wieder zu entspannen. Das Wechselspiel zwischen Anspannung und Entspannung ist für die positive Wirkung auf Körper und Geist von enormer Bedeutung.

Yoga ist kein Wettkampf

Wenn Sie Ihre Asanas praktizieren, dann nehmen Sie nicht an einem Wettkampf teil. Es geht im Yoga nicht darum, besser, schneller und überlegener zu sein. Es geht im Yoga darum, sich selbst zu finden und ein Gefühl für das eigene »Sein« zu entwickeln.

Praktizieren Sie die Asanas regelmäßig & finden Sie einen eigenen Rhythmus

Üben Sie Ihre Asanas regelmäßig! Ich praktiziere bereits seit mehr als acht Jahren Yoga und selbstverständlich gibt es auch Tage, an denen ich es einfach nicht schaffe, meine Asanas zu praktizieren. Wenn Sie die Übungen nicht täglich praktizieren können, ist es kein Beinbruch, wichtig ist aber die Regelmäßigkeit. 2 bis 3 Yoga-Einheiten pro Woche können bereits eine spürbare Veränderung bewirken. Dabei sollte der Yoga mindestens für 20 Minuten praktiziert werden. Wenn Sie zu jenen Menschen gehören, denen Bewegung generell schwerfällt, dann sollten Sie sich nach einem festen Zeitplan richten. Finden Sie Ihren eigenen Rhythmus und erspüren Sie, wann Ihnen das Üben am meisten bringt.

Setzen Sie sich zu keiner Zeit unter Druck

Wir können beim Praktizieren unserer Asanas eines absolut nicht gebrauchen: Druck. Wenn Sie nicht mehr ausreichend Zeit haben, um zu üben, dann sollten Sie darauf verzichten und einen günstigeren Zeitpunkt wählen.

Die richtige Atemtechnik

Die richtige Atemtechnik ist nicht nur beim Praktizieren von **Pranayama** von größter Bedeutung, sondern während der gesamten Zeit. Halten Sie inne und konzentrieren Sie sich auf die Atmung! Zur Atmung sagte ***Patanjali*** folgendes:

»Atme langsam aus, dann atme ein und halte den Atem an. Dein Geist wird fest und ruhig.«

Zugrunde liegt bei Patanjali die Idee, dass der Körper zuerst beruhigt werden muss, bevor wir dazu in der Lage sind, die eigene Respiration zu kontrollieren. In Patanjalis Yoga Sutra 2.49 finden wir folgenden Vers:

»2.49 तस्मिन् सति श्वासप्रश्वास्योर्गतिविच्छेदः प्राणायामः«

»Dann kommt die Beherrschung der Lebensenergie über Einatmung, Ausatmung und den Zwischenraum.«

In Vers 2.50 finden wir folgende Aussage:

»2.50 बाह्याभ्यन्तरस्थम्भ वृत्तिः देशकालसन्ख्याभिः परिद्दष्टो दीर्घसूक्ष्म.«

»Einatmung, Ausatmung sowie Atemhalten wird verlängert und verfeinert durch Kontrolle von Intensität, Dauer und Häufigkeit.«

Spüren Sie nach jeder Asana nach

Das Nachspüren, jene Phase der Entspannung nach der Anspannung, ist im Yoga von größter Bedeutung. Spüren Sie stets nach und erfahren Sie sich selbst. Das Nachspüren soll Ihnen die Möglichkeit geben, Ihren Zustand zu erfassen und zu beurteilen. Wie haben Sie sich vor der Übung gefühlt und wie fühlen Sie sich jetzt?

Schenken Sie sich ein inneres und ein äußerliches Lächeln

Denken Sie bitte daran: Sie laufen gerade keinen Marathon. Sie brauchen nicht verbissen dreinzuschauen. Schenken Sie sich ein inneres und ein äußeres Lächeln, seien Sie freundlich zu sich selbst.

Achten Sie beim Ausführen der Asanas stets darauf, dass sich folgende Qualitäten wiederfinden:

Stabilität und Ihr eigenes **Wohlbefinden**. Seien Sie sich stets der Asana bewusst, konzentrieren Sie sich auf jede einzelne Bewegung, halten Sie jede einzelne Stellung bewusst und lösen Sie auch jede Stellung wieder ganz bewusst auf.

Eine Übersicht der wichtigsten Asanas habe ich Ihnen am Ende von **Teil IV** zusammengestellt.

5. Darshanas (Sanskrit, n., दर्शन, darśana, für Betrachtung, Beobachtung, Zusammentreffen, Philosophie; von drish, sehen)

Der Begriff ***Darshana*** (auch Darshan) ist ein Wort mit einer mannigfaltigen Bedeutung und findet sowohl im Hinduismus als auch im Buddhismus Verwendung. Die Darshanas sind Erklärungsversuche, es sind Sichtweisen unserer Existenz und sie beschäftigen sich mit den Menschheitsfragen, so zum Beispiel dem Sinn des Lebens, der Wahrheit, ob es ein Leben nach dem Tod gibt etc. Man unterscheidet insgesamt sechs klassische Philosophiesysteme (Darshanas):

- Nyaya
- Vaisheshika
- Sankhya
- Yoga
- Purva Mimamsa
- Vedanta

Nyaya (Sanskrit: न्याय nyāya m. Norm, Regel, Axiom, Grundsatz)

Die Basis des ***Nyaya*** bildet das ***Nyayasutra*** des Gautama. Das ***Nyayasutra*** (Sanskrit: न्यायसूत्र nyāyasūtra *n.*) ist ein Leitfaden der logischen Erkenntnis, des ***Nyaya,*** und es handelt sich dabei um ein äußerst wichtiges Werk aus dem Sanskrit. Dem ***Nyaya*** übergeordnet ist die Logik und somit geht es im Nyaya um die logische Erkenntnis.

Vaisheshika (Sanskrit: वैशेषिक vaiśeṣika adj., m. u. n. besonders, spezifisch, eigentümlich)

Das ***Vaisheshika*** ist eine naturphilosophische Lehre, die sich mit den irdischen, natürlichen und materiellen Phänomenen beschäftigt. Man kann das ***Vaisheshika*** mit den Naturwissenschaften unserer westlichen Gesellschaft vergleichen. Als Begründer gilt ***Kanada*** und es entstand in den ersten vorchristlichen Jahrhunderten bis etwa 700 n. Chr.. Kanada war der Autor des sogenannten Vaisheshikasutra und er war unter verschiedenen Namen bekannt.

Samkhya (Sanskrit, n., सांख्य, Sāṃkhya; auch Sāṅkhya, Zahl, Aufzählung)

Im ***Samkhya*** werden jene Elemente postuliert, die unsere Realität bestimmen, und sie werden dort einer umfassenden Analyse unterzogen. Das Wissen um eben diese Elemente soll zur Befreiung aus dem ewigen Kreislauf der Wiedergeburt führen. Laut Überlieferungen gilt ***Kapila*** als Verfasser des verlorengegangenen Samkhya-Sutras und Begründer dieses Philosophie-Systems. Kapila war ein Weiser der hinduistischen Mythologie, allerdings ist seine historische Echtheit bis heute umstritten. Unumstritten ist die Tatsache, dass das Mahabharata deutlich vom Samkhya beeinflusst wurde. Das Samkhya steht bereits seit langer Zeit in enger Verbindung mit dem Yoga. Auch wissen wir heute, dass der Ayurveda im Wesentlichen auf dem philosophischen Samkhya-System beruht.

Yoga (Sanskrit: योग yoga m. »Vereinigung, Verbindung« im weiteren Sinne schlicht »Einheit/Harmonie«)

Der ***Yoga*** selbst ist mehr als 5.000 Jahre alt und es handelt sich dabei zum einen um eine indische Philosophie, zum anderen aber auch um ein praktisches Übungssystem. Im Laufe der Zeit entstanden ganz unterschiedliche Yoga-Traditionen, doch alle verfolgen immer das gleiche Ziel, Selbsterkenntnis und Selbstverwirklichung zu erlangen und sich mit der göttlich-universellen Kraft zu vereinen. ***Hatha-Yoga*** ist die wohl in der westlichen Welt bekannteste Yoga-Form, bestehend aus den Asanas, Pranayama, Tiefenentspannung und Meditation.

Jnana-Yoga ist der philosophische Teil des Yoga und beschäftigt sich mit dem Sinn des Lebens. Im Jnana-Yoga werden Karma, Reinkarnation und ganz spezielle Meditationstechniken behandelt mit dem Ziel, sich selbst zu erkennen und zu erfahren. Beim ***Raja-Yoga*** geht es um die Praktiken des mentalen Trainings und der Meditation. ***Bhakti-Yoga*** ist die Liebe und die Hingabe zum Göttlichen durch Gebet, Mantras, spezielle Ritualen und dem Erzählen von Mythen und Geschichten, wodurch sich das Herz öffnen und somit offen für das Göttliche gemacht werden soll. ***Karma-Yoga*** ist der Yoga der Tat, das eigene Schicksal wird als Chance verstanden. Im ***Kundalini-Yoga*** hingegen werden die verschiedenen Chakren, Astralkörper und Nadis (Energiekanäle) beschrieben.

Purva Mimansa (Sanskrit: पूर्वमीमांसा pūrvamīmāṃsā f.) wörtl.: »Erörterung, Reflektion«)

Das ***Mimamsa Sutra*** wurde vermutlich in der Zeit zwischen 200 und 300 n. Chr. verfasst und als Begründer gilt ***Jaimini***. Jaimini gilt als einer der ersten Philosophen und er war Schüler des ***Vyasa***. Berichten zufolge erhielt Jaimini das Samaveda von seinem Meister, er veröffentlichte und lehrte dies. Das Mimansa Sutra ist eine gläubig-geistig orientierte Schrift und die Lehre der Reinkarnation und des Karmas.

Vedanta (Sanskrit, m., वेदान्त, vedānta, Ende)

Vedanta ist heute das wohl populärste indische Philosophie-System. Den Vedanta durften nur solche Menschen studieren, die gereinigt waren und zu einer höheren Kaste gehörten. So war das Befolgen der Rituale und das Studieren der Veden die absolute Voraussetzung für das Studium des höheren Wissens, des sogenannten Vedanta.

6. Der Weg zur Selbsterkenntnis – »Gnothi seauton«: Erkenne dich selbst

Ein wesentlicher Aspekt der indischen Lehre ist der Weg zur Selbsterkenntnis. Unsere Ernährung spielt dabei eine wesentliche Rolle, denn üppige Mahlzeiten, die dann noch aus der falschen Makronährstoff-Zusammensetzung bestehen, werden unseren Geist nicht zur Höchstleistung bringen. Genauso wenig wird eine schlechte Ernährung uns auf den Weg zur Selbsterkenntnis bringen, wenn sie uns nur krank und träge macht. In gewisser Weise können wir den geschärften mentalen Fokus genau dafür verwenden, uns nämlich gut genährt und gestärkt auf den Weg zur Selbsterkenntnis zu begeben. Dabei wird jeder von uns seinen ganz eigenen Weg gehen.

Der persönliche Weg der Selbsterkenntnis steht in einem ganz engen Zusammenhang mit der Entwicklung der eigenen Persönlichkeit und somit des eigenen Charakters. Die persönliche Entwicklung ist eine unserer wichtigsten Aufgaben auf diesem Planeten.

Psychologisch betrachtet versteht man unter dem Begriff »Selbsterkenntnis« das Erkennen und das Verständnis der eigenen kognitiven Ressourcen und Emotionen. Dabei wird die gesamte Gefühlswelt miteinbezogen. Aus ideologischer Sicht erlangt man dann Selbsterkenntnis, wenn man seinen ganz eigenen Weg gegangen ist und Erleuchtung findet. Wer den Weg der Selbsterkenntnis geht – und ich versichere Ihnen, Sie tun dies bereits seit geraumer Zeit – lernt sich selbst kennen.

Sie kennen Ihre Stärken und Schwächen. Es gibt Dinge an Ihnen, die Sie besonders mögen, und wiederum andere Eigenschaften, die sie weniger gut finden und nicht so sehr mögen. Genau genommen bedeutet Selbsterkenntnis, zu wissen wer und was man ist. Selbsterkenntnis ist gleichzusetzen mit der Selbstverwirklichung und beides bedingt einander.

Oftmals möchten wir, dies ist wohl ganz »menschlich«, die Dinge um uns herum gänzlich erfassen, begreifen und erklären können. Wir möchten immer alles erklären können und versuchen immer alles wissenschaftlich zu begründen. Dabei müssen wir uns aber auch vielleicht einfach eingestehen, dass wir eben nicht alles erklären können.

Wir möchten manchmal ein Buch lesen, ohne gelernt zu haben, wie man es richtig liest. Wir möchten die Wahrheit kennen, ohne je erfahren zu haben, was Wahrheit überhaupt bedeutet und ist. Der Mensch möchte alles und sich selbst erklären können. Er will Pionier und Forscher sein, er möchte Mediziner, Mathematiker und Physiker sein. Ein schier unstillbarer Durst nach Wissen treibt uns lebenslang voran und doch werden nicht alle Fragen beantwortet werden können.

Ich möchte an dieser Stelle Kapitel 13 der ***Bhagavad Gita*** (Feld und Feldkenner) aufgreifen.

»***Durch Versenkung in sich selbst schauen manche das Selbst durch das Selbst, andere durch den Yoga der Abwägung und weitere durch Karma-Yoga.***« (13:24)

Und weiter heißt es in 13:34:

*»**Diejenigen, die mit dem Auge der Erkenntnis so den Unterschied zwischen Feld und Feldkenner und die Befreiung der Wesen aus der materiellen Natur verstehen, diese gehen zum Höchsten.**«*

Der griechische Philosoph ***Heraklit*** (um 540 bis 480 v. Chr.) trifft es wohl auf den Punkt: »Allen Menschen ist es gegeben, sich selbst zu erkennen und klug zu sein.« Der Eingang des antiken Apollon-Tempels zu Delphi wurde mit dem Vers »Gnothi seauton« versehen, übersetzt bedeutet dies »***Erkenne dich selbst***« – zu jeder Zeit, unabhängig davon, von welcher Zeit die Rede ist, ob Antike, Mittelalter, Renaissance oder die Gegenwart: Zu jeder Zeit war und ist das »Sich-selbst-Erkennen« ein zentrales Thema und ein Grundbedürfnis des Menschen.

Wer sich Raum für das Wesentliche schafft, erkennt sich selbst. Die Selbsterkenntnis ist wohl die längste, abenteuerlichste und mutigste Reise zugleich. Um zu erkennen, wer wir wirklich sind, was wir suchen und was wir noch nicht kennen, benötigen wir ein gewisses Maß an Selbstwahrnehmung. Dabei kann mein »Ketoga-System« helfen, uns viel intensiver und viel besser wahrzunehmen. Sich selbst wahrzunehmen und zu beobachten, bedeutet, seine Aufmerksamkeit auf das eigene »Ich« zu richten.

Vielleicht werden Sie dabei zu Beginn lediglich einige Gedankengänge, Empfindungen, Gefühle oder Emotionen wahrnehmen können. Erst durch das Üben und Praktizieren der eigenen Wahrnehmung und Beobachtung wird es uns möglich sein, tiefgreifende Erfahrungen wahrzunehmen. Immer wenn es um die Selbsterkenntnis geht, ist es notwendig, sich ein Refugium zu schaffen, einen Ort der Stille, alle äußeren Einflüsse müssen zu reiner Nebensache werden. Wir müssen uns bewusst in die Stille begeben und erst dann beginnen wir, uns mit dem inneren Ich zu beschäftigen, es zu erfassen und es wahrzunehmen. Vielleicht bereitet diese Art der Stille dem ein oder anderen Angst. Auch dies ist menschlich und durchaus zulässig. Wichtig ist jedoch, diese Angst zu überwinden. Sich selbst zu erkennen, bedeutet, alles um sich herum loszulassen und nur sich selbst wahrzunehmen und zu beobachten. Dabei wird der Weg zur Selbsterkenntnis stets Ihr ganz eigener sein!

Gnothi seauton (griechisch Γνῶθι σεαυτόν)

Als Urheber der vielzitierten Inschrift »***Gnothi seauton***« wird heute ***Chilon von Sparta*** angesehen. ***Chilon von Sparta***, auch unter dem Namen ***Cheilon von Lakedaimonien*** bekannt, lebte etwa um die Mitte des fünften Jahrhunderts vor Christus. Er war spartanischer ***Ephor*** (Aufsichtsbeamter im antiken Sparta) und er gilt als einer der ***Sieben Weisen*** des antiken Griechenlands.

Im Zusammenhang mit meinem Ketoga-Konzept bekommt »Gnothi seauton – Erkenne dich selbst!« eine ganz eigene Bedeutung. Wenn man über Philosophie sprechen möchte, dann spricht man über sich selbst. Zwangsweise ist das, was wir erkennen, abhängig davon, wer wir sind und was wir zu erkennen vermögen. Das Erkennen der Beschaffenheit der Dinge, ist alleine unsere ganz eigene Vorstellung der Dinge, wie sie nun einmal für uns sind. Wenn Erkenntnis bedeuten sollte, dass es sich dabei stets um Selbsterkenntnis handelt, dann öffnet sich hinter dem »Gnothi seauton« ein unermesslicher Horizont und Selbsterkenntnis bedeutet dann, die eigene Persönlichkeit zu formen und zu bilden. Dies bedeutet aber auch, dass die Selbsterkenntnis einer Genesis gleichkommt und zu einem wesentlichen Element wird, das Persönlichkeit schafft.

Ich bin davon überzeugt, dass wir allzu selten den Weg der Selbsterkenntnis bewusst gehen. Und es wundert nicht wahrlich, wenn man bedenkt, wie die Dinge heutzutage stehen: Es bleibt kaum Zeit, um sich auf den Weg der Selbsterkenntnis zu begeben. Umso wichtiger scheint es mir, gerade an dieser Stelle anzusetzen und wann immer es möglich ist, sollte man sich die Zeit und Ruhe gönnen, um sich auf den Weg der Selbsterkenntnis zu begeben, ganz bewusst, jeden Tag ein wenig mehr. Wer sich auf den Weg zur Selbsterkenntnis begibt, der ***entschleunigt*** sich. Wer sich selbst erkennt, der schafft seine ganz eigene ***»Coping-Strategie«.***

7. Die meditativen Formen des Yoga

Einer der wohl meditativsten Yoga-Stile ist der sogenannte ***Yin-Yoga***. Es handelt sich dabei um einen ganz passiven und ruhigen Yoga-Stil, der überwiegend im Sitzen, aber auch im Liegen praktiziert wird. Von zentraler Bedeutung im Yin-Yoga ist die Respiration: Der Atem soll frei fließen können und auf diese ganz spezielle Weise findet man innere Ruhe, Kraft und Ausgeglichenheit. Yin-Yoga lässt sich wunderbar mit dem Hatha-Yoga kombinieren, denn nach jedem intensiven Yoga-Workout sollte stets meditiert und nachgespürt werden. Somit wäre der Yin-Yoga dann das Ying, das Hatha-Yoga mit seinen Asanas dann das Yang. Es handelt sich um zwei Kräfte, die nicht voneinander getrennt werden können und stets miteinander in Verbundenheit stehen.

Die Elemente des Yin-Yoga können unter anderem sein:

- Die Anfangsentspannung
- Mantras
- Entspannung und meditative Reisen
- Der Schulterstand (Sarvangasana)
- Der Pflug (Halasana)
- Die gegrätschte Vorwärtsbeuge (Paschimottasana)
- Die Bauchentspannungslage
- Die Stellung des Kindes (Garbhasana)
- Der Drehsitz (Ardha Matsyendrasana)
- Das Dreieck (Trikonasana)
- Die Tiefenentspannung
- Die Meditation

Selbstverständlich gibt es, wenn es schon das Yin-Yoga gibt, auch das ***Yang-Yoga*** mit seiner Gegensätzlichkeit. Der vollkommene Hatha-Yoga ist Ying und Yang zugleich. Yang-Yoga ist im Vergleich zum Yin-Yoga weniger ruhig und meditativ, er ist eher dynamischer, wesentlich fordernder und ständig geht es darin darum, über sich hinauszuwachsen und seine eigenen Grenzen zu erweitern. Yang-Yoga fordert die eigene Willenskraft, Stärke, Muskelkraft und Flexibilität. Weitere Formen des Yang-Yoga sind u.a. ***Ashtanga-Vinyasa***- und ***Bikram-Yoga***.

Der Begriff Ying-Yoga wurde erstmalig von ***Sukadev Bretz***, Gründer des bekannten ***Yoga Vidya*** verwendet und geprägt.

Elemente für das typische Yang-Yoga können unter anderem sein:

- Kapalabhati, also die sogenannte Wechselatmung
- Der Sonnengruß (Surya Namaskar)
- Das Boot (Navasana)
- Der Kopfstand (Shirshasana)
- Der Fisch (Matsyasana)
- Die schiefe Ebene (Purvottasana)
- Die Kobra und die sich drehende Kobra (Bhujangasana)
- Die Heuschrecke (Shalabasana)
- Der Bogen (Dhanurasana)
- Die Krähe (Kakasana)

Auch das sogenannte Kundalini-Yoga kann als eine meditative Form des Yoga betrachtet werden. Diese Form basiert auf gedachten und gesprochenen Mantras und das wiederholende Rezitieren dieser Mantras hat durchaus meditative Charakterzüge. Mantras, also heilige Silben aus dem Sanskrit, sollen über eine ganz eigene dynamische Kraft verfügen. Diese Kraft wird durch das Rezitieren aktiviert und auf den Rezitierenden übertragen. Auch die bereits erwähnten Mudras finden hier ihren Einsatz und haben eine meditative Komponente. Das wohl wichtigste Mudra im Kundalini-Yoga ist das sogenannte Chin-Mudra, also das Zusammenbringen von Daumen und Zeigefinger.

Die meditativen Formen des Yoga eignen sich für alle Menschen, ganz gleich ob jung oder alt, ob weiß oder schwarz. Menschen, die von innerer Unruhe getrieben sind, können aus diesen Yoga-Formen neue Kraft und Energie schöpfen, sie haben eine positive Wirkung sowohl auf physischer als auch auf psychischer Ebene. Die meditativen Formen eignen sich als probates Mittel im Kampf gegen Ängste, depressive Verstimmungen, Burn-Out-Tendenzen, Erschöpfung, Lethargie, Pessimismus und emotionale Verunsicherungen. Das regelmäßige Praktizieren meditativer Yoga-Formen bringt erwiesenermaßen deutliche Besserung und Linderung des Leids.

Einen weiteren meditativen Yoga-Stil bildet das bereits erläuterte Jnana-Yoga, begeben Sie sich damit auf die Reise zu Achtsamkeit und Selbsterforschung. Das Wort „Jnana" steht für „Erkenntnis" und es handelt sich dabei um einen „Weg des Wissens".

Der Satyananda-Yoga (Bihar-Yoga), benannt nach den Lehren des ***Satyananda Sarasvati***, vereint gleich drei maßgebliche alte Traditionen miteinander: ***Vedanta***, ***Yoga*** und das ***Tantra***. Die Selbstfindung und die Selbsterkenntnis spielen bei dieser meditativen Yoga-Form eine zentrale Rolle.

8. Die vier großen Wege des Yoga im Überblick

Bhakti-Yoga: Yoga der liebenden Hingabe (Sanskrit, m., भक्ति योग, bhakti yoga)

Bhakti-Yoga ist der Weg der liebenden Hingabe zu Gott und der spirituellen Welt. Unabhängig davon, um welche

Richtung des Hinduismus es sich handelt, ob ***Vishnuismus***, ***Shivaismus*** oder ***Shaktiismus*** – stets finden wir den Bhakti-Yoga wieder. Wenn wir einen Guru als eine Verkörperung des Göttlichen sehen, so bedeutet Bhakti auch gleichermaßen, sich dem Guru liebevoll hinzugeben. Zu den wichtigsten traditionellen Formen des Bhakti gehören unter anderem:

- Japa (das Wiederholen von Mantras und göttlicher Namen)
- Kirtana (rhythmischer Wechselgesang)
- Bhajans (das Singen religiöser Lieder in einer Gemeinschaft)
- Pujas (religiöse Zeremonie)
- Seva (Dienst an dem Göttlichen bzw. der Gottheit)

Es werden insgesamt fünf hauptsächliche Beziehungen zu Gott unterschieden:

- ***Shanti-bhava***: Die neutrale Beziehung zu Gott
- ***Dasya-bhava***: Die Liebe eines loyalen Dieners zu seinem Herrn
- ***Sakhya-bhava***: Die freundschaftliche Liebe
- ***Vatsalya-bhava***: Die elterliche Liebe
- ***Sringara-bhava***: Gottesliebe

Bhakti-Yogis fühlen sich dem Leben und der Schöpfung verbunden, sie sehen die Welt mit anderen Augen und finden selbst in einer auf dem Müll wachsenden Blume die Schönheit und Vollkommenheit des Göttlichen. ***Bhakti-Yogis*** sind häufig farbenfroh gekleidet, besitzen nicht selten ein freundliches Wesen und Gemüt und sie strotzen nur so vor Lebensfreude. Bhakti-Yogis feiern das Leben zu jeder Tageszeit. Eine typische Übung des ***Bhakti-Yoga*** ist das regelmäßige Wiederholen eines Mantras.

Krishna-Bhakti

Die ***Krishna-Verehrung*** basiert auf Grundlage der über 5000 Jahre alten Veden, der heiligen Schrift des spirituellen Indiens. Die wichtigsten Elemente des Krishna-Bhakti bilden unter anderem das bereits erwähnte Bhagavad-Gita und das ***Shrimad-Bhagavatam*** (Bhagavata Purana). Das ***Shrimad-Bhagavatam*** besteht aus 18.000 verschiedenen Versen und es gehört zur vedischen Literatur. Wir finden dort die Gesetze von Karma, Reinkarnation und die verschiedenen Wege des Yoga, aber auch der Meditation beschrieben. ***Krishna*** (Sanskrit: कृष्ण, kṛṣṇa = »der Schwarze« oder »der Dunkle«; in Südindien häufig als keshava oder venugopala = »Kuhhirte mit Flöte« bezeichnet) wird häufig als der achte ***Avatara*** (Inkarnation) von **Vishnu** verehrt und im Krishna-Bhakti gibt man sich eben dieser Gottheit liebevoll hin.

Devi-Bhakti (Sanskrit, f., देवी, devī, »Göttin«)

Devi ist jene hinduistische Göttin, die alle anderen Göttinnen in sich vereint und demnach sind alle anderen Göttinnen nichts anderes als andere Formen eben dieser Gottheit. Die Gestalten, in denen sich Devi manifestiert, sind mannigfaltig: Kali, Parvati, Gauri, Mahavidyas, Lakshmi, Sarasvati oder auch Durga.

Shiva-Bhakti (Sanskrit शिव Śiva [ɕɪʋʌ]; »Glückverheißen-der«)

Shiva gilt im ***Shivaismus*** als die allerwichtigste Manifestation des Allerhöchsten und ist fester Bestandteil der sogenannten hinduistischen Trinität, dem Trimurti, mit den drei wichtigen Aspekten des Göttlichen: der Schöpfer ***Brahma***, der Bewahrer ***Vishnu*** und ***Shiva***, charakterisiert durch das Prinzip der Zerstörung und Auflösung. Im sogenannten ***Shiva-Purana*** sind 1008 unterschiedliche Bezeichnungen für Shiva aufgeführt: Nataraja, Rudra, Viswanatha, Pashupati, Mahesha u.a.

Karma-Yoga (Sanskrit, m., कर्मयोग, karmayoga): Yoga des selbstlosen Handelns

Das ***Karma-Yoga*** kann als ***Yoga der Tat*** oder ***des selbstlosen Handelns und Dienens*** bezeichnet werden. Durch diese Praktik wird das Herz gereinigt und negativen Emotionen entgegengewirkt. Im Karma-Yoga verschwinden Egoismus, Hass, Eifersucht, Selbstsucht, Narzissmus und Überheblichkeit und an deren Stelle treten Liebe, Demut, Achtsamkeit, Empathie, Sympathie, Treue, Toleranz, aber auch vor allem Barmherzigkeit. Das Karma-Yoga funktioniert nach einer Art Faustregel: Jede irdische Handlung hat seine Folge und Konsequenz, ganz gleich aus welchen Beweggründen unsere Taten erfolgen. Dies kann sowohl positiver als auch negativer Natur sein. Es geht im Grunde darum, Dienst am Menschen zu verrichten und gerade einmal nicht an sich selbst zu denken. Eine gute Übung für das Karma-Yoga kann zum Beispiel sein: Sie übernehmen die Einkäufe Ihrer schwangeren, alleinstehenden Nachbarin. Sie übernehmen die Patenschaft für ein Pflegekind und Sie kümmern sich um es, als sei es Ihr eigen Fleisch und Blut. Kurzum, Sie kümmern sich einfach um andere Menschen und bereiten ihnen Freude.

Jnana-Yoga: Yoga der Erkenntnis (Sanskrit, m., ज्ञानयोग, jñānayoga, Yoga des Wissens)

Der Yoga-Weg der Erkenntnis findet sich im ***Jnana-Yoga*** wieder. Es handelt sich bei diesem Weg um einen ganz eigenen, spirituellen und intellektuellen Weg. Es geht um Ihre persönliche Erkenntnis. Im Hinduismus ist die Unwissenheit die Wurzel allen Übels und der Grund dafür, warum wir wiedergeboren werden. Demnach liegt das Bestreben darin, Erkenntnis und Wissen zu erlangen, um den ewigen Kreislauf der Wiedergut zu durchbrechen und sich mit dem Göttlichen zu vereinen. Die Jnana-Praxis besteht aus ***Shravana*** (Zuhören und der Unterricht eines Lehrmeisters zu seinem Schüler), ***Manana*** (Reflexion) und ***Nididhyasana*** (anhaltende Meditation). Der Jnana-Yogi unterscheidet die ***Realität*** von der »***Nichtwirklichkeit***«. Eine gute Übung, um sich im Jana-Yoga zu üben, kann wie folgt aussehen: Für einen ganz bestimmten Zeitraum ignorieren Sie beispielsweise Ihr Smartphone und die sozialen Netzwerke. In dieser Zeit öffnen und widmen Sie sich den wesentlichen, schönen Dingen des Lebens: Sie praktizieren Yoga, treffen sich mit Menschen, die Lebensfreude und Positivismus versprühen, Sie meiden negative Einflüsse und gehen mit Ihrem Hund ganz bewusst im Park spazieren.

Raja-Yoga: Yoga der Kontrolle des eigenen Geistes (Sanskrit राजयोग, rājayoga, [ɾɑːdʒʌjoːgʌ] m. »königlicher Yoga«)

Der Raja-Yoga, der Yoga der Kontrolle des Geistes, wird auch als der ***achtstufige Pfad*** bezeichnet. Es handelt sich dabei um den Königsweg des Yoga und wie ich bereits zuvor erwähnt habe, wird dieser Weg im Yoga-Sutra des ***Patanjali*** ausführlich beschrieben. Ich möchte an dieser Stelle noch einmal die Elemente des Königwegs aufzählen, ohne noch einmal darauf näher einzugehen, dies habe ich bereits an anderer Stelle getan:

- Yama
- Niyama
- Asana
- Pranayama
- Dharana
- Dhyana

Sie können sich ganz simpel im Raja-Yoga üben, indem Sie sich eine ganz eigene Meditation heraussuchen und darin regelmäßig über einen längeren Zeitraum üben. Spüren Sie nach und vergleichen Sie!

9. Die Bhagavad Gita (Sanskrit, f., भगवद्गीता, gītā – Lied, Gedicht, bhagavan – der Erhabene, Gott; »der Gesang des Erhabenen«)

Die ***Bhagavad Gita***, oftmals auch nur als Gita bezeichnet, ist eine der wichtigsten Schriften des Hinduismus. Sie ist, ähnlich wie ein Gedicht, mit spirituellem Inhalt aufgebaut und man vermutet heute, dass die ***Bhagavad Gita*** zwischen dem fünften und dem zweiten Jahrhundert v. Chr. verfasst wurde. Dabei handelt es sich um eine Art Sammlung diverser Denkschulen des damaligen Indiens. Die Grundlagen für die ***Bhagavad Gita*** bildeten sowohl die indischen ***Veden***, die ***Upanishaden***, der ***Yoga*** und der ***Brahmanismus***, um nur einige an dieser Stelle zu nennen.

Die Gita besteht aus insgesamt 700 Strophen und sie sind auf insgesamt 18 Kapitel verteilt. Die Gita selbst wiederum ist Bestandteil des indischen Epos ***Mahabharata***: Sie umfasst insgesamt über 100.000 Strophen. Noch heute zählt die Gita zu den wohl meistgelesenen Werken Indiens und nicht selten trifft man in Indien Menschen an, die eine Kopie der Gita bei sich tragen. Was dem Christen die Bibel ist, ist dem Hindu die Gita. Auf den Yoga bezogen handelt es sich bei der Gita um eine der wohl wichtigsten Schriften.

Worum es in der Gita geht

Im Grunde ist die Gita relativ alltagsbezogen aufgebaut. Anders als beispielsweise das Yoga Sutra verspricht uns die Gita keine übernatürlichen Kräfte. In der Gita geht es schlicht und ergreifend um die eigene Selbstverwirklichung ohne jedweden Schnickschnack. Die eigene Selbstverwirklichung kommt wohl mit einer relativ hohen Zielsetzung daher und sie lehrt uns, wie wir uns im Alltag verhalten sollen und gleichzeitig auf das Wesentliche ausgerichtet sind. Wir sollen laut der Gita nichts anders oder besser tun als sonst, das einzige, was sich dabei ändert, ist die Einstellung zu dem, was wir tun.

Die Gita ist die wohl wichtigste Überlieferung im Yoga und sie soll uns dabei unterstützen, den Alltag bewusster zu leben und uns spirituell weiterzuentwickeln. Die Bezeichnung »Bhagavad Gita« ist gleichzusetzen mit der Bezeichnung »Göttlicher Gesang« und es handelt sich dabei um die Kommunikation des Lehrers ***Krishna*** (Sanskrit: कृष्ण, kṛṣṇa = »der Schwarze« oder »der Dunkle«; in Südindien häufig als keshava oder *venugopala* = »Kuhhirte mit Flöte« bezeichnet) mit seinem Schüler ***Arjuna***. Krishna ist für seine Anhänger die Inkarnation des Höchsten. Es handelt sich dabei um die hinduistische Manifestation des Göttlichen und wird als achte Inkarnation von Vishnu verehrt. Bei ***Arjuna*** (Sanskrit, m., अर्जुन, [Swamiʌɽdʒunʌ]) handelt es sich um eine der wohl wichtigsten Heldengestalten des indischen Epos ***Mahabharata***, auf dieses Werk werde ich an anderer Stelle näher eingehen.

In der Bhagavad Gita stellt Arjuna seinen Lehrmeister immer wieder vor praktische und philosophische Fragen zum Leben allgemein, aber auch ganz speziell zum Yoga. In der Bhagavad Gita werden alle Aspekte des Yoga mehr oder weniger intensiv behandelt und erläutert. In der Gita rät uns Krishna dazu, zu meditieren. Die Gita lässt sich in etwa drei große Anteile unterteilen: Teil 1, der sich überwiegend mit dem Karma-Yoga beschäftigt, Teil 2, der überwiegend den Weg des Bhakti-Yogas beschreibt, und zuletzt Teil 3, in dem es überwiegend um den Weg des Jnana-Yogas geht. Bei der Gita verhält es sich im Grunde ähnlich wie beim Lesen der Bibel: Sie erschließt sich uns erst nach und nach durch das erneute Lesen und Reflektieren. Die Gita beginnt mit dem Konflikt des jungen Arjunas, der sich darüber nicht im Klaren ist, welches seine Aufgaben sind. Die Gita macht uns bewusst, dass alle Menschen auf irgendeine Art und Weise miteinander verbunden sind und dass wir alle zu der gleichen Familie »Mensch« gehören. Aber nicht nur die Verbundenheit von uns Menschen untereinander wird in der Gita deutlich gemacht, die Gita vermittelt uns, dass wir auch mit den anderen Lebewesen und Organismen in Verbindung stehen.

Die Bhagavad Gita ist als wichtiges Element der indischen Philosophie zu verstehen, gleichzeitig ist sie eine ebenso wichtige Quelle und Essenz des Yoga. Die Gita ist vollgespickt mit kostbaren Denkansätzen, sie inspiriert den Suchenden und kann erforscht werden wie eine persönliche, ganz eigene Odyssee. Sie steckt voller Spiritualität und ist eines der wichtigsten Elementen des Hinduismus.

Ich möchte darauf aufmerksam machen, dass die Gita eines der meistgedruckten Bücher der Welt ist und in keinerlei Hinsicht unserer Bibel nachsteht. Die Gita möchte uns zum Nachdenken bringen, sie inspiriert uns, möchte entdeckt werden, sie möchte uns Erkenntnis schenken und uns dazu bringen, sich mit den wesentlichen Dingen im Leben zu beschäftigen. Ich lade Sie recht herzlich an dieser Stelle ein, sich eine Kopie der Gita zu beschaffen und sich mit ihr zu beschäftigen. Die Gita wird nicht gelesen wie etwa ein Thriller, ein Sachbuch oder ein Roman. Sie möchte jedes Mal auf das Neue entdeckt werden. Denken Sie über das Gelesene nach.

Lassen Sie sich auf den Dialog des Krishna mit seinem Schüler Arjuna ein. Versuchen Sie, in die Rolle des Arjunas zu schlüpfen. Betreten Sie gemeinsam mit Arjuna das Schlachtfeld von ***Kurukshetra*** und reiten Sie gemeinsam mit Krishna in die Mitte des Schlachtfeldes. Werden Sie Anführer einer riesigen Armada und erfahren Sie, was der Meister seinem Schüler dazu zu sagen hat! An dieser Stelle möchte ich ein Zitat von ***Albert Einstein*** zur Bhagavad Gita aufgreifen:

»Wenn ich die Bhagavad Gita lese, frage ich mich, wie Gott das Universum erschaffen hat; alles andere erscheint überflüssig.«

Swami Sivananda Sarasvati (Sanskrit: Svāmī Śivānanda Sarasvatī; * 8. September 1887 in Pattamadai, Tamil Nadu, Indien, † 14. Juli 1963 in Rishikesh, Indien) war Zeit seines Lebens spiritueller Meister, Arzt und praktizierte und lehrte Yoga. Er war der jüngste von drei Söhnen und stammte aus einer südindischen (orthodoxen) Brahmanenfamilie. Bereits in jungen Jahren fiel er durch seine ausgeprägte Nächstenliebe auf. Beeindruckend finde ich die Tatsache, dass er auch solche Patienten behandelte, die einer niederen Kaste angehörten. Wer sich mit dem Kastensystem in Indien ein wenig auskennt, weiß wie streng die Regeln eingehalten werden müssen. Im Jahre 1913 leitete er ein kleines Hospital auf Malaysia, 1923 reiste er zurück nach Indien und begann seine Pilgerreise als wandernder Mönch. Swami Sivananda publizierte im Laufe der Zeit mehr als 200 Bücher. Er prägte den Yoga und hielt es für äußerst wichtig, alle Aspekte des Yoga miteinzubeziehen. Sowohl Karma-Yoga als auch Bhakti-, Jnana-, Hatha- und

Raja-Yoga sind seines Erachtens nach gleichermaßen wichtig und nicht voneinander zu separieren. Swami Sivananda kümmerte sich, wie bereits erwähnt, relativ wenig um die indische Kastenzugehörigkeit. Interessant ist die Tatsache, dass er auch Frauen lehrte und als Schüler aufnahm, er war stets bemüht, auch andere Religionen miteinzubeziehen, und zu keiner Zeit erwartete er, dass seine christlichen oder islamischen Schüler ihren Glauben aufgaben. Er entwickelt sich zu einem der größten Yoga-Meister des 20. Jahrhunderts.

Swami Sivanandas Lebenslauf im Überblick:

- Swami Sivananda wurde am 08.09.1887 in Südindien geboren.
- Während seiner Schulzeit zeichnete er sich durch Höchstleistungen im Sport aus.
- Bereits im ersten Studienjahr war er in der Lage, Prüfungsfragen des 5. Jahres zu beantworten.
- Nach seinem Studium arbeitete Swami Sivananda als Arzt in Indien und gab eine Zeitschrift namens ***Ambrosia*** heraus.
- Ab 1913 arbeitete er als Arzt in Malaysia.
- Nach einer Zeit der Wanderschaft kam er 1924 in Rishikesh in Nordindien an.
- Er übte sich in strengster Askese, fand jedoch dabei stets die Zeit, sich um seine kranken Mitmenschen zu kümmern.
- Zu dieser Zeit entstand auch die ***Satya Sevashram-Apotheke*** für Mönche und Pilger.
- 1936 gründete er die ***Divine Life Society***, eine gemeinnützige Stiftung.

- 1937 gründete er den ***Sivananda Publication League Verlag***.
- 1938 wird das „Divine Life Magazine" herausgegeben, dass es noch bis heute gibt.
- 1939 eröffnete er eine Großküche (Annakshetra), um Pilger und Bedürftige kostenlos zu verpflegen.
- Am 14.07.1963 stirbt er in Rishikesh, Indien.

Nach Swami Sivananda handelt es sich bei den folgenden Versen aus der Bhagavad Gita um die wichtigsten Bestandteile der Gita. Sie waren für ihn von größter Bedeutung und er schloss sie in seinem eigenen Werk ***Sarvagita Sara*** ein:

II-20 Krishna sprach: Es wurde nicht geboren und stirbt auch niemals; nachdem Es gewesen ist, hört Es wiederum nicht auf zu sein; da Es ungeboren, ewig, unveränderlich und uralt ist, wird es nicht getötet, wenn der Körper getötet wird.

II-23 Waffen schneiden Es nicht, Feuer verbrennt Es nicht, Wasser befeuchtet Es nicht, und der Wind trocknet Es nicht.

II-24 Dieses Selbst kann nicht zerschnitten, verbrannt, befeuchtet oder getrocknet werden. Es ist ewig, alldurchdringend, fest, unverrückbar und ohne Anfang und Ende.

II-25 Von Ihm (dem Selbst) heißt es, es sei nicht sichtbar, gedanklich nicht fassbar und unveränderlich. Da du weißt, dass es so ist, sorge dich nicht.

II-27 Denn für die, die geboren wurden, ist der Tod unvermeidlich, und die Geburt für die, die tot sind; daher sei nicht besorgt über das Unvermeidliche.

II-38 Nachdem Freude und Schmerz, Gewinn und Verlust und auch Sieg und Niederlage für dich gleichbedeutend geworden sind, nimm den Kampf um des Kampfes willen auf; so wirst du nicht sündigen.

II-40 Dabei ist keine Anstrengung vergebens und es entsteht auch kein Schaden (d.h, keine gegensätzlichen Ergebnisse und keine Vergehen erwachsen daraus). Schon ein wenig von diesem Wissen (schon etwas Praxis dieses Yoga) schützt vor Furcht.

II-47 Dein einziges Recht ist es, zu wirken und keinen Anspruch hast du auf die Früchte deines Tuns. Lass weder die Früchte deiner Handlung dir Motiv zum Handeln sein, noch wende dich zum Müßiggang.

II-48 So handle, oh Dhananjava, und sei fest im Yoga, gib Bindungen auf und bewahre Gleichmut in Erfolg wie Misserfolg. Die Ausgeglichenheit des Geistes heißt Yoga.

II-56 Der Mensch, dessen Geist durch Unglück nicht erschüttert wird, der sich nicht nach Vergnügen sehnt und frei ist von Anhaftung, Furcht und Zorn – wird ein Mensch stetiger Weisheit genannt.

II-57 Wer überall ohne Verhaftung ist, Gutem wie Schlechtem verhaftungslos begegnet und weder bejubelt noch verabscheut – dessen Weisheit ist fest begründet.

II-59 Die Sinnesobjekte wenden sich vom Enthaltsamen ab und lassen das Verlangen (zurück); aber auch sein Verlangen wendet sich ab, wenn er des Höchsten gewahr wird.

II-69 In dem Zustand, der für alle Wesen Nacht bedeutet, ist der Selbstbeherrschte wach; wenn alle Wesen wach sind, ist das Nacht für den Muni (Weisen), der sieht.

II-70 Der Mensch erlangt Frieden, in den alle Wünsche einfließen wie das Wasser in den Ozean, der unbewegt bleibt, obgleich er von allen Seiten her gespeist wird; nicht aber der Mensch, der voller Wünsche ist.

II-71 Der Mensch erlangt Frieden, der alle Wünsche aufgegeben hat und ohne Verlangen, ohne den Gedanken von »Mein« und ohne Ichbewusstsein lebt.

II-72 Das ist der Sitz Brahmans (der ewige Zustand), oh Sohn Prithas. Keiner, der diesen erreicht hat, unterliegt der Täuschung. Wer darin auch am Ende des Lebens fest verwurzelt ist, erreicht Einheit mit Brahman.

III-5 Wahrlich, niemand kann auch nur für einen Augenblick untätig verweilen; denn in der Tat wird jeder Mensch durch die aus der Natur geborenen Eigenschaften hilflos zum Handeln getrieben.

III-6 Wer die Handlungsorgane beherrscht und im Geist an die Sinnesobjekte denkt, während er sitzt, und dessen Verstehen getrübt ist, wird ein Heuchler genannt.

III-17 Aber für den Menschen, der sich nur im Selbst erfreut, der Zufriedenheit im Selbst findet und im Selbst Genüge hat, gibt es wahrlich nicht zu tun.

III-18 Für ihn ist ohne Bedeutung, was getan oder unterlassen wird; er ist auch von niemandem in keiner Hinsicht abhängig.

III-27 Alle Handlungen sind in allen Fällen nur aus den Eigenschaften der Natur geschmiedet. Der Mensch, dessen Geist von Ich-Bewusstsein getrübt ist, denkt: »Ich bin der Handelnde«.

III-28 Wer jedoch die Wahrheit über die Bereiche der Eigenschaften und (ihre) Funktionen kennt, oh große Seele, und weiß, dass die Gunas als Sinne zwischen den Gunas als Sinnesobjekte wirken, und ist nicht verhaftet.

III-29 Wer durch die Eigenschaften der Natur getäuscht ist, hängt an den Funktionen der Eigenschaften. Der Mensch, der vollkommenes Wissen besitzt, verwirre nicht den Törichten, dessen Wissen unvollkommen ist.

III-30 Entsage allen Handlungen in Mir, konzentriere den Geist auf das Selbst, sei frei von Hoffnung, Ichgedanken und (geistigem) Fieber und kämpfe.

III-35 Besser ist die eigene Pflicht, auch wenn sie nicht verdienstvoll ist, als eine noch so gut erfüllte fremde Pflicht. Besser ist der Tod in der eigenen Pflicht; die fremde Pflicht ist furchtbeladen (schafft Gefahr).

IV-7 Immer dann, wenn die Rechtschaffenheit zerfällt, oh Bharata, und Sündhaftigkeit wächst, manifestiere Ich Mich.

IV-8 Zum Schutz der Guten, zur Vernichtung der Bösen und zur Wiederherstellung der Rechtschaffenheit werde Ich in jedem Zeitalter geboren.

IV-11 In der Weise, in der die Menschen zu Mir kommen, werden sie von Mir belohnt; auf jede Weise beschreiten die Menschen Meinen Weg, oh Sohn Prithas.

IV-24 Brahman ist die Opfergabe, Brahman ist die geschmolzene Butter (Ghee); durch Brahman wird die Opfergabe in das Feuer Brahmans gegossen; Brahman wird wahrlich von dem erreicht werden, der allzeit Brahman im Handeln sieht.

IV-33 Dem Opfer mit Gegenständen überlegen ist das Weisheitsopfer, oh Parantapa (Widersacher der Feinde). Alle Handlungen gipfeln in ihrer Gesamtheit in Erkenntnis.

IV-34 Erkenne Dies durch lange Verneigung, Fragen und Dienen; die Weisen, die die Wahrheit erkannt haben, werden dich in (diesem) Wissen unterweisen.

IV-36 Auch wenn du der größte Sünder von allen bist, du wirst doch wahrlich mit dem Floß der Erkenntnis alle Sünden durchqueren.

IV-37 So wie das lodernde Feuer Öl zu Asche verbrennt, oh Arjuna, so verbrennt das Feuer der Erkenntnis alle Handlungen zu Asche.

IV-38 Wahrlich, es gibt in dieser Welt keine Läuterung, die der Erkenntnis vergleichbar ist. Wer im Yoga vollkommen ist, findet sie zur rechten Zeit im Selbst.

IV-39 Der vertrauensvolle Mensch, der sich ihr widmet und die Sinne beherrscht, erlangt (diese) Erkenntnis; und sobald er Erkenntnis erlangt hat, erreicht er sofort den höchsten Frieden.

V-14 Der Herr lässt weder Urheberschaft noch Handlungen für die Welt entstehen und auch nicht die Verbindung mit den Früchten der Handlungen. Vielmehr ist es die Natur, die handelt.

V-15 Gott übernimmt weder Schuld noch Verdienst von einem Menschen; Wissen ist von Unwissenhei6t umhüllt, dadurch werden die Wesen getäuscht.

V-16 Denen jedoch, deren Unwissenheit durch Selbsterkenntnis vernichtet worden ist, enthüllt das Wissen, wie die Sonne, das Höchste (Brahman).

V-17 Ihr Verstand ist in Jenem aufgegangen, sie sind selbst Jenes, wurzeln in Jenem und haben Jenes zum höchsten Ziel; so gehen sie dahin, von wo es keine Rückkehr gibt, da ihre Sünden durch Erkenntnis verschwunden sind.

V-18 Weise sehen keinen Unterschied zwischen einem gelehrten und frommen Brahmanen, einer Kuh, einen Elefanten und sogar einem Hund und einem Kastenlosen.

V-22 Freuden, die aus Kontakten stammen, lassen nur Schmerz entstehen, denn sie haben einen Anfang und ein Ende, oh Sohn der Kunti (Kaunteya): der Weise findet an ihnen keine Freude.

V-24 Wer Glück und Freude im Innern findet und im Innern erleuchtet ist, dieser Yogi erlangt absolute Freiheit, Moksha, da er selbst Brahman wird.

VI-2 Wisse, oh Pandava, Yoga ist das, was man Entsagung nennt. Niemand kann ein Yogi werden, der nicht den Gedanken entsagt hat.

VI-4 Wenn ein Mensch, der nicht an Sinnesobjekten oder Handlungen hängt und allen Gedanken entsagt hat, wird von ihm gesagt, er hätte Yoga erreicht.

VI-9 Wer Wohltätern, Freunden, Feinden, Gleichgültigen, Unparteiischen, Hasserfüllten, Verwandten, Rechtschaffenen und Sündern im selben Geist begegnet, ist vortrefflich.

VI-17 Yoga wird zum Zerstörer der Pein desjenigen, der in Nahrung wie Erholung (z.B. Spazierengehen, usw.) mäßig ist, der mäßig ist in seinen Handlungen, und der in Schlaf und Wachen mäßig ist.

VI-22 Das, was für ihn den nicht zu übertreffenden Gewinn darstellt, wenn er es einmal erlangt hat; das, was ihn auch von der größten Sorge nicht erschüttert sein lässt, wenn er fest darin ruht.

VI-23 Möge dies den Namen Yoga tragen, das Aufhören des Einsseins mit dem Schmerz. Dieser Yoga ist mit Entschlossenheit und unverzagtem Geist zu üben.

VI-35 Zweifellos, oh mächtig Bewaffneter, der Geist ist schwer zu beherrschen und ruhelos; aber durch Übung und durch Leidenschaftslosigkeit kann er bezähmt werden.

VI-40 Oh Partha, weder in dieser noch der nächsten Welt wird er untergehen; wahrlich, niemand, der Gutes tut, oh mein Sohn, wird je Schaden erleiden.

VI-44 Eben wegen dieser früheren Praxis wird er sogar unwillkürlich weitergetragen. Auch den, der nur Yoga zu kennen wünscht, geht über das Wort des Veda hinaus.

VII-3 Unter Tausenden von Menschen strebt vielleicht einer nach Vollkommenheit, selbst von denen, die erfolgreich streben, erkennt nur einer vielleicht Mein Wesen.

VII-7 Etwas Höheres als Mich gibt es nicht, oh Dhananjava. Alles hier ist auf Mir aufgefädelt wie die edlen Perlen auf einer Schnur.

VII-18 Edel sind sie wahrhaft alle; aber Ich betrachte den Weisen als Mein Selbst; denn mit beständigem Geist ruht er allein in Mir, da Ich sein höchstes Ziel bin.

VII-19 Am Ende zahlreicher Geburten kommt der Weise zu Mir und verwirklicht, dass all das Vasudeva (das innerste Selbst) ist; solch eine große Seele (Mahatma) ist sehr schwer zu finden.

VIII-6 Jeder, der am Ende den Körper verlässt und an irgendein Wesen denkt, geht allein zu diesem Wesen, oh Kaunteya (Sohn der Kunti), durch sein ständiges Denken an dieses Wesen.

VIII-7 Daher denke allzeit nur an Mich und kämpfe. Wenn Geist und Verstand fest auf Mich gerichtet (in Mich versenkt) sind, wirst du ohne Zweifel allein zu Mir kommen.

VIII-13 Wenn der Sterbende das einsilbige OM – Brahman – spricht und beim Verlassen des Körpers an Mich denkt, erreicht er das höchste Ziel.

VIII-15 Wenn diese großen Seelen zu Mir gelangt sind, werden sie (hier) an diesem nicht ewigen Ort des Schmerzes nicht mehr wiedergeboren; sie haben höchste Vollkommenheit (Befreiung) erreicht.

VIII-16 (Alle) Welten, auch die Welt Brahmas, unterliegen der Wiederkehr, oh Arjuna; wer aber Mich erreicht, oh Kaunteya, wird nicht wiedergeboren.

IX-22 Für diejenigen Menschen, die Mich allein verehren und an nichts anderes denken, die immer mit Mir verbunden sind, gebe ich mit Sicherheit das, was sie noch nicht besitzen (Yoga), und bewahre ihnen das, was sie bereits besitzen (Kshema).

IX-23 Selbst fromme Menschen, die voller Vertrauen andere Götter verehren, verehren im Grunde nur Mich allein, oh Sohn der Kunti, auch wenn sie dabei falsche Methoden anwenden.

IX-27 Alles, was du tust, alles, was du isst, alles, was du opferst, alles, was du gibst, jede Askese, oh Kaunteya, bringe es Mir zum Opfer.

IX-29 Ich bin allen Wesen gegenüber gleich; niemanden hasse oder liebe Ich; die Menschen aber, die Mich mit Hingebung verehren, sind in Mir, und Ich bin auch in ihnen.

IX-32 Denn wenn sie bei Mir Zuflucht suchen, werden auch die, die vielleicht in Sünde geboren wurden – Frauen, Vaishyas (1) und auch Shudras (2) – das höchste Ziel erreichen.

IX-33 Um wie viel (leichter) (erreichen) dann Brahmanan und königliche fromme Heilige (das Ziel); da du auf diese unbeständige und unglückliche Welt gekommen bist, verehre Mich.

X-10 Den Menschen, die immer beständig sind und Mich liebevoll verehren, gewähre Ich den Yoge der Unterscheidungskraft, durch den sie zu Mir kommen.

X-11 Aus bloßem Mitgefühl mit ihnen zerstöre Ich, der Ich in ihnen bin, die aus Unwissenheit entstandene Dunkelheit mit der leuchtenden Lampe des Wissens.

X-42 Was nützt es dir jedoch, all diese Einzelheiten (3) zu kennen, oh Arjuna? Ich bin und Ich erhalte mit einem Teil von Mir selbst diese ganze Welt.

XII-13 Wer kein Geschöpf hasst, wer zu allen freundlich und mitfühlend ist, wer frei ist von Verhaftung und Ichgedanken, ausgeglichen in Freude und Schmerz und nachsichtig.

XII-14 Wer stets zufrieden ist, beständig in der Meditation, selbstbeherrscht und mit fester Überzeugung, und dessen Geist und Verstand auf Mich gerichtet sind, er, der Mich verehrt, ist Mir lieb.

XII-15 Der Mensch, durch den die Welt nicht beunruhigt wird, der auch selbst durch die Welt nicht beunruhigt werden kann, und der frei ist von Freude, Furcht und Angst – ist Mir lieb.

XII-16 Wer frei von Wünschen ist, rein klug, gleichmütig und frei von Schmerz, und wer allen Unternehmungen und Absichten entsagt – wer (so) Mir ergeben ist, ist Mir lieb.

XII-17 Wer weder jubelt noch hadert, sich auch nicht sorgt und nicht wünscht, wer weder Gut noch Böse kennt und voller Hingabe ist, ist Mir lieb.

XII-18 Wer Freund und Feind und auch Ehre und Schmach gleich erachtet, wem Kälte und Hitze und auch Freude und Schmerz gleichbedeutend sind, und wer frei ist von Verhaftung,

XII-19 Wem Tadel und Lob gleichviel ist, wer schweigsam ist, mit allem zufrieden und ohne Heim, dessen Geist nicht schwankt, und der voller Hingabe ist – dieser Mensch ist Mir lieb.

XIII-7 Demut, Bescheidenheit, Sanftmut, Nachsicht, Geradlinigkeit, Dienst für den Lehrer, Reinheit, Beständigkeit, Selbstbeherrschung,

XIII-8 Gleichgültigkeit gegenüber den Sinnesobjekten und auch das Fehlen von Überheblichkeit; das Erkennen von (oder die Reflexion über) Leid in Geburt, Tod Alter, Krankheit und Schmerz,

XIII-9 Nichtverhaftung, Nichtidentifikation des Selbst mit Sohn, Frau, Heim und allem anderen und ständige Gelassenheit, gleichviel ob das Erwünschte oder Unerwünschte eintritt,

XIII-10 Unerschütterliche Hingabe an Mich durch den Yoga des Nichtgetrenntseins, Verweilen an einsamen Orten, Abneigung gegenüber der Gesellschaft von Menschen,

XIII-11 Beständigkeit der Selbsterkenntnis und Wahrnehmung des Zeiles wahren Wissens – das wird Wissen genannt, und das, was dem entgegensteht, ist Unwissenheit.

XIII-17 Von Ihm, dem Licht der Lichter, wird gesagt, Es liege jenseits der Dunkelheit; das Wissen, das zu Wissende und das Ziel des Wissens, das im Herzen aller ist.

XIII-30 Wenn ein Mensch die ganze Vielfalt der Wesen in dem Einen ruhen sieht und auch sieht, dass sie Daraus entstehen, wird er Brahman.

XIV-24 Wer derselbe bleibt in Freude und Schmerz, wer im Selbst ruht, für wen ein Klumpen Erde und ein Stück Gold dasselbe bedeuten, wer sich den Freundlichen und den Unfreundlichen gegenüber gleich verhält, wer fest ist, und für wen Tadel und Lob gleichbedeutend sind,

XIV-25 Wer unberührt ist von Ehre und Schmach, sich gleich verhält gegenüber Freund und Feind und alle Vorhaben aufgibt – von ihm heißt es, er hätte die Eigenschaften transzendiert.

XV-6 Dort scheint weder Sonne, noch Mond, noch Feuer; wer dorthin gelangt ist, kehrt nicht zurück; es ist Meine höchste Wohnstatt.

XV-12 Das Licht, das in der Sonne ist und die ganze Welt erhellt, dass im Mond und im Feuer ist – wisse, dass dies Mein Licht ist.

XV-18 Da Ich das Vergängliche und auch das Unvergängliche übersteige, wird von Mir in der Welt und im Veda gesagt, Ich sei der Purushottama (der höchste Purusha (1)).

XVI-21 Dreifach ist das Tor zu dieser zerstörenden Hölle – Lust, Zorn und Gier; daher müssen diese drei aufgegeben werden.

XVI-23 Wer die Gebote der Schriften missachtet und unter dem Eindruck von Wünschen handelt, erreicht weder Vollkommenheit, noch Glück, noch das höchste Ziel.

XVII-14 Verehrung der Götter, Zweimalgeborenen, Lehrer und Weisen, Reinheit, Aufrichtigkeit, Zölibat und Nichtverletzen werden als Askesen des Körpers bezeichnet.

XVII-15 Eine Sprache, die nicht erregt, die wahr, angenehm und nutzbringend ist, und die Praxis des Studiums der Veden wird Askese der Sprache genannt.

XVII-16 Gelassenheit des Geistes, Gutherzigkeit, Selbstbeherrschung, Reinheit des Wesens – das wird Askese des Geistes genannt.

XVII-23 »Om Tat Sat«: dies wird als die dreifache Bezeichnung für Brahman angesehen. Daraus wurden in früherer Zeit die Brahmanas, die Veden und die Opfer festgelegt.

XVIII-52 In Einsamkeit weilend, mäßig in der Ernährung, mit Beherrschung über Sprache, Körper und Geist, immer mit Meditation und Konzentration befasst und leidenschaftslos,

XVIII-54 Wenn er Brahman wird und heiter im Selbst weilt, empfindet er weder Kummer noch Wunsch; allen Wesen gegenüber ist er gleichgesinnt und erlangt höchste Hingabe an Mich.

XVIII-61 Gott wohnt in den Herzen aller Wesen, oh Arjuna, und lässt durch seine täuschende Kraft alle Wesen sich drehen, so als stünden sie auf einer Maschine.

XVIII-65 Richte deinen Geist auf Mich, sei Mir ergeben, opfere Mir und verneige dich vor Mir. Du wirst zu mir gelangen; wahrlich Ich gebe dir das Versprechen (denn) du bist Mir lieb.

XVIII-66 Gib alle Pflichten auf und suche Zuflucht nur bei Mir alleine: Ich werde dich von allen Sünden befreien; sorge dich nicht.

XVIII-78 Überall, wo Krishna, der Herr des Yoga ist, überall, wo Arjuna, der Bogenträger, ist, dort sind Reichtum, Sieg, Glück und feste Grundsätze; davon bin ich überzeugt.

10. Die indischen Veden (Sanskrit, m., वेद, veda, »Wissen«, »heilige Lehre«)

Bei den indischen ***Veden*** handelt es sich zunächst einmal lediglich um mündlich überlieferte, religiöse Textsammlungen, die erst wesentlich später schriftlich festgehalten wurden. Sie sind fester Bestandteil des Hinduismus und den eigentlichen Kern der Veden bilden ganz bestimmte Offenbarungen in Form von Gesängen der sogenannten ***Rishis*** (Weisen). Die indischen Veden wurden zu jeder Zeit wortgetreu rezitiert und somit lässt sich heute ohne jeden Zweifel davon ausgehen, dass diese zu jener Zeit, als sie lediglich mündlich überliefert wurden, auch korrekt überliefert worden sind. Man vermutet, dass die indischen Veden etwa ab dem 5. Jahrhundert n. Chr. erstmalig schriftlich festgehalten wurden. Tatsächlich ist es noch heute so, dass Brahmanen den Buchdruck und die damit überlieferten Veden mit einer gewissen Skepsis betrachten. Man findet auch heute noch Brahmanen, die die Veden aus dem Stand heraus rezitieren können, ohne auch nur je eine Seite eines Buches gesehen zu haben.

Die vier indischen Veden

Insgesamt gibt es vier Veden: ***Rigveda***, ***Samaveda***, ***Yajurveda*** und den ***Atharvaveda***. Der ***Rigveda*** ist der wohl älteste bekannte Text des Hinduismus und von einem unermesslichen Wert, bestehend aus 10.600 Verse in 1.028 Hymnen und 10 sogenannten ***Müchern***. Der ***Samaveda*** enthält 1.549 Strophen, der Text selbst ist stark liturgisch geprägt. Der ***Yajurveda*** besteht aus 1.875 Versen, es handelt sich dabei überwiegend um Mantras, Prosa, Rituale und es werden der weiße und der schwarze ***Yajurveda*** unterschieden. Der ***Atharvaveda*** hingegen besteht aus insgesamt 760 Hymnen, Mantras und magischen Affirmationen.

Die sogenannte ***Agamas*** wird als der fünfte Veda bezeichnet. Es handelt sich hierbei um die Grundlage, auf die sich die gesamte ***Tantra-Lehre*** zurückführen lässt. In Indien verwendet man die Begriffe »veda« und »vedisch« auch als Bezeichnung für Wissen. Bereits im Jahre 2003 wurde die Tradition der vedischen Gesänge von der UNESCO in die Sammlung der Meisterwerke des mündlichen und immateriellen Erbes der Menschheit aufgenommen. In den Veden findet man unter anderem rituelle Zeremonien und Opfer beschrieben (insbesondere im ***Rigveda***, dem älteren Bestandteil der Veden), aber man findet auch andächtige Textpassagen, bei denen es um die Götterverehrung geht, sowie Andachten (***Pujas***) und anderen interessanten Hymnen. Der Hinduismus wird nicht selten auch als vedische Religion bezeichnet. Der Begriff Hinduismus stammt ursprünglich aus der Zeit der englischen Kolonialherrschaft und wird von Hindus selbst als Makel angesehen – noch heute. Die Bezeichnung vedische Religion wird aber auch von den Hindus verwendet, um sich zum sogenannten »puranischen Hinduismus« abzugrenzen. Die **Puranas** (Sanskrit, n., purāṇa, wörtl.: »alte Geschichte«) sind wichtiger Bestandteil der heiligen Schriften im Hinduismus und man schätzt ihre Entstehung in die Zeit von 400 bis 100 n. Chr., also nach den Veden. Die Puranas, auch wenn sie erst nach den Veden entstanden sind, greifen oftmals auf ältere Inhalte zurück. Übrigens zählt die ***Devi Bhagavata*** ebenfalls zu den Puranas und die Haupt-Puranas werden in drei Gruppen unterteilt, diese entsprechen den drei hinduistischen Hauptgottheiten: ***Brahma***, ***Vishnu*** und ***Shiva***. Im sogenannten ***Brahma Vaivarta*** Purana (Sanskrit: ब्रह्मवैवर्तपुराणम्, brahma-vaivarta purāṇa) werden insgesamt 400.000 Puranas genannt. Das Brahma Vaivarta Purana selbst besteht aus vier Teilen. Der erste Teil (Brahma Khanda) ist Brahma gewidmet und er beschreibt die Gottheit und seine Söhne, insbesondere ***Narada***. Im zweiten Teil, dem ***Prakriti Khanda,*** werden diverse Gottheiten und Shaktis beschrieben. Im dritten Teil, dem ***Ganesha Khanda***, wird die Geschichte von ***Parvati Saturn*** und ***Ganesha*** erzählt. Der letzte Teil, der Krishna Janma Khanda, handelt von Krishna und im Brahma Vaivarta Purana wird eben diese Gottheit zur allerhöchsten erklärt. Demnach schuf Vishna nicht nur das Universum, sondern auch Brahma (die erschaffende Komponente), Vishnu (die erhaltende Komponente) und Shiva (das auflösende Prinzip).

Die Veden bilden somit nichts anderes als die eigentliche Basis für die Entstehung des Hinduismus. Der mystische Teil der Veden, die sogenannten ***Upanishaden***, beschäftigen sich im Grunde eingehend mit folgenden Tugenden: Erkenntnis und Erleuchtung. Sie behandeln die Frage, wie man im Leben zu spiritueller Freiheit gelangt. In den ***Upanishaden*** geht es um Metaphysik, Atman, Brahman und bilden den Grundpfeiler des ***Hinduisms*** und die Basis für die ***indische Philosophie***.

Da es sich bei den Upanishaden um den letzten Teil der indischen Veden handelt, werden diese auch als Vedanta bezeichnet. ***Veda*** steht dabei, wie bereits erwähnt, für Wissen und ***anta*** für Ende. Die Upanishaden sind Kern und Ziel der Veden und ihnen wird bis heute höchste Achtung gezollt, selbst von westlichen Gelehrten. Zu den wichtigsten Upanishaden gehören:

- Kena
- Prasna
- Katha
- Mundaka
- Aitareya
- Kaushitaki
- Taittiriya
- Svetasvatara
- Maitrayani

Den Veden untergeordnet sind die sogenannten ***Upa-Veden***, dabei handelt es sich um den ***Ayurveda***, ***Dhanurveda***, ***Gandharvaveda*** und ***Arthasastra***.

11. Ayurveda (Sanskrit, m., आयुर्वेद āyurveda, »Wissen vom Leben«, von veda, »Wissen«)

Ayurveda ist die traditionelle indische Heilkunst und vergleichbar mit der traditionellen Medizin Chinas. Bis heute findet Ayurveda viele Anhänger, von Indien über Nepal und Sri Lanka bis hin zu unserer westlichen Welt und dies nicht nur zu Wellness-Zwecken. Die ältesten ayurvedischen Überlieferungen lassen sich bis ins 2. Jahrtausend v. Chr. zurückverfolgen. Sie wurden vor allem im sogenannten ***Atharvaveda*** überliefert. Daraus entwickelte sich dann das noch bis heute erhaltene Ayurveda-System. Zu den wichtigsten Werken der Ayurveda gehören jene des Susrutas, Charakas und Vaghbatas. Möchten wir die Bezeichnung »Ayurveda« wörtlich übersetzen, so bedeutet diese Bezeichnung »Wissenschaft des Lebens oder Lebensweisheit«. Der ursprüngliche Begriff stammt aus dem ***Sanskrit*** und ***Ayus*** steht dabei für das Leben und ***Veda,*** wie bereits mehrfach erwähnt, für Wissen. Ayurveda beschäftigt sich mit den folgenden zentralen Elementen:

- Massagepraktiken
- Reinigungstechniken (»Katharsis«)
- Yogapraxis
- Phytopharmakologie (Pflanzenheilkunde)

Ayurveda unterscheidet zwischen drei diversen Prinzipien des Lebens, den sogenannten ***Doshas***:

- Vata
- Pitta
- Kapha

Die Bezeichnung ***Dosha*** lässt sich in etwa mit der Bezeichnung »Fehler« gleichsetzen und nach der ayurvedischen Sichtweise kommen eben diese Fehler in jedem lebenden Organismus vor, ganz gleich ob Tier oder Mensch. Der gesunde Organismus verfügt über die Möglichkeit, die drei Prinzipien in einem angemessenen und harmonischen Gleichgewicht zu halten. Ist der Organismus allerdings dazu nicht mehr in der Lage, dann treten systematische Fehler auf und der Organismus erkrankt. Die Grundidee ist jene, dass bei jedem Menschen eines dieser drei ***Doshas*** überwiegt. Der Heilende muss unbedingt erkennen, welches dieser drei ***Doshas*** überwiegt, um entsprechend reagieren und handeln zu können. ***Vata*** ist das Bewegungsprinzip und es steht für Wind, Luft und Äther. ***Pitta*** ist das Feuer- bzw. Stoffwechselprinzip und steht für Feuer und Wasser. Das letzte Prinzip des Lebens ist ***Kapha***, es handelt sich dabei um das Strukturprinzip und es steht für Erde und Wasser.

Im Ayurveda wird der Mensch nicht nur physisch wahrgenommen. Laut Ayurveda ist das Leben eine einzige Einheit, bestehend aus Körper, Geist und Seele. Der Mensch besteht also aus den drei ***Doshas*** (wobei ein Dosha immer stark überwiegt), den sieben ***Basisstoffen*** (Rasa, Rakta, Mansa, Meda, Asthi, Majja und Shukra) und zuletzt den

Ausscheidungen des Menschen (Faeces, Schweiß und Urin). Im Ayurveda wird davon ausgegangen, dass Nahrungsaufnahme, Verarbeitung, Absorption und Verstoffwechslung enorme Auswirkungen auf Gesundheit und Geist haben. Ein interessanter Aspekt, den ich gerne in Bezug auf die ketogene Ernährungsweise heranziehen möchte. Erinnern wir uns an dieser Stelle an deren positive Wirkungen.

Laut dem Ayurveda besteht unser gesamtes Universum aus lediglich neun Grundsubstanzen, den sogenannten ***Dravyas***. Diese Dravyas setzen sich wie folgt zusammen:

- die fünf Elemente, die sogenannten ***Pancamahabhutas***
- ***Manas***, der Geist
- ***Atman***, die Seele
- ***Dik***, der Raum
- und zuletzt ***Kala***, welche für die Zeit steht

Dies bedeutet, dass auch der Mensch aus eben diesen neun Grundstoffen besteht, und um zu verstehen, wie Krankheit entsteht, muss man erkennen, dass diese Stoffe in ein Ungleichgewicht geraten sind und nicht mehr miteinander harmonieren. Sowohl interne als auch externe Einflussfaktoren können auf den Organismus einwirken und für die Ungleichheit dieser Proportionen der einzelnen Grundstoffe verantwortlich sein. Das Ziel der ayurvedischen Heilkunst ist das Vermeiden von Erkrankung und darin besteht bereits ein wesentlicher Unterschied zur unserer westlichen Gesellschaft. Wir gehen erst dann zum Arzt, wenn wir bereits erkrankt sind. Ayurveda hingehen möchte eben diesen Zustand vermeiden und dafür sorgen, dass sowohl Körper als auch Geist und Seele erst gar nicht erkranken. Ein ähnliches Prinzip finden wir bei der TCM wieder. Der Arzt hat demzufolge dann versagt, wenn der Patient bereits erkrankt ist. Die wesentlichen Instrumente, um ein harmonisches Gleichgewicht aufrechtzuerhalten oder wiederherzustellen, sind:

- Achtsamkeit in Bezug auf innere und äußerliche Einflussfaktoren
- Anzeichen rechtzeitig erkennen und ihnen entgegenwirken
- eine angemessene Ernährungsweise
- ungesunde Lebensgewohnheiten aufgeben und vermeiden
- Reinigungstechniken, um den Körper zu entlasten

Um das Verhältnis der ***Doshas*** zueinander zu ermitteln, wird der ayurvedapraktizierende Arzt den Patienten im Ganzen untersuchen, dazu gehören u.a. die körperliche Examinierung, Pulsus, Augen, Zunge, Urinbeschaffenheit und die Anamnese. Die Therapie besteht dann in der Regel aus einer speziellen Diät, einem vorgegebenen Tagesablauf, Arzneimittel (Phytopharmaka) und manueller Therapie.

12. Allgemeine ayurvedische Ernährungsempfehlungen

Die allgemeinen ayurvedischen Ernährungsempfehlungen gelten für alle Menschen und sehen wie folgt aus:

- Es wird nur gegessen, wenn wir auch tatsächlich Hunger verspüren.
- Zu keinem Zeitpunkt soll die Nahrungsaufnahme unter Stress erfolgen.
- Da die Verdauung am Mittag am funktionstüchtigsten ist, sollte die Hauptmahlzeit auch eben zu genau dieser Zeit erfolgen.
- Ein übermäßiges Sattessen muss vermieden werden.
- Es werden zu keiner Zeit natürliche Bedürfnisse unterdrückt.
- Es sollen frische, der Jahreszeit entsprechende Lebensmittel zubereitet werden.
- Es wird erst wieder dann gegessen, wenn die letzte Mahlzeit bereits vollständig verdaut wurde.
- Mit jeder Mahlzeit sollen alle ayurvedischen Geschmacksrichtungen eingenommen werden: süß, sauer, salzig, bitter und herb.

Im Ayurveda werden insgesamt sieben Gewebegruppen (***Dhatus***) unterschieden:

- Rasa (interstitielle Flüssigkeit und Lymphe)
- Rakta (zellulärer Blutanteil, Sehnen und Venen)
- Mamsa (Haut und Muskelgewebe)
- Meda (Fettgewebe)
- Asthi (Knochengewebe)
- Majja (Mark und Nervengewebe)
- Shukra (Fortpflanzungsgewebe)

Laut der ayurvedischen Lehre entsteht dann im besten Falle das achte ***Dhatu*** aus den ***Ojas***, es handelt sich hierbei um eine feinstoffliche Substanz, die bei positiven Erlebnissen entsteht. Demnach ist ***Ojas*** dazu in der Lage, unser Immunsystem zu stärken und es vereint Körper und Geist – eine äußerst interessante Sichtweise meiner Meinung nach.

Die ayurvedische Lehre unterscheidet Lebensmittel in drei Hauptgruppen (***Gunas***):

- Sattva-Guna (Milcherzeugnisse, Früchte, Gemüse, Getreide)
- Rajo-Guna (bittere, saure, scharfe, heiße oder trockene Speisen)
- Tamo-Guna (Geflügel, Fisch und Fleisch)

Die perfekte Kombination und das ausgewogene Gunas-Verhältnis wird in der ayurvedischen Lehre als ***sattvisch*** bezeichnet.

13. Das Mahabharata (Sanskrit महाभारत, Mahābhārata [mʌhaːˈbʱaːrʌtʌ] »die große Geschichte der Bharatas«)

Das ***Mahabharata*** ist wohl das bekannteste indische Werk und man geht heute davon aus, dass es zwischen dem vierten Jahrhundert v. Chr. und dem vierten Jahrhundert n. Chr. erstmalig niedergeschrieben wurde, jedoch auf viel älteren Quellen beruht. Traditionell wurden eben diese Inhalte von Generation zu Generation weitergegeben. Das berühmte indische Epos umfasst schätzungsweise 100.000 Doppelverse, gefolgt wird das ***Mahabharata*** von dem sogenannten ***Ramayama***, es handelt sich dabei um das zweitwichtigste große indische Epos.

Im ***Ramayama*** (Sanskrit रामायण, rāmāyaṇa, für »der Gang Ramas«) finden wir insgesamt sieben Bücher mit etwa 24.000 sogenannten Shlokas, also Versen. Über die genaue Entstehungszeit dieses Epos tappen wir nach wie vor im Dunkeln und die Gelehrten sind sich nach wie vor uneins. Das Ramayama ist als eine Art Kunstdichtung zu verstehen und wir finden vom Ramayama unzählige Versionen auf Sanskrit. Das Ramayama erzählt die Geschichte des Prinzen ***Rama*** aus dem Königreich ***Kosala***. Doch zurück zum wichtigsten indischen Epos, dem ***Mahabharata***.

Das Mahabharata bildet gemeinsam mit anderen Überlieferungen den wohl wichtigsten Kern hinduistischer Lehre und Tradition. Die Bhagavad Gita, wie bereits erwähnt fester Bestandteil des Mahabharatas, zählt zu den sogenannten Schriften der Offenbarung, den ***Shrutis***. Als ***Shrutis*** (Sanskrit, f., श्रुति, śruti, wörtl.: »das Gehörte«) werden im Hinduismus jene Überlieferungen bezeichnet, die über die »zeitlose Offenbarung« zu berichten wissen. Dabei handelt es sich um philosophische Lebensweisheiten, diese Weisheiten wurden den Weisen, also den ***Rishis***, in einer direkten Eins-zu-Eins-Situation von Lehrmeister zu Schüler weitergegeben. Das Mahabharata ist eines der umfangreichsten Werken weltweit und es ist im Umfang vergleichbar mit dem tibetischen ***Epos des Königs Gesar***. Dieses äußerst umfangreiche Epos beginnt, wie sollte es auch anders sein, mit der Entstehung und der Erschaffung unserer Welt. Im Kern geht es dabei um den Kampf des tibetischen Herrschers Gesar, der zwar als Mensch geboren wurde, jedoch viele göttliche Fähigkeiten aufzuweisen hat.

Das Mahabharata bildet für viele Hindus eines der wichtigsten Grundlagen des täglichen Lebens, ist es doch eines der wichtigsten Dharma-Bücher und somit Ratgeber und Regelwerk zugleich. Dharma (sk: धर्म, dharma; pi: धम्म, dhamma; chin.: 法 fǎ) spielt in allen indischen Religionen eine zentrale Rolle und es steht sowohl im Hinduismus als auch im Buddhismus, dem Jainismus und dem Sikhismus für Gesetz, Recht und Sitte. Alle großen indischen Dichter und Denker haben sich seit jeher und zu jeder Zeit neben dem Ramayana des Mahabharata bedient.

Das Mahabharata besteht insgesamt aus achtzehn Kapitel und einem Anhang. Man findet darin zentrale Haupterzählungen wieder, aber auch vielerlei kleine Erzählungen, literarische Kleinode sozusagen. Das Mahabharata spricht alle Themen an, die im Hinduismus von Bedeutung sein könnten. So geht es darin um vielerlei wichtige Persönlichkeiten, das Sterben, die Wiedergeburt, das Karma und Dharma, gute Taten, weniger gute Taten, Ermahnungen, Glück und Leid, die unterschiedlichsten Epochen bzw. Zeitalter und nicht zuletzt um allerlei diverse Gottheiten des Hinduismus. Es geht um die Schlacht in Kurukshetra, den unerbittlichen Kampf zweier Dynastien, und es bildet die Grundpfeiler der Bhagavad-Gita.

Für mich ganz persönlich ist das dreizehnte Buch des Mahabharata von besonderer Bedeutung, denn dabei handelt es sich um das Buch der Lehren, die sogenannte ***Anusasana Parva***.

Das Buch der Lehren ist wie folgt gegliedert.[1]

<u>Anusasanika Parva – Die Tugendlehren</u>

Kapitel 1 - Eine Geschichte über das Karma

Zitat: »… aber wie kann man die Seelenruhe bewahren, wenn man zwar die verschiedenen Wege zur Stille kennt, doch selbst die Quelle aller Unruhe ist?« [Yudhishthira]

Kapitel 2 - Wie ein Hausvater den Tod überwindet

Zitat: »Die Gelehrten sagen, dass der Segen eines geehrten Gastes wirksamer ist, als der Verdienst von hundert Opfern.« [Bishma]

Kapitel 3 - Yudhishthiras Frage nach Vishvamitra

Zitat: »Wie konnte er, ohne seinen Körper abzulegen, einen neuen annehmen und ein Brahmane werden? Oh Herr, erzähle mir diese Geschichte, wie auch die Geschichte von Matanga. Matanga war als ein Chandala geboren als Sohn einer Brahmanin und eines Shudras und konnte mit all seiner Entsagung die Brahmanenschaft nicht erreichen. Warum konnte es Vishvamitra schaffen?« [Yudhishthira]

Kapitel 4 - Die Geburt von Vishvamitra

Zitat: »Die ruhmreiche Ehefrau von König Gadhi brachte auf diese Weise den zweifachgeborenen Rishi Vishvamitra zur Welt, der in der Erkenntnis des Brahman wohlerfahren war und durch die Gunst des Rishi geboren wurde. Deshalb konnte der höchste fromme Vishvamitra, obwohl er ein Kshatriya war, den Zustand eines Brahmanen errei-

---

[1] Informationen und Zitate stammen von: http://www.mahabharata.pushpak.de/

chen und wurde zum Gründe des mächtigen Brahmanen-Stammes.«

Anmerkung: Vishvamitra (Sanskrit: विश्वामित्र Viśvāmitra m.) ist der Name eines Rishis, also »Seher« der zu den sogenannten Saptarishis gehört, also einer der sieben Rishis (Heiligen) der vedischen Zeit. Vishvamitra als König und Kshatriya geboren, war einer der Lehrer der siebten Inkarnation von Vishnu, nämlich Rama.

Kapitel 5 - Über die Kraft des Mitgefühls

Zitat: »Als der tugendhafte Suka diese Worte von Indra hörte, seufzte er tief uns antwortete trauernd: ... Hier in diesem Baum wurde ich geboren, hier in diesem Baum wuchs ich auf und hier erwarb ich alle Tugenden. Hier in diesen Baum wurde ich als schwaches Kind vor den Angriffen meiner Feinde beschützt.«

[Bishma belehrt Yudishthira und erzählt die Legende von Indra und Suka]

Kapitel 6 - Über Schicksal und persönliche Anstrengung

Zitat: »Nichts entsteht ohne einen Samen. Ohne Samen wachsen keine Früchte und aus dem Samen entstehen weitere Samen. Folglich kennt man die Früchte als Produkt des Samens. Wie der Bauer guten oder schlechten Samen auf seinem Feld sät, so erntet er gute oder schlechte Früchte. Ohne den Samen, bleibt der beste Boden unfruchtbar. So bleibt auch das Schicksal ohne persönliche Anstrengung nutzlos. Die eigenen Taten sind damit der Samen und das Schicksal ist der fruchtbare Boden.«

[Bishma belehrt Yudhishthira und erzählt die Geschichte über das Gespräch zwischen Vasishta und Brahma]

Kapitel 7 - Über die Früchte guter Taten

Zitat: »Wer nur Lumpen und Kleider aus Bast trägt, der wird gute Kleidung und Ornamente im nächsten Leben erhalten. Wer Entsagung übt und im Yoga gegründet ist, der wird Fahrzeuge und Reittiere bekommen. Der Monarch, der sich neben dem Opferfeuer niederlegt, der, erreicht Energie und Tapferkeit.«

[Bishma zu Yudhishthira]

Kapitel 8 - Wer Verehrung verdient

Yudhishthira möchte von Bishma wissen, wer Verehrung verdient. Bishmas Antwort:

Zitat: »... Mein Herz verneigt sich vor denen, in deren Familien Jung und Alt sorgfältig und unermüdlich das Erbe ihrer Ahnen bewahren. Brahmanen, die in den Zweigen des Wissens wohlgelehrt sind, selbstbeherrscht, freundlich, wohlwollend, in den heiligen Schriften erfahren und gesegnet sind mit tugendhaftem Verhalten und der Erkenntnis des Brahman, solche Brahmanen sprechen vor würdiger Versammlung, wie weiße Schwäne fliegen. Vorzüglich, angenehm, bedeutungsvoll und wohlartikuliert sind ihre Worte, oh Yudhishthira, die sie mit einer Stimme so tief wie das Grollen der Wolken sprechen.«

Kapitel 9 - Über die hohe Bedeutung der Brahmanen

Yudhishthira möchte hier unter anderem wissen, wohin der Übelgesinnte geht, der zwar gelobt hat zu geben, jedoch nicht gibt. So erzählt Bishma die Geschichte des Schakals und dem Affen.

Zitat: »Wer das Versprochene nicht gibt, sei es wenig oder viel, hat den Nachteil, dass er alle seine Hoffnungen unfruchtbar sehen wird, wie ein Eunuche bezüglich seiner Nachkommenschaft. Was für gute Taten solch eine Person zwischen dem Tag seiner Geburt und dem Tag seines Todes vollbringt, oh Bharata, was für Trankopfer er ins Opferfeuer gießt, welche Geschenke er gibt und was für Askese er übt, das alles wird nur wenig fruchtbar sein.«

[Bishmas Worte]

Kapitel 10 - Über das Belehren von Shudras

In diesem Kapitel geht es um Yudhishthiras Frage, ob man eine Sünde begeht, wenn man aus eigennütziger oder aber auch aus uneigennütziger Freundschaft einer Person aus der Shudra-Kaste das Wissen der Veden vermittelt. Noch heute wird das Kasten-System in Indien streng eingehalten.

Kapitel 11 - Wo die Göttin des Wohlstandes wohnt

Zitat: »Ich wohne beständig und unveränderlich in Narayana, meinem verkörperten Selbst.«

Anmerkung: **Narayana** (Sanskrit, m., नारायण, nārāyaṇa, bedeutet wörtlich übersetzt »ewiger Mann«, »Menschensohn« oder »der aus dem Wasser kommende«.

Kapitel 12 - Die Frage nach der größeren Erfüllung

In diesem Kapitel möchte Yudhishthira wissen, wer aus der Vereinigung mehr Erfüllung ableiten kann, der Mann oder die Frau. Es wird die Geschichte zwischen Bhangaswana und Indra erzählt.

Anmerkung: Indra bildet gemeinsam mit seinen Brüdern Agni und Vayu eine vedische Göttertriade.

Kapitel 13 - Die zehn unheilsamen Taten

Yudhishthira möchte von Bishma wissen, wie ein Mensch handeln sollte, um glücklich durch diese und die jenseitige Welt zu gehen. Bishma erläutert, welche zehn Handlungen vermieden werden sollten, mit dem Körper, mit der Rede und mit dem Denken.

Die Verehrung von Mahadeva

Kapitel 14 - Die Verehrung der Gottheit

Zitat: »Du bist der Lehrer aller Götter und Dämonen. Du bist überall berühmt, und als Vishnu durchdringst du das ganze Weltall.«

[Vaisampayana]

Kapitel 15 - Krishna erhält Segen von Shiva und Uma

Zitat: »Der gesegnete Krishna fuhr fort: Ich verneigte mein Haupt voller Freude vor dieser Masse an Energie und Glanz und sprach mit heiterem Herzen zum großen Gott:

Beständige Tugend, das Besiegen der Feinde im Kampf, höchsten Ruhm, größte Kraft, Hingabe zum Yoga, Liebenswürdigkeit, deine Gegenwärtigkeit und zahlreiche Nachkommen mit diesen Eigenschaften, das sind die Segen, die ich von dir erbitte.«

Kapitel 16 - Rishi Tandi verehrt die Gottheit

Zitat: »Im goldenen Krita Zeitalter gab es einen Rishi, oh Herr, der unter dem Namen Tandi gefeiert wurde. Voller Hingabe des Herzens verehrte er mittels Yoga Meditation die Gottheit für zehntausend Jahre.«

[Upamanyu]

Kapitel 17 - Die Hymne der 1008 Namen von Mahadeva

Zitat: »Du bist der Mond, die Sonne, die Mondphasen, die Planeten Saturn, Mangala *(Mars)*, Vrihaspati *(Jupiter)*, Sukra *(Venus)* und Budha *(Merkur)*.«

Kapitel 18 - Über die Früchte der Verehrung von Mahadeva

Zitat: »Die sündigen Menschen jedoch, die mit ungerechten Taten befleckt sind, können nie zu Ishana gelangen.«

Kapitel 19 - Die Frage nach dem Sinn der Ehe

Zitat: »Mögen Wachstum und Wohlstand mit dir sein!«

Kapitel 20 - Die Verführungskunst der Dame

Zitat: »Vielfältige Schulden ziehen einen Menschen in den Abgrund, wenn er nach Lust und Laune handelt. Deshalb kontrolliere ich meine Neigungen durch Selbstzügelung. Oh gute Dame, kehre in dein eigenes Bett zurück!«

[Ashtavakra]

Kapitel 21 - Die Rückkehr von Ashtavakra

Ashtavakra (Sanskrit: अष्टावक्र aṣṭāvakra *m.*), ein Brahmane, war Sohn des Kahoda und dazu verflucht worden, gekrümmt geboren zu werden.

Das männliche Wesen

Kapitel 22 - Über das Beschenken der Brahmanen

Zitat: »Die ersten drei, nämlich Fremde, Verwandte und Asketen gelten als rechtschaffen, wenn sie die Reinheit der Geburt haben sowie die Hingabe zu verdienstvollen Taten, Gelehrtheit, Mitgefühl, Bescheidenheit, Ehrlichkeit und Wahrhaftigkeit. Die beiden anderen, nämlich die Gelehrten und Opfernden, gelten als rechtschaffen, wenn sie folgende fünf Eigenschaften haben: Reinheit der Geburt, Mitgefühl, Bescheidenheit, Ehrlichkeit und Wahrhaftigkeit.«

[Bishma zu Yudhishthira]

Kapitel 23 - Über das Geben im Opfer

Yudhishthira bittet Bishma darum, die Gebote zu beschreiben, die bezüglich der Götter und verstorbenen Ahnen in einem Sraddha aufgestellt wurden. Sraddha Sanskrit श्रद्धा śraddhā f.), ist die Bezeichnung für Zeremonien, die von den Verwandten durchgeführt werden um die Seele der Verstorbenen zu unterstützen.

Kapitel 24 - Über die Sünde des Brahmanenmordes

Zitat: »Wisse auch, oh König, dass ein Mensch des Brahmanenmordes schuldig wird, der die durstigen Kühe daran hindert, ihren Durst zu stillen.«

Kapitel 25 - Die Verdienste der heiligen Gewässer

Zitat: »Wer sieben Tage nacheinander in den Flüssen Chandrabhaga oder Vitasta badet, deren Wasser man beständig in Wellen tanzen sieht, und in dieser Zeit das Fastengelübde beachtet, wird sicherlich von allen seinen Sünden gereinigt und gewinnt das Verdienst eines Asketen.«

[Angiras]

Kapitel 26 - Die unermesslichen Verdienste der Ganga

Zitat: »Der rechtschaffene Mensch, der mit konzentriertem Geist an die Ganga denkt, wenn er seinen Lebensatem aufgibt und den Körper verlässt, der erreicht das Höchste.«

Kapitel 27 - Wie man den Zustand eines Brahmanen erreicht

Zitat: »Man muss durch unzählige Arten der Existenz reisen und wiederholte Geburten annehmen, um schließlich in einigen Existenzen als Brahmane geboren zu werden.«

[Bishma]

Kapitel 28 - Über den langen Weg zum Brahmanen

Zitat: »Wahrlich, wer begehrt, was unerreichbar ist, wird sicherlich bald untergehen.«

[Indra]

Kapitel 29 - Das irdische Ende der Geschichte von Matanga

Zitat: »Ich habe dieses tausend Jahre in Meditation vertieft und auf einem Fuß stehend verbracht sowie das Brahmacharya Gelübde erfüllt.«

[Matanga]

Kapitel 30 - Die Geschichte von Vitahavya

Zitat: »Voller Intelligenz wurde Gritsamada ein zweifachgeborener Rishi im Gelübde des Brahmacharya.«

Kapitel 31 - Über die Verehrung der Verehrenswerten

Zitat: »Ich verneige mich vor jenen, oh Yadava, die kein Verlangen nach den Dingen dieser Erde haben, die keinen Streit mit anderen suchen, keine Begierde pflegen, durch Selbsterkenntnis unbesiegbar geworden sind, die wahrhaft sprechen und das Brahman kennen. Ich verneige mich vor jenen, die dem Mitgefühl zu allen Wesen gewidmet sind, die Wahrhaften, Selbstbeherrschten und Friedlichen.«

[Narada]

Kapitel 32 - Die Geschichte von Sivi und der Taube

Zitat: »Doch niemals werde ich jemanden aufgeben, der hingebungsvoll meinen Schutz gesucht hat.«

Kapitel 33 - Über die Verehrung der Brahmanen

Zitat: »Und die Würdigsten unter den Brahmanen *(bezüglich Weisheit und Heiligkeit)* sollte ein König besonders ehren.«

Kapitel 34 - Warum man Brahmanen besonders verehren sollte

Zitat: »Man sollte den Brahmanen stets die demütigste Verehrung darbringen. Sie haben Soma zum König, und ihr Einfluss entscheidet über das Wohl oder Weh im Königreich. Deshalb, oh König, sollten sie immer gehegt und beschützt werden, wie die eigenen Eltern und Großeltern, und mit Verneigung und Geschenken an Nahrung, Kleidung, Ornamenten und anderen angenehmen Dingen geehrt werden.«

[Bishma]

Kapitel 35 - Über die verehrenswerte Macht der Brahmanen

Zitat: »Damit ist die Macht der Brahmanen, die der Entsagung gewidmet sind, wie die Macht von Königen. Sie sind wahrlich unbesiegbar, feurig, blitzschnell und erfolgreich in allen Taten.«

Kapitel 36 - Wie Indra von Samvara belehrt wurde

Zitat: »Ich hege niemals übelgesinnte Gefühle gegen Brahmanen. Was auch immer sie für Instruktionen geben, ich akzeptiere sie mit bedingungsloser Verehrung. Wenn die Brahmanen die heiligen Schriften erklären, dann höre ich ihnen voller Freude zu. Und wenn ich ihre Lehren gehört habe, dann missachte ich sie nie oder verstoße gegen ihre Gebote. So verehre ich stets alle Brahmanen, die voller Weisheit sind, und suche ihre Belehrung.«

[Samvara]

Anmerkung: Samvara ist der Sohn von Kasyapa und Danu. Als Daitya (Begriff für Dämonen im Hinduismus), gilt er als Nachkommen der Diti.

Kapitel 37 - Wem man Geschenke machen sollte

Zitat: »Wir sollten jedem geben, was er erbittet, aber stets so, dass man damit andere nicht verletzt.«

[Bishma]

<u>Das weibliche Wesen</u>

Anmerkung zu Kapitel 38 bis 49: In diesen Versen geht es um die Gesinnung von Frauen. So wird unter anderem die Geschichte des himmlischen Rishi Narada und der Panchchuda erzählt.

Kapitel 38 - Über die Gesinnung von Frauen

Kapitel 39 - Die Frage nach der Zügelung der Weiblichkeit

Zitat: »Überall in der Welt, oh König, sieht man, wie die Männer die Frauen begehren, überwältigt von der Illusion, die das göttliche Wesen selbst erschaffen hat.«

[Yudhishthira]

Kapitel 40 - Über die Entstehung des weiblichen Wesens

Zitat: »Der Schöpfer selbst kann das Weibliche kaum zurückhalten, was soll man dann über die Menschen sagen?«

Kapitel 41 - Wie Vipula die Gattin seines Lehrers beschützte

Zitat: »Oh süß Lächelnde, wisse, dass ich Indra bin, der nur wegen dir hier erschienen ist! Wisse, oh liebliche Dame, dass ich vom Gott der Liebe erfasst werde, sobald ich an dich denke. Oh Schönäugige, aus diesem Grund bin ich zu dir gekommen. Die Zeit drängt!«

Kapitel 42 - Wie Vipula von seiner Sünde erfuhr

Zitat: »Wer unter uns aus Habgier falschspielt, soll auf das gleiche Schicksal treffen, das auf Vipula in der kommenden Welt wartet!«

Kapitel 43 - Das Ende der Geschichte

Zitat: »Die tugendhaften Frauen sind wahrlich hoch gesegnet. Sie sind die Mütter des Weltalls *(weil sie zum Wohl aller Wesen wirken)*. Sie bewahren, oh König, die Erde mit all ihren Gewässern und Wäldern. Wenn sich jedoch das Sündhafte und Übelgesinnte aus dem weiblichen Wesen erhebt, die Zerstörung der Familien und das Lasterhafte, dann erkennt man dies an besonderen Zeichen, die aus der inneren Sünde entstehen und an den äußerlichen Körpern erscheinen, oh König.«

Kapitel 44 - Die Ehe und die Bedeutung der Mitgift

Zitat: »Wenn du der Meinung bist, dass der Status der Ehe vom Geben und Annehmen der Mitgift abhängt und nicht von den Hochzeitsriten, in denen die Hand der Jungfrau genommen wird, dann würde der Vater Prinzipien folgen, die nicht den gewöhnlichen Geboten entsprechen.«

Kapitel 45 - Der Schutz der Braut und das Erbe

Zitat: »Der Sohn ist wie das eigene Selbst und die Tochter einem Sohn ähnlich. Wie könnte deshalb ein anderer den Reichtum nehmen, wenn man selbst in Form seiner Tochter weiterlebt? Was auch immer an Reichtum das Yautuka Eigentum der Mutter genannt wird, bildet den Erbteil der jungfräulichen Tochter. Wenn der Großvater mütterlicherseits zufällig stirbt, ohne Söhne hinterlassen zu haben, dann sollte der Sohn der Tochter erben.«

[Bishma]

Kapitel 46 - Die Verehrung der Frauen

Zitat: »Nur diese Jungfrau, für die ihre Angehörigen keine Mitgift oder ähnliches genommen haben, kann als unverkauft betrachtet werden.«

Kapitel 47 - Die Verteilung der Erbschaft

In diesem Kapitel erläutert Bishma Yudhishthira unter anderem, wie sich ein Mensch verhalten sollte, der den Pfad der Pflicht und Gerechtigkeit gehen möchte.

Kapitel 48 - Die Vermischung der Kasten

Zitat: »Am Anfang erschuf der Herr aller Wesen die vier Hauptkasten und bestimmte ihre jeweiligen Taten oder Aufgaben als Opfer in der Welt. Der Brahmane kann vier Ehefrauen aus allen vier Kasten nehmen. Durch zwei von ihnen *(Brahmanen und Kshatriyas)* nimmt er selbst seine Geburt. Die Söhne jedoch, die von den anderen Ehefrauen kommen, sind aufgrund der mütterlichen Abstammung im Status untergeordnet.«

Kapitel 49 - Die Gebote für die Kasten und Söhne

Zitat: »Eine Person verkündet sich stets durch ihre Güte, Taten, Gesinnung und Geburt.«

Verdienste und Sünden

Kapitel 50 - Vom Mitgefühl und der Heiligkeit

Zitat: »Was ist die Natur des Mitgefühls, das man beim Anblick des Leidens der Wesen fühlt, mit denen man verbunden lebt?«

Kapitel 51 - Das Gespräch zwischen Chyavana und Nahusha

Zitat: »Die Kühe sind jedoch ebenfalls von unschätzbarem Wert. Deshalb, oh Führer der Menschen, betrachte eine Kuh als dem Wert des Rishis ebenbürtig.«

Kapitel 52 - Die Geschichte von Chyavana und König Kushika

Zitat: »Lass mir Speise bringen, die meiner würdig ist.«

Kapitel 53 - Wie Chyavana König Kushika versuchte

Kapitel 54 - Der Segen von Chyavana

Zitat: »Doch wenn du, oh gelehrter Brahmane, mit mir zufrieden bist und noch einen Segen gewähren willst, dann bitte ich dich, oh Freude des Bhrigu, mir einige Zweifel zu erklären, die in meinem Geist sind.«

[Kushika]

Kapitel 55 - Die Fragen des Königs an Chyavana

Kapitel 56 - Chyavana sagt dem König die Zukunft voraus

Kapitel 57 - Über die Verdienste des Lebens

Kapitel 58 - Über weitere Verdienste

Kapitel 59 - Über das Verdienst des Gebens

Kapitel 60 - Über das Geben an Brahmanen als Opfer

Kapitel 61 - Über die Verdienste des Schenkens und Opferns

Kapitel 62 - Das Geschenk der Erde und dessen Verdienst

Zitat: »Was, oh Großvater, ist das Beste aller Geschenke?«

[Yudhishtiras Frage an Bishma gerichtet]

Kapitel 63 - Das Geschenk von Nahrung und dessen Verdienst

Kapitel 64 - Die verdienstvollen Konstellationen für Geschenke

Kapitel 65 - Über weitere Verdienste von Geschenken

Kapitel 66 - Über weitere Verdienste von Geschenken

Kapitel 67 - Das Geschenk des Wassers und dessen Verdienst

Zitat: »Es gibt deshalb kein Geschenk, was verdienstvoller als Speise und Trank ist. Denn davon existieren alle Lebewesen, und so wird es als höchst wichtig in allen Welten betrachtet. Durch Nahrung wachsen Kraft und Energie der Geschöpfe. Deshalb hat der Herr aller Wesen selbst gesagt, dass Nahrung ein sehr hohes Geschenk ist.«

[Bishma]

Kapitel 68 - Über weitere Verdienste von Geschenken

Die Heiligkeit der Kühe

Kapitel 69 - Das Geschenk von Kühen und dessen Verdienst

Zitat: »Es gibt drei Geschenke, die unter dem gleichen Namen *(Sanskrit »Go«)* zusammengefasst werden und auch gleiche Verdienste bringen. Wahrlich, diese drei können jeden Wunsch erfüllen. Diese drei Geschenke sind Kühe, Erde und Wissen.«

[Bishma]

Kapitel 70 - Die Geschichte von König Nriga

Kapitel 71 - Die Geschichte von Nachiketa und Yama

Kapitel 72 - Die Frage nach den verdienstvollen Bereichen der Kühe

Kapitel 73 - Brahma beantwortet die Fragen von Indra

Kapitel 74 - Über die Sünden bezüglich der Kühe

Kapitel 75 - Der Verdienst von Gelübden

Zitat: »Ewige Bereiche der Glückseligkeit werden dem sein, der auf rechte Weise ein heilsames Gelübde gemäß den Schriften ohne Unterbrechung vollendet. Die Früchte solcher Selbstzügelung werden sogar in dieser Welt sichtbar, oh König. Auch du hast deine Früchte durch Selbstzügelung und Opfer erreicht. Die Früchte des Vedenstudiums werden sowohl in dieser als auch der kommenden Welt sichtbar. Wer dem Studium der Veden gewidmet ist, erfreut sich an Glückseligkeit sowohl in dieser Welt als auch im Bereich von Brahma.«

[Bishma]

Kapitel 76 - Über das Ritual des Kuhgeschenkes

Kapitel 77 - Über die Entstehung der Kapila Kühe

Kapitel 78 - Vasishta belehrt über die Mantras bezüglich der Kühe

Kapitel 79 - Vasishta über das hohe Ziel der Kühe

Kapitel 80 - Vasishta über die Gaben der Kühe

Kapitel 81 - Vyasa belehrt Suka über die heiligen Kühe

Kapitel 82 - Wie Shri in den Urin und Dung der Kühe kam

Kapitel 83 - Über Goloka, den hohen Bereich der Kühe

<u>Das Wesen des Goldes</u>

Kapitel 84 - Über das Wesen und die Entstehung des Goldes

Kapitel 85 - Das große Opfer am Anfang der Schöpfung

Kapitel 86 - Wie Skanda den Dämon Taraka schlug

Zitat: »Die Rishis rezitierten Hymnen und die Gandharvas sangen Loblieder zu Ehren dieses Kindes namens Kumara mit sechs Köpfen und zweimal sechs Augen, der vollkommen den Brahmanen gewidmet war. Seine Schultern waren breit, er hatte ein Dutzend Arme und seine Herrlichkeit glich dem Feuer und der Sonne.«

Das Sraddha für die Ahnen

Kapitel 87 - Über die Gebote zum Sraddha

Zitat: »Wer die Ahnen am ersten Tag *(nach)* der hellen Monatshälfte verehrt, erhält in seinem Haus schöne Gattinnen, die viele Kinder gebären können und alle wünschenswerten Qualitäten besitzen. Wer das Sraddha am zweiten Tag *(nach)* der hellen Monatshälfte durchführt, bekommt viele Töchter. Am dritten Tag erwirbt man viele Rosse, am vierten Tag eine große Herde von kleineren Haustieren *(wie Ziegen und Schafe)* und am fünften Tag viele Söhne. Jene Menschen, die das Sraddha am sechsten Tag durchführen, erwerben große Herrlichkeit. Am siebenten Tag, oh Monarch, erwirbt man großen Ruhm, am achten Tag große Gewinne im Handel und am neunten Tag viele Tiere mit nichtgespaltenen Hufen. Wer am zehnten Tag das Sraddha darbringt, erwirbt viel Reichtum an Kühen, und am elften Tag wird man zum Besitzer von viel Reichtum an Kleidung und Utensilien *(aus Messing und anderen Metallen)*. So ein Mann erhält auch viele Söhne, die alle mit der Herrlichkeit von Brahma gesegnet werden. Wer das Sraddha am zwölften Tag durchführt, der wird immer, wenn er es wünscht, verschiedene schöne Artikel aus Silber oder Gold erhalten. Wer das Sraddha am dreizehnten Tag durchführt, erreicht hohes Ansehen unter seinen Angehörigen. Doch wer das Sraddha am vierzehnten Tag durchführt, dem könnten junge Nachkommen in seiner Familie sterben, und solch ein Mensch verliert sich in Streit und Krieg. Indem man das Sraddha am Tag des Neumondes *(15.Tag)* durchführt, erreicht man die Verwirklichung aller Wünsche...«

Kapitel 88 - Über die Opfergaben im Sraddha

Kapitel 89 - Über die Sraddhas unter den Konstellationen

Kapitel 90 - Über die geeigneten Brahmanen im Sraddha

Kapitel 91 - Über die Entstehung und das Wesen des Sraddhas

Kapitel 92 - Die Rolle des Feuers im Sraddha

Kapitel 93 - Über die Tugend und die sieben Rishis

Kapitel 94 - Eine ähnliche Geschichte über die Tugend

Kapitel 95 - Über die Geschenke von Schirmen und Schuhen

Kapitel 96 - Fortsetzung der Geschichte

<u>Über das Hausleben</u>

Kapitel 97 - Die Aufgaben des Hausvaters

Kapitel 98 - Über die Gabe von Licht, Blüten, Düften und Nahrung

Zitat: »Zuerst kam die Entsagung ins Leben. Daraus entstand das Dharma *(das Mitgefühl und andere Tugenden)*.« [Sukra]

Kapitel 99 - Die Geschichte von Nahusha

Kapitel 100 - Wie Nahusha aus dem Himmel geworfen wurde

Kapitel 101 - Über den Schutz der Brahmanen

Kapitel 102 - Die verschiedenen Bereiche nach dem Tod

<u>Die heilsamen Verdienste des Fastens</u>

Kapitel 103 - Über das Fastengelübde

Zitat: »Erkenne, oh Yudhishthira, dass man jene Bereiche der Glückseligkeit erreicht, die dem Wesen der Entsagung entsprechen, die man übt. Und ich denke, oh Sohn der Kunti, dass es keine größere Entsagung gibt, als die Enthaltsamkeit in der Ernährung *(im weitesten Sinne)*.«

[Bishma]

Kapitel 104 - Die Regeln für ein langes Leben

Zitat: »Man sollte in der Stunde namens Brahma Muhurta *(Morgendämmerung)* aus dem Schlaf erwachen und als erstes an Tugend und Verdienst *(Dharma und Artha)* denken.«

[Bishma]

Kapitel 105 - Wie sich der älteste Bruder verhalten sollte

Kapitel 106 - Über die Verdienste des Fastens

Zitat: »Bezüglich der Brahmanen und Kshatriyas ist ein völliges Fasten *(ohne Essen und Trinken)* bis zu drei Nächten hintereinander geboten, oh Freude der Kurus.«

[Angiras]

Kapitel 107 - Über die Verdienste des Fastens und Opferns

Kapitel 108 - Über die heilige Tirtha der Seele

Kapitel 109 - Die Früchte des Fastens

Kapitel 110 - Das Mondgelübde und der Mann am Firmament

Kapitel 111 - Vrihaspati über das Leben nach dem Tod

Kapitel 112 - Über das Verdienst des Schenkens von Nahrung

Kapitel 113 - Über das größte Verdienst

Kapitel 114 - Bhishma über das Mitgefühl und das Fleischessen

Kapitel 115 - Über das Nichtverletzen und den Fleischgenuß

Kapitel 116 - Über die Verdienste des Nichtverletzens

Kapitel 117 - Vyasa und ein Wurm über das kostbare Leben

Kapitel 118 - Wie der Wurm zum Kshatriya wird

Kapitel 119 - Wie der Wurm zum Brahmanen wird

Kapitel 120 - Vyasa und Maitreya über die Tugend des Handelns

Kapitel 121 - Maitreya über das Geben von Nahrung

Kapitel 122 - Vyasa über Erkenntnis und Entsagung

Kapitel 123 - Die Aufgaben von guten und reinen Frauen

Kapitel 124 - Über die Kraft der Versöhnung

Zitat: »Ein Brahmane, der mit Redegewandtheit und Intelligenz gesegnet war, kam einst in Not, als er in einem einsamen Wald von einem Rakshasa angegriffen wurde, der ihn verschlingen wollte. Doch weil der Brahmane mit Vernunft und Weisheit begabt war, blieb er ruhig und gelassen. Ohne vom Anblick dieses schrecklichen Menschenfressers verwirrt zu werden, entschloss er sich, das Mittel der Versöhnung anzuwenden und erfuhr sogleich die Wirkung auf den Rakshasa. Der Rakshasa grüßte den wohlwollenden Brahmanen voller Respekt, soweit es Worte vermögen, und stellte ihm folgende Frage: Du sollst frei sein! Aber sage mir: Aus welchem Grund bin ich so schwach und hungrig?«

<u>Wie die Vielfalt der mystischen Riten entstand</u>

Kapitel 125 - Über die Ahnenriten und deren Verdienste

Kapitel 126 - Weiter über mystische Riten

Kapitel 127 - Weiter über mystische Riten

Kapitel 128 - Vayu über mystische Riten

Kapitel 129 - Lomasa über Sünden und verdienstvolle Riten
Kapitel 130 - Arundhati und Yama über mystische Riten
Kapitel 131 - Die Pramathas über ihre mystischen Riten
Kapitel 132 - Die Elefanten der Unterwelt über mystische Riten
Kapitel 133 - Maheshvara über die Verehrung der Kühe
Kapitel 134 - Skanda und Vishnu über die mystischen Riten
Kapitel 135 - Über die Annahme von Nahrung
Kapitel 136 - Über die Reinigungsriten
Kapitel 137 - Die wohltätigen Wege zum Himmel
Kapitel 138 - Über die verschiedenen Arten von Geschenken

Über die Macht von Vishnu und Shiva
Kapitel 139 - Wie Krishna die Berge verbrannte
Kapitel 140 - Wie sich das dritte Auge von Shiva öffnete
Kapitel 141 - Maheshvara über die Aufgaben im Leben
Kapitel 142 - Maheshvara über die Wege der Asketen
Kapitel 143 - Maheshvara über die vier Kasten
Kapitel 144 - Maheshvara über Gedanken, Worte und Taten
Kapitel 145 - Über die Wege zum Himmel und in die Hölle
Kapitel 146 - Uma über die Aufgaben der Frauen
Kapitel 147 - Maheshvara über die Herrlichkeit Krishnas
Kapitel 148 - Narada und Bhishma über die Macht Krishnas
Kapitel 149 - Die 1000 Namen von Krishna
Kapitel 150 - Über die Savitri Mantras

Die Macht der Brahmanen

Kapitel 151 - Über die Würde der Brahmanen

Zitat: »Eine Erniedrigung der Brahmanen wäre eine Erniedrigung der Götter selbst. Wer sich deshalb vor Brahmanen verneigt, oh Yudhishthira, sammelt keine Schuld an. Sie verdienen es, verehrt zu werden, und sie verdienen unseren Gruß. Du solltest dich zu ihnen verhalten, als ob sie deine Söhne wären.«

[Bishma]

Kapitel 152 - Pavana und Kartavirya über den Status der Brahmanen

Kapitel 153 - Pavana belehrt über die Macht der Brahmanen

Kapitel 154 - Pavana erzählt von Kasyapa und Utathya

Kapitel 155 - Pavana erzählt von Agastya und Vasishta

Kapitel 156 - Pavana erzählt von Atri und Chyavana

Kapitel 157 - Das Ende der Belehrung von Pavana

Kapitel 158 - Bhishma preist Krishna

Kapitel 159 - Krishna über die Macht der Brahmanen

Kapitel 160 - Krishna lobt Durvasa als Mahadeva

Kapitel 161 - Krishna preist Mahadeva

Kapitel 162 - Über den Pfad der Tugend und Gerechtigkeit

Kapitel 163 - Über das Karma

Kapitel 164 - Über Tugend und Gerechtigkeit

Kapitel 165 - Die heiligen Namen der Götter, Rishis und Könige

Bishma verläßt seinen irdischen Körper

Kapitel 166 - Die Pandavas nehmen Abschied von Bhishma

Kapitel 167 - Bhishma nimmt seinen Abschied
Kapitel 168 - Bhishmas Tod

Schauen wir uns einmal »Die heilsamen Verdienste des Fastens« näher an. An dieser Stelle möchte ich zuvor noch erwähnen, dass ich zum einen bereits einen umfangreichen Artikel über die Wirkungen des Fastens auf meinem Blog im Sommer 2017 veröffentlicht habe, zum anderen bin ich auf das Fasten im Allgemeinen bereits in meinem »Handbuch der ketogenen Ernährung« näher eingegangen. Doch schauen wir nun, was uns das Mahabharata über die Regeln für ein langes Leben sagen möchte:

Auszug aus Kapitel 104 »Die Regeln für ein langes Leben«

»***Yudhishthira*** sprach:

Man sagt, der Mensch hat eine Lebenszeit von hundert Jahren und beträchtliche Energie und Macht. Warum, oh Großvater, sterben manche Menschen, wenn sie noch jung sind? Wodurch bekommt ein Mensch Langlebigkeit, und wodurch wird sein Leben verkürzt? Wodurch gewinnt er den Ruhm, der auf großen Errungenschaften beruht? Wodurch erreicht man Reichtum und Wohlstand? Ist es durch Buße, Brahmacharya, der stillen Rezitation von heiligen Mantras oder durch Medizin? Ist es durch Taten oder Worte? Bitte erkläre es mir, oh Großvater!

Und ***Bhishma*** sprach:

Ich werde dir erzählen, wonach du mich gefragt hast. Wahrlich, ich werde dir den Grund für Kurzlebigkeit und Langlebigkeit erklären, sowie den Grund für ruhmreiche Errungenschaften und für Reichtum und Wohlstand.

Wahrlich, ich werde dich bezüglich der Lebensweise belehren, die für alle zum Guten ist. Denn es geschieht durch eigenes Verhalten, dass man Langlebigkeit und Ruhm erwirbt, sowie Reichtum und Wohlstand in dieser und der kommenden Welt. Ein Mensch, dessen Verhalten unwürdig oder übelgesinnt ist, erwirbt nie ein langes Leben. Alle Wesen ängstigen sich vor ihm und werden von ihm bedrückt. Wer deshalb Gedeihen und Wohlstand wünscht, der sollte sich in dieser Welt gerecht und heilsam verhalten. Denn heilsames Verhalten kann das Leiden und die Sorgen von dem zerstreuen, der einst sündig war. Gerechtigkeit erkennt man stets am Verhalten, und so wird man durch sein Verhalten zu einem Rechtschaffenen, der dann wiederum die Früchte entsprechend seiner Taten erntet. Die Leute schätzen einen Menschen, der rechtschaffen handelt und gute Taten vollbringt, selbst wenn sie nur von ihm hören. Wer ohne Glauben handelt, die Lehrer und heiligen Gebote missachtet, die Lebensaufgaben nicht kennt und deshalb versäumt, wer übelgesinnt und sündhaft ist, der wird sich am Leben nicht lange erfreuen können. Wer sich unheilsam verhält, keine Selbstbeherrschung übt und im Begehren zügellos ist, der wird ein kurzes Leben haben und den Weg in die Hölle gehen. Dagegen werden jene Menschen hundert Jahre, die sich der Tugend und Gerechtigkeit in ihrem Verhalten widmen sowie voller Glauben und ohne Böswilligkeit sind, selbst wenn sie unter härtesten Bedingungen leben. Wer vom Zorn frei ist, in der Rede ehrlich, kein Wesen im Universum verletzen will und alle Böswilligkeit, Hinterlist und Falschheit abgelegt hat, der wird hundert Jahre alt. Wer dagegen die Erde verletzt und unnütz Pflanzen ausreißt, im Inneren unrein und ruhelos ist und schlechte Gewohnheiten pflegt, wie das Abkauen der Fingernägel, der wird kein langes Leben haben.«

Noch einmal kurz aufgefasst, hier die Fragen, die sich der Schüler selbst und seinem Meister stellt:

Yudhishthira möchte wissen, warum Menschen zum einen relativ jung versterben und andere wiederum langlebig sind. Wodurch verkürzt sich das Leben eines Menschen? Wie gelangt ein Mensch zu Ruhm und wie schafft er es, Großes zu erreichen. Wodurch erreicht der Mensch Reichtum und Wohlstand?

Die Antworten des ***Bishma*** klingen logisch und jedem Menschen verständlich:

Unwürdiges und übelgesinntes Verhalten, Negativismus zieht niemals ein langes Leben nach. Es wird darauf hingewiesen (Karma), dass das, was wir auf dieser Welt tun, auch Auswirkungen auf jene Welt hat, die darauffolgen wird (Wiedergeburt?). Gerechtes und heilsames Verhalten ist die Grundlage für ein langes und würdiges Leben. Interessant ist auch jener Aspekt, dass sich die Sorgen und Leiden desjenigen, der einst sündig war, verstreuen durch heilsames und gerechtes Verhalten. Die Gerechtigkeit erkennt man stets am Verhalten eines Menschen und wer seine Lebensaufgabe nicht kennt und deshalb diese eben nicht erfüllen kann, wer übelgesinnt ist und anderen nichts Gutes tut, wird sich eben niemals an einem langen Leben erfreuen können. ***Unheilsames Verhalten***, in die Gegenwart projiziert, bedeutet so zum Beispiel ein Leben mit Drogen, Zigarettenkonsum, Alkoholismus, sozialer Ungerechtigkeit, Halbwahrheiten und alternativen Fakten. Es bedeutet ein Leben ohne den Hauch einer gewissen Spiritualität und feindliches Verhalten.

Interessant finde ich den Aspekt der Zügellosigkeit und Selbstbeherrschung. Um sich ketogen zu ernähren, bedarf es tatsächlich einem hohen Maß an Selbstbeherrschung, Willenskraft, Durchsetzungsvermögen und diszipliniertem Verhalten. Wer im Begehren zügellos ist, schadet seinem Geist und seinem Körper. Nichts anderes macht das zügellose Vertilgen von schlechten Kohlenhydraten mit uns. Es verkürzt unser Leben, es lässt uns viel schneller altern, es lässt uns krank werden, wir erkranken demenziell und leiden an Diabetes mellitus, bekommen Herzinfarkte und Apoplexien. Kohlenhydrate wirken exzitatorisch, hinterlassen, bedingt durch den Metabolismus, eine Menge Müll in unserem Körper und machen müde, träge und oftmals handelt es sich dabei um »leere« Kohlenhydrate ohne jeden Nährwert.

Weiter geht es dann damit, dass man mit der Morgendämmerung aufstehen sollte, nämlich zu jener Stunde namens ***Brahma Muhurtha,*** und das erste, woran man nach dem Erwachen denken sollte, sind ***Dharma*** und ***Artha***, also Tugend und Verdienst. Mit Sonnenuntergang sollte man auf gleiche Weise nun seine Sinne zügeln und Abendgebete rezitieren. Ebenfalls ein sehr interessanter Aspekt, wissen wir doch nur zu gut, wie sich ein aufgepeitschter Geist der gesunden und notwendigen Ruhe am Abend verwehren kann. Auch finden wir hygienische Aspekte wieder, so wird davor gewarnt, mit Ausscheidungen und Exkrementen in Berührung zu kommen, es wird auf die Notwendigkeit einer adäquaten Mundpflege hingewiesen und man sollte keine Bekleidung tragen, die bereits von anderen getragen wurde (hygienischer Aspekt). Weiter erfahren wir neben allerlei wichtigen Regeln auch, dass man an jedem Neu- und Vollmondtag zu fasten hat und man erfährt ferner, dass man lediglich morgens und abends essen sollte.

Auszug aus Kapitel 109 »Die Früchte des Fastens«

*»**Yudhishthira*** sprach:

Oh Großvater, bitte sage mir, was die höchste, nützlichste und sicherste Frucht von allen Arten des Fastens in dieser Welt ist.«

Es gibt als Antwort folgendes dazu zu erfahren, als Bishma nun antwortet:

»Wer am zwölften Tag des Monats Margasirsha festet ... wird von allen Sünden gereinigt. Wer in gleicher Weise am zwölften Tag des Monats Pausha fastet... erreicht höchsten Erfolg. Wer am zwölften Tag des Monats Magha fastet, der rettet seinen ganzen Stamm aus dem Leid ...«

Das Zwiegespräch geht nun so weiter und es wird verdeutlicht, dass Ruhm, Erfolg, Glück, Wohlbefinden, ein gesegnetes Leben stark davon abhängen, ob man sich der Völlerei hingibt oder aber auch, wie geraten, sich voller Hingabe jeden Monat an einem bestimmten Tag dem Fasten verspricht. Ein weiterer äußerst interessanter Aspekt zu dieser Thematik, wie ich finde.

Das Mahabharata wird seinem Namen tatsächlich gerecht und ich lade Sie herzlichst dazu ein, darin zu lesen und mehr darüber zu erfahren. Im Mahabharata zu lesen, ist ähnlich, wie in der Bibel zu lesen. Man kann bestimmte Passagen immer wieder erneut lesen und doch entdeckt und erkennt man stets Neues oder betrachtet die Dinge aus einem anderen, speziellen Blickwinkel.

14. Die Chakren (Sanskrit, m., चक्र, cakra, [ʧʌkɽʌ], wörtlich: »Rad«, »Diskus«, »Kreis«)

»O meine Göttin, du lebst verborgen mit deinem Gemahl im tausendblättrigen Lotus,

der durch die feinen Bahnen brechend erreicht wird,

durch die Kraft der Erde im Muladhara,

durch die Kraft des Wassers im Manipura, durch die Kraft des Feuers im Svadhisthana,

durch das Feuer der Luft im Herzen und durch die Kraft des Äthers zwischen den Augenlidern.«

(Hymne »Sundarya Lahiri« des Hinduphilosophen Shankara (8. Jh.), Quelle: Wikipedia)

Im Yoga werden grundsätzlich sieben sogenannte ***Haupt-Chakren*** unterschieden. Jedes einzelne ***Chakra*** ist durch seine ganz eigene Charakteristik gekennzeichnet, wobei jedes wiederum mit der Eigenschaft eines ganz bestimmten Tieres versehen ist. Jedem Chakra wohnen der Lehre nach eine ganz bestimmte Göttin und ein bestimmter Gott inne.

Die sieben Haupt-Chakren sind:

- Sahasrara
- Ajna
- Vishuddi
- Anahata

- Manipura
- Svadhishtana
- Muladhara

Den sieben Haupt-Chakren werden eine ganz bestimmte Anzahl von Blättern und manchmal auch von Farben zugeordnet. Die Chakren werden als eine Art Energiezentrum verstanden und sind nicht nur im Yoga verbreitet: Sowohl der tantrische Hinduismus als auch der tantrisch-buddhistische Vajrayana bedienen sich der Lehre der Chakren. Dem zugrunde liegt die Vorstellung, dass der physische Teil des Menschen durch eine Art Energiekanal mit dem feinstofflichen Körper, dem Astralkörper, verbunden ist. In unserer heutigen Zeit bedienen sich natürlich auch Esoteriker dieser Chakren, oftmals werde ich allerdings das Gefühl nicht los, dass dies nichts mehr mit den ursprünglichen Gedanken und dem Sinn dieser Chakren zu tun hat. Wenn also von den Haupt-Chakren die Rede ist, dann wird davon ausgegangen, dass entlang der menschlichen Wirbelsäule sieben Hauptenergiezentren in der senkrechten Mittelachse vorzufinden sind. Von oben beginnend, handelt es sich bei diesen Haupt-Chakren um:

1. Kronen- oder Scheitelchakra, Sahasrara
2. Stirnchakra, Ajnya
3. Hals- und Kehlkopfchakra, Vishuddha
4. Herzchakra, Anahata
5. Solarplexus- oder Nabelchakra, Manipura
6. Sakralchakra, Svadhistana
7. Wurzelchakra, Muladhara

Den Haupt-Chakren werden aber auch (ursprünglich lediglich) eine bestimmte Anzahl von Blättern zugeordnet. Das ***Muladhara*** hat vier Blätter, ***Svadhisthana*** sechs, ***Manipura*** zehn, ***Anahata*** zwölf, ***Vishuddha*** sechzehn, ***Ajnya*** zwei und das wohl wichtigste, das ***Sahasrara***, ist durch den tausendblättrigen Lotus gekennzeichnet. Zu den unteren fünf Zentren - also Muladhara, Svadhisthana, Manipura, Anahata und Vishuddha - gehört jeweils ein unterstützendes Element: Erde, Wasser, Feuer, Wind und Äther. Interessanterweise gehört der Äther, anders als in unserer westlichen Kultur, ebenfalls zu den Elementen.

Der Lehre zufolge wirken sich alle Chakren und die damit zugehörigen Strukturen des Körpers auf unsere Psyche und unseren Charakter aus. Ein Ungleichgewicht dieser Zentren führt zu einer Art Störung bzw. Blockade, die Konsequenz aus diesen Störungen sind dann Auswirkungen sowohl auf physischer als auch auf psychischer Ebene. Es gibt heute die Ansätze in diversen Yoga-Richtungen, auf diese Energiezentren einzuwirken und sie positiv zu beeinflussen. Die Idee ist jene, dass eben nur das ***Prana***, also die Lebensenergie, ungehindert fließen kann, wenn alle Hauptzentren vollständig geöffnet sind. Sowohl nach hinduistischer als auch nach buddhistischer Vorstellung hat ein Mensch Erleuchtung erlangt, wenn er eben diesen Zustand erreicht hat.

Die Chakren und ihre Entsprechungen

<u>1. Muladhara</u>:

gelb, Elefant, Gottheiten Brahma & Dakini, Element Erde (Prithivi)

Asanas: Garbhasana, Vira Bhadrasana, Natarajasana, Ardha Matsyendrasana, Vrikshasana, Paschimotthasana

2. Svadhistana:

weiß, Krokodil/Fisch, Gottheiten Vishnu & Rakini, Element Wasser (Apas)

Asanas: Sethu Bandhasana, Kurmasana, Trikonasana, Padmasana, Paschimotthasana, Ardha Matsyendrasana

3. Manipura:

orange/rot, Widder, Gottheiten Rudra & Lakini, Element Feuer (Agni)

Asanas: Makarasana (Nakarasana), Ardha Matsendrasana, Paschimotthasana, Navasana, Yoga Nidra

4. Anahata:

blau, Antilope, Krishna & Kakini, Element Luft (Vayu)

Asanas: Kapotasana (Taube), Dhanurasana (Bogen), Ushtrasana (Kamel), Sarvangasana (Schulterstand)

5. Vishuddhi:

violett, Elefant, Sadashiva & Shakini, Element Äther (Akasha)

Asanas: Shalabasana (Heuschrecke), Halasana (Pflug), Sarvangasana (Schulterstand), Dhanurasana (Bogen), Ushtrasana (Kamel)

6. Ajna:

indigo, kein Tier, Shiva & Hakini, Element Geist (Avyakta)

Asanas: Shirshaasana (Kopfstand) Kakasana (Krähe), Dhanurasana (Bogen) Garbhasana (Stellung des Kindes), Ardha Matsyendrasana (Drehsitz), Vrikshasana (Baum)

7. Shasrara:

lila, kein Tier, keine Gottheiten, kein Element

Asanas: Shirshasana (Kopfstand), Tadasana (Berghaltung)

Die Charaktereigenschaften (Entsprechungen) der Haupt-Chakren:

1. Muladhara:

Lokalisation ist das untere Ende der Wirbelsäule (Cauda), Sinneswahrnehmung der Geruch, ***Eigenschaften***: Prinzipientreue, Realitätssinn, Gleichgewicht, Ruhe, Kraft, Beständigkeit, Ausdauer

2. Svadhisthana:

Lokalisation ist das Ossacrum (Kreuzbein), Sinneswahrnehmung gustatorisch, also Geschmackssinn

Eigenschaften: Nächstenliebe, Demut, Mitgefühl, Mitleid, Liebe, Hingabe, Eigenständigkeit

3. Manipura:

Lokalisation Lendenwirbelsäule, Sinneswahrnehmung visuell

Eigenschaften: Feuer, Kreativität, Empathie, Durchsetzungsvermögen, Passion, Temperament

4. Anahata:

Lokalisation Brustwirbelsäule, Sinneswahrnehmung haptisch-taktil (Tastsinn)

Eigenschaften: Verständnis, Interesse, Toleranz, Kommunikation, Offenheit

5. Vishuddi:

Lokalisation Halswirbelsäule, Sinneswahrnehmung auditiv

Eigenschaften: Kommunikation, Expression

6. Ajna:

Lokalisation Kopfmitte, Sinneswahrnehmung kognitiv

Eigenschaften: Geisteskraft, Intellekt, Intuition

7. Sahasrara:

Lokalisation Scheitel

Eigenschaft: Empfangen der göttlichen Gabe

Ich möchte an dieser Stelle noch erwähnen, dass sich auch die Traditionelle Chinesische Medizin (TCM) der Chakren-Lehre bedient. Im Laufe neuzeitlicher Bewegungen und Entwicklungen kamen noch eine Vielzahl an Neben-Chakren hinzu. Ich möchte nicht näher darauf eingehen, da sie mit der ursprünglichen Philosophie des Yoga so gut wie nichts mehr zu tun haben. Erwähnen möchte ich auch noch, dass den verschiedenen Chakren auch ganz bestimmte Symbole zugeordnet werden.

15. Mantra

Wenn von einem ***Mantra*** (Sanskrit: मन्त्र mantra m.) die Rede ist, so bezeichnet man allgemein damit heilige Worte und Verse, die repetitiv, also wiederholend vorgetragen werden. Im Hinduismus kommt ein Mantra einem Gebet gleich, der Hindu, der ein Mantra rezitiert, tut dies, um mentale und spirituelle Energie freizusetzen. Während der sogenannten Puja (Sanskrit, f., पूजा, pūjā, [puːdʒɑː]), also einer unserem »Gottesdienst« ähnlichen Zeremonie, gilt jedes gesprochene Wort, ja selbst jede Silbe als Mantra und ist somit »heilig«. Auch die Strophen aus dem Veda werden als »Mantra« bezeichnet. Ferner ist Mantra jedoch auch die Bezeichnung eines weiblichen Dämons im Hinduismus.

Zu den wohl bekanntesten Mantren gehörten das ***Mahamrityunjaya-Mantra*** und das ***Gayatri-Mantra***. Das Mahamrityunjaya-Mantra (महामृत्युंजय मंत्र,

Mahāmṛtyuṃjaya Mantra »großes Tod besiegendes Mantra«) wird manchmal auch als Tryambakam-Mantra bezeichnet, dabei handelt es sich um einen Rigveda-Vers, wird jedoch ebenso im Yajurveda erwähnt:

त्र्यम्बकं यजामहे सुगन्धिं पुष्टिवर्धनम् ।
उर्वारुकमिव बन्धनान् मृत्योर्मुक्षीय मामृतात् ॥

»Wir opfern dem Tryambaka, dem duftenden, den Wohlstand mehrenden.

Wie den Kürbis vom Stiel, so möchte ich mich vom Tod, nicht vom Nichtsterben losmachen.«[2]

Das ***Gayatri-Mantra*** ist jene vedische Hymne mit der größten Bedeutung. Gayatri (Sanskrit. f., गायत्री, gāyatrī, die weibliche Form von gāyatra (Hymnus)) wird oftmals auf einer Lotusblüte sitzend ikonographisch dargestellt und stets in Begleitung eines Schwanes. Gayatri verkörpert den Morgen und die aufgehende Sonne. Dieses Mantra setzt sich aus Zeilen des Yayurveda und einem Vers des Rigveda zusammen.

ॐ भूर्भुवः स्वः ।
तत्सवितुर्वरेण्यं ।
भर्गो देवस्य धीमहि ।
धियो यो नः प्रचोदयात् ॥[3]

Eine Übersetzung dafür lautet:

»Lasst uns über das Om meditieren, jener Urlaut Gottes, aus dem die drei Bereiche,
das Grobe-Irdische, das Feinere-Ätherische
und das Feinste-Himmlische hervorgegangen sind.
Lasst uns das höchste, unbeschreibbare, göttliche Sein

2 Quelle: https://vedanta-yoga.de/om-tryambakam-maha-mrityunjaya-mantra-das-grosse-todueberwindende-mantra/

3 Quelle: http://www.mysticknowledge.org/Japa_Yoga__A_Comprehensive_Treatise_on_Mantra-Sastra__By_Swami_Sivananda.pdf

(*tat*) (für vorzüglich halten =) verehren, die schöpferische,
lebensspendende Kraft, die sich in der Sonne kundtut.
Lasst uns über das strahlende Licht Gottes meditieren welches alles Dunkel,
alle Unwissenheit, alle Untugenden vernichtet.
Möge dieses Licht unseren Geist erleuchten.«

Bei den Mantras handelt es sich elementar um Hauptkernaussagen. In ihrer ursprünglichen Form belassen, entspringen sie oftmals dem Sanskrit. Mantras spielen jedoch nicht nur im Hinduismus eine große Rolle. Die Wirkung des Mantras ist stets abhängig von der Dauer und Schwingung, mit der es ausgesprochen wird. Das Mantra ist unter anderem auch ein Instrument der Meditation. Traditionellerweise werden Mantras nicht selten von einem Lehrer an seinen Schützling weitergegeben. Den Mantras in ihrer ursprünglichen Form liegt die Idee zugrunde, dass sie eine energetische Wirkung alleine durch das Aussprechen und der damit verbundenen Schwingung hervorrufen, ganz gleich, ob der derjenige, der das Mantra spricht, dessen Bedeutung versteht oder nicht. Ein Mantra wirkt somit nicht auf dieser Ebene. Die repetitiven Verse erzielen ganz bestimmte Klang-Schwingungen, sie wirken kraftspendend, tröstend, heilsam und durchdringen den gesamten Körper, aber auch den gesamten Geist.

Das Om (Aum) ॐ

Ein weiteres sehr bekanntes Mantra ist das sogenannte Om, Sanskrit: ॐ oṁ, oṃ, ओम् om, औम् aum; ओंकार

oṃkāra m. »Om-Silbe« (Aum) und um die Bedeutung dieser Silbe zu verstehen, muss man sich vergegenwärtigen, dass das Alphabet im Sanskrit mit dem »O« beginnt und mit dem »M« endet. Somit ist das Om (Aum) all das, was man je mit Worten überhaupt ausdrücken könnte. Das Aum bildet das wichtigste Bija-Mantra, es wird oftmals als universelles Mantra gesehen, ist der Ursprung von allem und es beinhaltet alles, was in diesem Universum existiert, ganz gleich um welche Art des Seins es sich handelt. Das Aum repräsentiert den Urzustand, den Urklang, die Genesis und die Essenzen unseres Daseins. Wenn ein gläubiger Mensch in Indien das »Aum« ausruft, so tut er dies stets feierlich, denn die Affirmation »Aum« besteht selbst aus »Positivität« und wo ein »Aum« ist, gibt es keinen Raum für Negativismus. Aum wird oft zu Beginn von Zeremonien oder aber auch in Gebeten ausgerufen. Das »Aum«, bestehend aus A, U, M, steht für die drei Veden (Sanskrit: वेद veda m. »Wissen«). Das Om ist sowohl im Hinduismus heilig wie auch im Buddhismus, symbolisiert jedoch auch die heilige Triade Vishnu, Brahma und Shiva. Wenn das Om, richtig ausgesprochen vorausgesetzt, ausgerufen wird, entstehen Resonanzen, die auf mehreren Ebenen etwas bewirken. Die erzeugten Resonanzen rufen das Gefühl von Ruhe, Harmonie und Geborgenheit hervor. Wer das »Aum« zu rezitieren weiß, weiß, wie gut es sich anfühlen kann, wenn die Resonanzen dieser Silbe bzw. dieses Mantras im Körper vibrieren. Dabei handelt es sich auch nicht um Hokuspokus oder Aberglauben. Zugegeben, auch für mich war das Rezitieren des »Aums« etwas Befremdliches und ich schämte mich sogar dafür, wenn ich in Begleitung anderer Yoga praktizierte, so »hauchte«

ich zu Beginn lediglich das »Aum«. Was auch immer dieses »Aum«, sei es als Symbol oder als ausgerufenes Mantra, mit mir macht, es lässt sich nicht leugnen, auch wenn ich es nicht zu erklären vermag, dass es sich einfach nur gut anfühlt. Sie sind recht herzlich dazu eingeladen, es einmal selbst zu versuchen! Obwohl es sich beim Om-Mantra um das kleinste aller Mantren handelt und manchmal auch als »Pranava« bezeichnet wird, ist es wohl das Mantra mit der stärksten Wirkung. Im Hatha-Yoga wird das »Aum« oft zu Beginn und am Ende einer Yoga-Einheit ausgerufen. Auch im Zuge der Meditation findet das Om Verwendung. Im Yoga hat das Om die Aufgabe, Körper und Geist zu harmonisieren, es unterstützt darin, die notwendige Konzentration aufzubringen. Das Om schärft unsere Sinne und es macht uns empfänglicher für jene Verdienste, die wir durch das regelmäßige Praktizieren von Yoga erhalten. Das Om ermöglicht während des Yoga mehr Bewusstsein, sowohl für unseren Körper als auch für den Geist. Das »Aum« steht im Yoga für Freude und, wie am Ende einer herausfordernden Asana in der Nachspürphase, versetzt es unseren Körper und unseren Geist in einen Zustand der Freude und des Glückgefühls. In der Mandukya Upanishad wird über das »Aum« gesagt, es sei das gesamte Universum und das »Aum« stehe für das Vergangene, das Gegenwärtige aber auch das Zukünftige. Doch nicht nur aus philosophischer Sicht, sondern auch aus wissenschaftlicher zieht das »Aum« meine Aufmerksamkeit auf sich, ich möchte auch erläutern warum dies so ist. Wer sich ein wenig mit Astronomie beschäftigt, weiß, dass man ganz zufällig beim Testen einer neuen Antenne 1964 auf die sogenannte Hintergrundstrahlung gestoßen ist. Die Entdecker, ***Arno Penzias*** und ***Robert Woodrow Wilson,*** erhielten 1978 dafür den Physiknobelpreis. Die kosmische Hintergrundstrahlung, so die Theorie heute, stammt aus der Zeit kurz nach dem Urknall, genauer gesagt etwa 380.000 Jahre danach. Für astronomische Verhältnisse ist dies lediglich ein Wimpernschlag. Die kosmische Mikrowellenstrahlung, so die korrekte wissenschaftliche Bezeichnung, gilt noch heute als Beleg für die Urknall-Theorie. Nun haben wir die altindischen Überlieferungen auf der einen Seite und auf der anderen Seite die streng wissenschaftliche und messbare Hintergrundstrahlung. Die Parallelen sind erstaunlich, wie ich finde, und sie bedürfen keiner weiteren Interpretation, ob nun Zufall oder auch nicht.

16. Ausgewählte Asanas

An dieser Stelle möchte ich Ihnen die für Ketoga wichtigsten Asanas und ihre Wirkungen vorstellen. Ich möchte ferner darauf hinweisen, dass es mir um den theoretischen Hintergrund geht, nicht um die praktische Anleitung. Für die praktische Ausführung wenden Sie sich bitte an ein Yoga-Studio oder einen Meister.

16.1. Kakasana/Bakasana (Die Krähe)

Kakasana gehört zu den 84 wichtigsten Asanas und in der indischen Mythologie spielt die Krähe eine außerordentlich wichtige Rolle. Anstelle der Krähe kann auch **Mayurasana** (Der Pfau) praktiziert werden. Auf Kakasana folgt in der »Physiologie« des Yoga **Ardha Matsyendrasana**, also der sogenannte Drehsitz.

Wirkungen der Krähe: Mit ***Kakasana*** wird die Haltung einer krächzenden Krähe imitiert und dabei wird das gesamte Körpergewicht nur von den Händen bzw. den Ellbogen getragen, während der Kopf hochpositioniert wird. Bei ***Kakasana*** handelt es sich um eine typische Gleichgewichtsübung, die ein gewisses Maß an Übung und Erfahrung erfordert. **Kakasana** erfordert ein hohes Maß an Konzentration und Selbstvertrauen, liegt das Geheimnis dieser Asana doch darin, sich weit genug nach vorne zu beugen. Grundsätzlich stärkt ***Kakasana*** Arme, Hände, Handgelenke und die Schultern, die Konzentrationsfähigkeit wird gesteigert und die Selbstdisziplin gefördert. Durch die physiologische Dehnung des Thorax wird die Atmung vertieft und auch solche Areale der Lunge belüftet, die sonst weniger gut ventiliert werden. Auch der Gleichgewichtssinn und die körperliche Koordinationsfähigkeit werden durch ***Kakasana*** maßgeblich beeinflusst und gefördert. ***Kakasana*** hat ebenso eine ***neuronale Wirkung***, sie kräftigt das Nervensystem und sorgt für Flexibilität, Kraft und Stärke in den Handgelenken.

Kakasana dehnt zum einen die Gesäßmuskulatur (***Gluteus***) und zum anderen Trizeps, die Muskulatur der Unterarme, die Brustmuskulatur (***Pectoralis***), die Adduktoren der Beine, die Bauchmuskulatur (***Rectus abdomini***) und die Schultermuskeln (***Deltamuskeln***).

Energetische Charakteristik & geistige Wirkung: *Kakasana* hat eine aktivierende, harmonisierende Wirkung und spricht sowohl das ***Ajna Chakra*** als auch das ***Sahasrara*** an. Durch die Krähe stärken Sie Ihr Selbstbewusstsein, Ihren Mut, Sie steigern Ihre Konzentrationsfähigkeit, Willenskraft und ebenso Ihr Equilibrium.

Vorübungen zu Kakasana: Als »physiologische« Vorübung zu ***Kakasana*** kann ***Adho Mukha Shvanasana*** praktiziert werden, denn der herabschauende Hund stärkt und dehnt Rücken-, Arm-, Bein- und Schultermuskulatur. Auch der ***Shishumarasana*** (Der Delphin) eignet sich bestens als Vorübung zu ***Kakasana***.

16.2. Sarvangasana (Der Schulterstand); Sanskrit: सर्वाङ्गासन sarvāṅgāsana n.

Sarvangasana, auch als Kerze oder Schulterstand bekannt, gehört zu den sogenannten Umkehrstellungen. Sarvangasana erhöht die Blutzufuhr zum Gehirn und hat Einfluss auf die Funktion der Schilddrüse und somit auf den gesamten Stoffwechsel. Die Gegenstellung zu ***Sarvangasana*** ist ***Matsyendrasana***, der Fisch. Diese Asana stärkt den oberen Teil der Wirbelsäule ebenso wie die Schultergelenke. Sie kräftigt den unteren Rücken, stärkt Arme und wirkt den unterschiedlichsten Stressoren entgegen.

Wirkungen von Sarvangasana: ***Sarvangasana*** unterstützt die physiologische Funktion der Schilddrüse und ebenso den Metabolismus. ***Sarvangasana*** sorgt für Flexibilität und Stärke im oberen Rücken und in der Schulter. Im Gegensatz zum Kopfstand ist ***Sarvangasana*** eher beruhigend als aktivierend und eignet sich besonders als Asana, die am Abend vor dem Schlafengehen praktiziert wird. Nackenverspannungen werden gelöst und die gesamte Wirbelsäule dabei gestärkt.

Energetische Charakteristik & geistige Wirkung: Der Schulterstand wirkt verjüngend und regeneriert das sogenannte Prana. Der Schulterstand hilft Ihnen, die Dinge so zu akzeptieren, wie sie sind, gleichzeitig vermittelt diese Asana ein Gefühl der Integrität. Der Schulterstand spricht das sogenannte Vishuddha Chakra an.

Vorübungen zu Sarvangasana: Als Vorübungen eignen sich insbesondere jene Asanas, die die untere Rückenmuskulatur ansprechen.

16.3. Parsvottanasana (Die Pyramide); Sanskrit: पार्श्वोत्तानासन

Parsvottanasana, die Pyramide, ist eine im Stehen ausgeführte Vorwärtsbeuge. Sie bewirkt Stabilität, ein unerschütterliches Fundament, verleiht Festigkeit und sorgt für eine angenehme Dehnung im gesamten Körper. Diese Asana stärkt Beine, Po und Ihren Oberkörper, sorgt für Flexibilität in der Hüfte, im Rücken und Ihres Abdomens. Die Pyramide symbolisiert Stabilität und ein unerschütterliches Fundament, ihr Antlitz strahlt Macht, aber auch Energie aus.

Wirkungen von Parsvottanasana: Die Asana sorgt sowohl für eine physische wie auch psychische Stabilität. Auch das Equilibrium wird bei dieser Asana gefördert und gestärkt. Die Pyramide stärkt die seitliche Brustmuskulatur, regt die Funktionen der inneren Organe, insbesondere der Leber an, und sorgt für eine verstärkte Durchblutung des Gehirns.

Energetische Charakteristik & geistige Wirkung: Sowohl das sogenannte Kronen- als auch das Wurzelchakra werden durch diese Asana angesprochen.

Vorübungen zu Parsvottanasana: Als Vorübungen zur Pyramide eignen sich alle Vorwärtsbeugen wie beispielsweise die gegrätschte Vorwärtsbeuge.

16.4. Supta Vajrasana (Der schlafende Diamantsitz); Sanskrit: सुप्त वज्रसन; supta vajrasana

Supta Vajrasana, der schlafende Diamantsitz, gehört zu den sogenannten rückbeugenden Asanas. Supta Vajrasana wird manchmal als »schlafender Donnerkeil« bezeichnet, aber auch »Diamantschlaf« oder »schlafender Diamant«. Es gibt mehrere Möglichkeiten, um diese Asana auszuführen. Der Diamant gilt als der härteste natürliche Stoff auf diesem Planeten und wenn man weiß, wie er entsteht, begreift man auch, warum er so kostbar ist.

Wirkungen von Supta Vajrasana: Supta Vajrasana massiert auf angenehme Weise die inneren Organe im Intestinum, die Asana wirkt sich anregend auf die Darmperistaltik aus, sorgt für einen flexiblen Rücken, streckt den gesamten Thorax, öffnet die Lungenflügel und sorgt für eine verbesserte Ventilation der tiefsitzenden Atemwege und Lunge. Supta Vajrasana ist bestens für Menschen geeignet, die entweder an Asthma bronchiale oder Bronchitis leiden.

Geistige Wirkung: Supta Vajrasana festigt die Entscheidungskraft, den Willen und sorgt für eine verbesserte Konzentrationsfähigkeit.

Vorübung zu Supta Vajrasana: Balasana (Die Stellung des Kindes)

16.5. Adho Mukha Svanasana (Der herabschauende Hund); Sanskrit: अधोमुखश्वानासन

Wirkungen von Adho Mukha Svanasana: Adho Mukha Svanasana ist Teil der Surya Namaskar (Der Sonnengruß) und wird in der Regel nach Bhujangasana (Die Kobra) praktiziert. Diese Asana dehnt die Rückseite der Beine und die gesamte Wirbelsäule. Auch der Lendenwirbelbereich wird gedehnt, dabei Schulter- und Armmuskulatur gekräftigt. Der Hund gehört zu den sogenannten Umkehrstellungen.

Geistige Wirkung: Adho Mukha Svanasana sorgt für innere Ruhe, Kraft und Ausgeglichenheit.

Vorübungen zu Adho Mukha Svanasana: Eine Vorübung zu Adho Mukha Svanasana kann der Delphin sein, der Hund selbst ist Ersatz für Shirshasana (Der Kopfstand), wenn dieser nicht oder noch nicht praktiziert werden kann.

16.6. Urdhva Mukha Svanasana (Der heraufschauende Hund); Sanskrit: अधोमुखश्वानासन

siehe »***Adho Mukha Svanasana***«

16.7. Balasana (Die Stellung des Kindes); Sanskrit: बालासन bālāsana

Wirkungen von Balasana: Balasana entlastet die gesamte Wirbelsäule und tut sowohl Hals als auch Nacken gut. Die Rückenmuskulatur wird in dieser Stellung gedehnt und Verspannungen werden dabei gelöst. Balasana dient der absoluten Entspannung und wird zu den sogenannten Umkehrstellungen gezählt. Umkehrstellungen aktivieren generell die Blutzirkulation. Balasana massiert sanft die inneren Organe und eignet sich besonders bei Magen-Darm-Problemen.

Geistige Wirkung: Balasana sorgt für Ruhe und Gelassenheit, es aktiviert den Solarplexus und hilft dabei, Urvertrauen und Demut zu entwickeln.

Vorübungen zu Balasana: Balasana selbst ist die Gegenstellung zu Ushtrasana (Das Kamel), Shirshasana (Der Kopfstand) und Dhanurasana (Der Bogen).

16.8. Utthita Lolasana (Die Schaukel); Sanskrit उत्थित लोलासन

Wirkungen von Utthita Lolasana: Utthita Lolasana kann zu den Umkehrhaltungen gezählt werden, diese Asana wirkt aktivierend und stimulierend. Sie aktiviert die Blutzirkulation und vertieft die Atmung, dabei fördert sie die Beweglichkeit des Rückens, aber auch der Hüften.

Geistige Wirkung: Utthita Lolasana eignet sich bestens für die Yogapraxis am Morgen, denn sie wirkt verjüngend und sorgt für einen frischen, klaren Verstand.

Vorübungen zu Utthita Lolasana: Die gegrätschte Vorwärtsbeuge kann als Vorübung zu Utthita Lolasana geübt werden, ferner ist sie die Gegenstellung von Ushtrasana, dem Kamel.

16.9. Supta Baddha Konasana (Der liegende Schmetterling); Sanskrit: सुप्तबद्धकोणासन

Wirkungen von Supta Baddha Konasana: Diese Asana öffnet den Thorax, vertieft die Atmung und dehnt sanft die Schultervorderseite bei gleichzeitigem Öffnen der Beininnenseiten.

Geistige Wirkung: Die Asana öffnet das Herz und wirkt regenerierend.

Vorübungen zu Supta Baddha Konasana: keine

16.10. Jathara Parivitti (Die liegende Drehung)

Wirkungen von Jathara Parivitti: Jathara Parivitti, die liegende Drehung, dehnt und entspannt die Bauchmuskulatur im Lendenbereich. Sie hat zudem einen chiropraktischen Effekt auf die Lendenwirbelsäule.

Geistige Wirkung: Sie fördert das Wohlbefinden und hilft Stress abzubauen.

Vorübungen zu Jathara Parivitti: keine

16.11. Kali Asana (Die Hockstellung)

Kali Asana wird tatsächlich noch heute vielerorts als bevorzugte Geburtshaltung verwendet. Kali ist eine hinduistische Hauptgottheit und sie steht für Tod und Zerstörung, aber auch für Erneuerung. Mythologisch gesehen ist Kali eine Manifestation des Zornes der Durga.

Wirkungen von Kali Asana: Kali Asana stärkt insbesondere die weiblichen Geschlechtsorgane, den Beckenboden und gibt eine sanfte Bauchmassage.

Geistige Wirkung: Kali Asana verleiht Kraft und Willensstärke.

Vorübungen zu Kali Asana: keine

16.12. Bhadrasana (Der Schmetterling); Sanskrit भद्रासन bhadrāsana n.

Bhadrasana, der Schmetterling, ist, ähnlich wie Gomukhasana, ein absoluter Hüftöffner. Der Schmetterling steht für Anmut, Verwandlung, Metamorphose, Schönheit und Leichtigkeit – aber auch für grenzenlose Freiheit.

Wirkungen von Bhadrasana: Bhadrasana dehnt und öffnet sanft die Hüften.

Geistige Wirkung: Bhadrasana stärkt das Vertrauen in die eigene Übungspraxis, es schenkt Ruhe und innere Gelassenheit.

Vorübungen von Bhadrasana: keine

16.13. (Utthita) Parsvakonasana (Der seitliche Winkel); परिवृत्त पार्श्वकोणासन

Parsvakonasana ist die Bezeichnung für den seitlichen (gestreckten) Winkel und wird auch als Parivritta Parshvakonasana bezeichnet.

Wirkungen von Parsvakonasana: Diese Asana kräftigt die Fußgelenke, Kniegelenke, Oberschenkel, Achillessehne und dehnt dabei die Flanken. Sie ist ein wirksames Mittel bei Ischialgien und regt die Darmperistaltik an.

Geistige Wirkung: Parsvakonasana bestärkt im Handeln und der Entscheidungskraft, es schenkt ein Gefühl der Freiheit und des Glückes.

Vorübung zu Parsvakonasana: keine

16.14. Gomukhasana (Die Kuh/Das Kuhgesicht); Sanskrit: गोमुखासन gomukhāsana n.

Gomukhasana ist eine im Sitzen ausgeführte Asana, sie gehört zu den hüftöffnenden Asanas und kann ebenfalls als Meditationshaltung verwendet werden. Die Kuh wird bereits in den Veden als Göttin erwähnt und sie verkörpert die Erde, ***Prithivi Mata***. Die Kuh ist in der hinduistischen Religion bis heute unantastbar und heilig.

Wirkungen von Gomukhasana: Gomukhasana kann Schmerzen der Hüften und der unteren Extremitäten lindern, es sorgt für einen geraden Rücken (richtig ausgeführt) und kann bei Rheuma sehr hilfreich sein. Gomukhasana ist ein wirksames Mittel gegen Rückenschmerzen und es gibt einige Variationen davon.

Geistige Wirkung: Gomukhasana wirkt sich allgemein sehr positiv auf das Gemüt aus.

Vorübung zu Gomukhasana: Gomukhasana selbst kann als Vorübung zum Lotussitz verwendet werden. Sie eignet sich ebenfalls hervorragend für die Ausübung von Pranayama.

16.15. Kurmasana (Die Schildkröte); Sanskrit: कूर्मासन kūrmāsana n.

Kurmasana, die Schildkröte, ist eine sehr intensive Vorwärtsbeuge und nicht für Anfänger gleichermaßen geeignet. Die Stellung wird in der Hatha Yoga Pradipika u.a. im 24. Vers des ersten Kapitels beschrieben. Die Schildkröte gehört zu den intensivsten Bauchmuskelübungen im Yoga und hilft, den Blick nach innen zu richten.

Wirkungen von Kurmasana: Kurmasana regt die Verdauung an und ist gleichzeitig eine Bauchmuskulatur stärkende Asana. Sie stimuliert das Immunsystem und dehnt dabei Gastrocnemius, Bizeps femoris, Gluteus und Longissimus, den Rückenstrecker.

Geistige Wirkung: Kurmasana hat eine harmonisierende Wirkung und ist eine gute Vorübung für die Meditation. Sie kann dabei helfen, sich nach innen hin zu fokussieren.

Vorübung zu Kurmasana: keine

16.16. Siddhasana (Die vollkommene Haltung); Sanskrit: सिद्धासन siddhāsana n.

Siddhasana gehört zu den bekanntesten Meditationsstellungen überhaupt und bedeutet übersetzt «vollkommene Sitzhaltung«. In der Hatha Yoga Pradipika werden gleich vier Varianten davon beschrieben.

Wirkungen von Siddhasana: Siddhasana öffnet die Hüften und sorgt dabei für eine sanfte Massage.

Geistige Wirkung: Siddhasana wirkt sich auf das gesamte Nervensystem beruhigend aus und schenkt Kraft und innere Gelassenheit, hilft, sich zu fokussieren, und harmonisiert den Pranafluss.

Vorübung zu Siddhasana: keine

16.17. Vrischikasana (Der Skorpion); Sanskrit: वृश्चिकासन vṛścikāsana n.

Vrischikasana, die Stellung des Skorpiones, ist, ähnlich wie Shirshasana, eine Asana für Fortgeschrittene. Diese Asana kann wie auch der Kopfstand als König der Asanas bezeichnet werden und es handelt sich dabei um eine sogenannte Umkehrstellung. Der Skorpion gehört zu den schönsten und anmutigsten Asanas

Wirkungen von Vrischikasana: Vrischikasna stärkt den gesamten Rücken, dehnt dabei den Bauch und sorgt für eine maximale Dehnung des Kreuzes. Wie alle Umkehrstellungen hat auch diese Asana einen verjüngenden Effekt, die Blutzirkulation wird verstärkt. Die Asana stärkt die Muskulatur des Unterarmes, den Trizeps und den Deltamuskel.

Geistige Wirkung: Die Asana stärkt und harmonisiert, entwickelt den Gleichgewichtssinn und stärkt diesen dabei. Sie wirkt harmonisierend.

Vorübung zu Vrischikasana: Shirshasana, der Kopfstand, und der Delphin sind geeignete Vorübungen für diese Asana. Er bietet sich gleich nach dem Sonnengruß und Navasana an.

16.18. Natarajasana (Der Tänzer); Sanskrit: नटराजासन; IAST: Naṭarājāsana

Natrajasana, der Tänzer, gehört zu den sogenannten Gleichgewichtsübungen und Rückbeugen. Die Asana eignet sich auch bestens für Anfänger und in Kombination mit anderen stehenden Vorwärtsbeugen wie beispielsweise der gegrätschten Vorwärtsbeuge. Der Tänzer stärkt sowohl die geistige als auch die körperliche Stabilität.

Wirkungen von Natarajasana: Der Gleichgewichtssinn wird durch diese Asana verbessert und gefördert, die Asana stärkt dabei Beine und Rücken, sie ist auch gleichsam ein Herzöffner.

Geistige Wirkung: Natrajasana verbessert die Konzentration. Das innere Gleichgewicht wird ebenfalls wie das körperliche gestärkt.

Vorübung zu Natarajasana: Der Baum eignet sich bestens als Vorübung zum Tänzer. Der Tanz nimmt im Hinduismus eine wichtige Stellung ein und im Yoga stärkt der Tänzer die geistige und körperliche Stabilität

16.19. Chaturanga Dandasana (Das Brett); Sanskrit चतुरङ्ग दण्डासन

Chaturanga Dandasana ist auch als sogenannte Stockhaltung bekannt und erinnert ein wenig an den Liegestütz im Sportunterricht.

Wirkungen von Chaturanga Dandasana: Dandasana stärkt die gesamte Muskulatur und auch die tieferen Schichten werden bei dieser Asana gefordert. Sie trägt zur Stabilisation der Wirbelsäule und Gelenke bei, regt den Stoffwechsel und die Hormonproduktion an.

Geistige Wirkung: Chaturange Dandasana wirkt aktivierend und sorgt für einen klaren, wachen Geist.

Vorübungen zu Chaturanga Dandasana: keine

16.20. Ardha Chandrasana (Der Halbmond); Sanskrit: अर्धचन्द्रासन

Ardha Chandrasana, der Halbmond, ist eine im Stehen ausgeführte Asana und sie fordert den Yogi. Balance, Kraft und Dehnung sind charakteristisch für diese Asana. Sie ist eine typische Gleichgewichtsübung. Der Mond ist der Gegenspieler der Sonne und spielt auch in der indischen Philosophie eine große Rolle.

Wirkungen von Ardha Chandrasana: Ardha Chandrasana stärkt Wirbelsäule, Hüft- und Fußgelenke, sie öffnet Thorax und Schultern, fördert die Peristaltik und somit die Verdauung.

Geistige Wirkung: Ardha Chandrasana ist ein guter Stresskiller und kann bei Angstzuständen sehr hilfreich sein. Sie fördert und fordert Stabilität und Koordinationsfähigkeit sowie den Gleichgewichtssinn.

Vorübungen zu Ardha Chandrasana: Der Held ist eine gute Vorübung zu Ardha Chandrasana und lässt sich hervorragend mit Trikonasana und Uttanasana kombinieren.

16.21. Eka Pada Rajakopatasana (Die Taube); Sanskrit: कपोतासन *kapotāsana* n.

Kapotasana wird zu den sogenannten Rückbeugen gezählt und bedeutet übersetzt »Stellung der Taube«. Sie ist eine einfache, jedoch fortgeschrittenere Rückbeuge und eignet sich hervorragend zur Durchführung nach Shalabasana und Bhujangasana. Die Taube steht im Yoga für Offenheit und Aktivismus.

Wirkungen von Eka Pada Rajakopatasana: Kapotasana stärkt die Flexibilität für die Rückbeugen, schafft Freiraum in den Hüften, der Brustwirbelsäule und Schultern. Sie ist ein Thoraxöffner und verbessert die Durchblutung der Lungenflügel sowie des Herzens, die Lungen werden verstärkt belüftet.

Geistige Wirkung: Kapotasana steht für Lebensfreude und die Öffnung des Geistes.
Vorübungen zu Eka Pada Rajakopatsana: Kapotasana selbst ist eine gute Vorübung zur liegenden Variation der Taube. Auch der Bogen, Dhanurasana, eignet sich als Vorübung zu Kapotasana.

16.22. Ardha Matsyendrasana (Der Drehsitz); Sanskrit: अर्धमत्स्येन्द्रासन ardhamatsyendrāsana n.

Ardha Matsyendrasana, der sogenannte Drehsitz, ist eine der wichtigsten Ketoga-Asanas. Ardha Matsyendrasana sorgt für Flexibilität der Wirbelsäule und des Geistes.

Wirkungen von Ardha Matsyendrasana: Die Wirbelsäule wird seitlich flexibel, die Rückenmuskulatur erfährt eine sanfte Massage und das sympathische Nervensystem wird gestärkt. Auch das Intestinum erfährt eine sanfte Massage, wodurch die Peristaltik angeregt wirkt. Man beginnt stets mit der rechten Seite.

Geistige Wirkung: Ardha Matsyendrasana sorgt für einen klaren Geist und nervöse Leiden können mit dieser Asana positiv beeinflusst werden.

Vorübungen zu Ardha Matsyendrasana: keine

16.23. Bhujangasana (Die Kobra); Sanskrit: भुजङ्गासन bhujaṅgāsana n.)

Bhujangsana, die Kobra, ist eine Asana, die die Körperhaltung stärkt. Sie ist eine der wichtigsten Stellungen in Ketoga. Die Kobra spielt in der indischen Mythologie eine wichtige Rolle und ihr werden mystische Kräfte nachgesagt.

Wirkungen von Bhujangasana: Die Rückenmuskulatur wird gestärkt und massiert, sie wirkt hängenden Schultern entgegen und stärkt und dehnt eine Vielzahl von Muskeln, so zum Beispiel Longissimus, Trapezis und Gluteus.

Geistige Wirkung: Die Kobra hat eine öffnende und befreiende Wirkung, sie wirkt Ängsten entgegen und schafft neuen Mut.

Vorübungen zu Bhujangasana: Als Erweiterung zur Kobra kann die sich drehende Kobra praktiziert werden.

16.24. Shalabasana (Das Boot); Sanskrit: शलभासन śalabhāsana n.

Shalabasana ist im Grunde eine Variation der sogenannten Heuschrecke, beide Asanas werden häufig als Shalabasana bezeichnet. Sie wird in Bauchlage praktiziert. So wie das Boot auf See vor dem Ertrinken Schutz bieten kann, schützt diese Asana im Yoga unseren Rücken.

Wirkungen von Shalabasana: Shalabasana stärkt sowohl den Rücken als auch die Gesäßmuskulatur. Der Druck, der auf den Bauch ausgeübt wird, regt die Peristaltik an.

Geistige Wirkung: Die Asana entwickelt Willenskraft, Stärke und Selbstbewusstsein.

Vorübungen zu Shalabsana: Ardha Shalabasana, die halbe Heuschrecke, dient als Vorbereitung zu Shalabasana.

16.25. Navasana (Das einfache Boot); Sanskrit: परिपूर्णनावासन

Navasana, die einfache Bootsstellung, gehört zu jenen Asanas, die sich insbesondere auf die Bauchmuskulatur auswirken und sitzend praktiziert werden. Der Hatha-Yoga unterscheidet stehende, sitzende und liegende Stellungen. Navasana gehört zu den liegenden Stellungen.

Wirkungen von Navasana: Navasana stärkt die Bauchmuskulatur, beugt Rückenbeschwerden vor und bewirkt eine Entspannung des Solarplexus. Sie wirkt sich auch auf die Atmung aus.

Geistige Wirkung: Navasana entwickelt inneres Gleichgewicht und Selbstbewusstsein, es schenkt Mut, Willenskraft und Durchsetzungsvermögen.

Vorübungen von Navasana: Eine gute Vorübung zu Navasana ist Makarasana, das Krokodil. Die Stellung des Kindes eignet sich im Anschluss an Navasana.

16.26. Garudasana (Der Adler); Sanskrit: गरुडासन

Garudasana ist eine der wichtigsten Ketoga-Asanas überhaupt. Diese Asana ist eine Gleichgewichtsübung und wird im Stehen praktiziert. Sie kann besonders gut nach der stehenden oder aber auch gegrätschten Vorwärtsbeuge praktiziert werden, im Anschluss daran eignet sich insbesondere Shavasana oder Trikonasana. In der indischen Mythologie ist der Adler das Reittier des Vishnu, zugleich wird ihm die Bedeutung eines Götterboten zuteil.

Wirkungen von Garudasana: Garudasana sorgt für Flexibilität in den Hüftgelenken, Beinen und Schultern. Gleichzeitig wird die Hals- und Nackenmuskulatur entspannt. Beine, Waden und auch die Hände werden, korrekt ausgeführt, gestärkt. Garudasana hat allgemein eine vitalisierende Wirkung auf den Körper.

Geistige Wirkung: Garudasana entwickelt innere Balance, hilft sich zu zentrieren und lässt uns loslassen, wo es notwendig ist. Sie weckt den Verstand.

Vorübungen zu Garudasana: Alle Gleichgewichtsübungen eignen sich als Vorübung zu Garudasana, insbesondere der Baum.

16.27. Vrikshasana (Der Baum); Sanskrit: वृक्षासन

Vrikshasana ist wie Garudasana eine Gleichgewichtsübung und kann vor Garudasana praktiziert werden. Der Baum ist im Yoga wohl eine der bekanntesten Stellungen und steht für Kraft, Stärke, Sesshaftigkeit und Stabilität.

Wirkungen von Vrikshasana: Der Baum stärkt den Gleichgewichtssinn, trainiert sämtliche Muskulatur, öffnet den Thorax und sorgt für eine verbesserte Atmung. Die Hüften werden durch den Baum gekräftigt. Der Baum gehört zu den wohl bekanntesten Asanas überhaupt.

Geistige Wirkung: Der Baum macht den Geist frei, macht offen für die wesentlichen Dinge im Leben und hilft, Balance zu finden. Er fördert die Konzentration und sorgt für Ausgeglichenheit.

Vorübungen zu Vikshasana: Garudasana lässt sich wunderbar nach dem Baum praktizieren.

16.28. Tadasana (Die Berghaltung); Sanskrit: ताडासन

Tadasana, die Berghaltung, ist eine stehende Asana und gleichzeitig Ausgangslage für viele andere Asanas. In dieser Haltung können sämtliche Organe besser arbeiten, sowohl die Atmung als auch die Verdauung werden positiv beeinflusst. Tadasana kann zu einer persönlichen Erfahrung werden und diese Asana steht in enger Verbindung mit dem Weg der Selbsterkenntnis.

Wirkungen von Tadasana: Tadasana verbessert die gesamte Körperhaltung, sorgt für eine ruhige, gleichmäßige Atmung.

Geistige Wirkung: Tadasana reduziert Stress und sorgt für eine bessere Konzentration und Aufmerksamkeit.

Vorübungen zu Tadasana: keine

16.29. Dhanurasana (Der Bogen); Sanskrit: धनुरासन dhanurāsana n.

Dhanurasana, der (gespannte) Bogen, wird in Bauchlage ausgeführt und es handelt sich bei dieser Asana um eine stark fordernde Übung. Schwerpunkt bei dieser ist die vertiefte Atmung. Dhanurasana gehört zu einer der wichtigsten Ketoga-Asanas.

Wirkungen von Dhanurasana: Dhanurasana stärkt die gesamte Körperrückseite, insbesondere aber die Wirbelsäule, gleichzeitig vereint sie die Wirkungen von Setu Bhandasana und Shalabasana. Die inneren Organe werden bei dieser Asana sanft massiert, die Atmung erfährt, richtig ausgeführt, eine besondere Tiefe. Dhanurasana hat allgemein einen positiven Effekt auf den gesamten Magen-Darm-Trakt.

Geistige Wirkung: Dhanurasana stärkt und entwickelt das Vertrauen in sich selbst und hebt dabei den Geist.

Vorübungen zu Dhanurasana: keine

16.30. Adhvasana (Die Bauchentspannungslage)

Adhvansana ist die Bauchentspannungslage und wird nach vielen anderen Asanas praktiziert.

16.31. Setu Bandhasana (Die Brücke); Sanskrit सेतु बन्धासन

Setu Bandhasana ist eine der wichtigsten Ketoga-Asanas und Gegenstellung zu vielen anderen Asanas wie beispielsweise Sarvangasana oder Halasana. Es gibt etliche Variationen dieser Asana.

Wirkungen von Setu Bandhasana: Setu Bandhasana stärkt Hände, Beine und Gesäß. Es wirkt sich signifikant auf die Wirbelsäule aus und fördert die Verdauung. Sowohl Verspannungen im Nacken- als auch im Lendenbereich werden durch diese Asana gelöst. Sie zählt zu den sogenannten halben Umkehrstellungen, da sich die Hüfte über dem Kopfniveau befindet.

Geistige Wirkung: Setu Bandhasana hilft, Brücken zwischen unterschiedlichen Aspekten des Lebens zu schlagen. Sie hilft, auch schwere Zeiten unbeschadet zu überstehen.

Vorübungen zu Setu Bandhasana: Setu Bandhasana selbst ist eine gute Vorübung für Chakrasana, das Rad.

16.32. Shishumarasana (Der Delphin); Sanskrit: शिशुमार śiśumāra m.)

Shishumarasana, der Delphin, gehört zu den Umkehrhaltungen. Delphine gehören zu den sogenannten Zahnwalen, es handelt sich mit rund 40 unterschiedlichen Arten um die größte Familie der Wale und im Yoga ist der Delphin eine wichtige Vorbereitung zum König der Asanas.

Wirkungen von Shishumarasana: Shishumarasana stärkt Arm- und Schultermuskulatur.

Geistige Wirkung: Mit dieser Asana kann man sich mental auf den Kopfstand vorbereiten. Die Asana hilft im Alltag, die Dinge aus einem anderen Blickwinkel zu betrachten. Ferner werden Arme und Beine gestärkt. Diese Asana ist besonders zum Lindern von Kopfschmerzen geeignet.

Vorübungen zu Shishumarasana: Der Delphin ist die typische Vorübung, um sich auf den Kopfstand und den Skorpion vorzubereiten.

16.33. Utthita Trikonasana (Das Dreieck); Sanskrit: त्रिकोणासन trikoṇāsana n.

Utthita Trikonasana, das Dreieck, ist eine im Stehen ausgeführte Asana. Beine und Hüfte werden bei dieser Asana gleichermaßen gestreckt, gedehnt und sanft massiert. Trikonasana ist eine der wichtigsten Ketoga-Asanas und sie wirkt sich positiv auf die Vitalität von Körper und Geist aus. Im Hinduismus ist das Dreieck ein Attribut der Gottheit Vishnu, es steht aber auch für das Symbol der Göttin Lakshmi.

Wirkungen von Utthita Trikonasana: Utthita Trikonasana sorgt für Flexibilität in den Hüften, sie streckt dabei die gesamte Rückenmuskulatur, sorgt für mehr Freiraum im

Thorax, aber auch in den Schultern. Sie strafft die Oberschenkel, sorgt für mehr Flexibilität in Hals und Nacken und entspannt den gesamten Körper.

Geistige Wirkung: Diese Asana entspannt sowohl physisch als auch psychisch, sie fördert die Wahrnehmung und erdet.

Vorübungen zu Trikonasana: Alle Varianten von Trikonasana, so beispielsweise Baddha Trikonasana oder Supta Trikonasana, eignen sich als Vorübung für diese Variante.

16.34. Matsyasana (Der Fisch); Sanskrit: मत्स्यासन matsyāsana n.

Matsyasana, der Fisch, lässt sich hervorragend nach dem Schulterstand und dem Pflug praktizieren. Matsyasana wirkt sich positiv auf das Hormonsystem aus und gehört zu jenen Asanas, die den Thorax öffnen. Matsyasana wird in Rückenlage ausgeführt. In vielen Ländern hat der Fisch eine bedeutende Symbolkraft, so steht der Fisch, Ichtys, im Christentum als Akronym für Jesus Christus. Fische spielen aber auch in vielen Märchen und Mythologien eine übergeordnete Rolle. Im Yoga gehört der Fisch zu den wichtigsten Asanas überhaupt.

Wirkungen von Matsyasana: Matsyasana wirkt Verspannungen von Rücken und Schultern entgegen, deshalb eignet sie sich insbesondere als Asana *nach* dem Schulterstand. Matsyasana öffnet den Thorax, sorgt für Freiraum in den tiefliegenden Atemwegen, sie erhöht die Sauerstoffzufuhr, ventiliert verstärkt beide Lungenflügel und dehnt sowohl die LWS wie auch die HWS. Sie ist eine wunderbare Asana bei Rundrücken und schlechter Haltung. Trapezius, Longissimus und Bizeps werden bei dieser Asana gestärkt.

Geistige Wirkung: Die Asana hilft bei emotionalen Missempfindungen, sie hilft bei Herzangst und befreit den Solarplexus. Allgemein wirkt sie stressabbauend und im Anschluss gibt sie ein Gefühl der Frische und Klarheit.

Vorübungen zu Matsyasana: Als Vorbereitung zu Matsyasana praktiziere ich persönlich am liebsten sowohl den Schulterstand, die Brücke in verschiedenen Variationen, aber auch Makarasana, das Krokodil.

16.35. Shashankasana (Der Hase); Sanskrit: शशांकासन, Shashankāsana

Shashankasana, der Hase, wird oftmals in den unterschiedlichsten Varianten praktiziert. Sie gehört zu jenen Asanas, die die Kopf- bzw. Nackenmuskulatur kräftigen und zählt zu den Umkehrstellungen, die Blutzufuhr zum Schädel hin wird erhöht. Der Hase verkörpert unter anderem die Wiedergeburt und Auferstehung.

Wirkungen von Shashankasana: Shashankasana kräftigt Hals und Nacken, insbesondere den Trapezius. Sie öffnet den Thorax und sorgt für mehr Flexibilität in den Schultern.

Geistige Wirkung: Shashankasna fördert die Konzentrationsfähigkeit, sie wirkt ausgleichend und beruhigend.

Vorübungen zu Shashankasana: Die Asana selbst eignet sich bestens, um sich auf Shirshasana oder den Skorpion vorzubereiten. Der Delphin kann als Vorübung zu Shashankasana verwendet werden, ebenso die Stellung des Kindes.

16.36. Vira Bhadrasana (Das Heldendreieck); Sanskrit: वीरभद्रासन vīrabhadrāsana n.

Vira Bhadrasana, der Krieger, wird manchmal auch als »Held« bezeichnet. Sie bezieht sich in direkter Weise auf den großen Helden und Krieger ***Virabhadra***. Den indischen Überlieferungen zufolge wurde diese Asana von Shiva höchstpersönlich erschaffen und ihm wurde eine angsteinflößende Erscheinung zugesprochen. Die Asana bezieht sich auf den spirituellen Kampf und meint nicht einen physischen Kampf. Sie ist eine der wirkungsvollen Übungen in Bezug auf die Selbstfindung und ist deshalb von großer Bedeutung. Die Asana wird in mehreren Variationen ausgeführt. Meistens ist vom Krieger I, II oder III die Rede. Sie eignet sich bestens als Asana nach Surya Namaskar, dem Sonnengebet.

Wirkungen von Vira Bhadrasana: Vira Bhadrasana entwickelt körperliche Kraft, Stärke und Durchhaltevermögen. Sie stärkt die Eigendisziplin und je öfter diese Asana praktiziert wird, desto mehr Wirkungen werden mit ihr auf physischer Ebene erzielt. Vira Bhadrasana weckt Enthusiasmus und Empathie.

Geistige Wirkung: Die Asana entwickelt innere Festigkeit, Mut und geistige Kraft.

Vorübungen zu Vira Bhadrasana: Eine gute Vorübung zu dieser Asana ist der Tänzer, aber auch Tadasana, die sogenannte Berghaltung.

16.37. Ushtrasana (Das Kamel); Sanskrit: उष्ट्रासन uṣṭrāsna m.

Ushtrasana, das Kamel, gehört zu jenen Asanas, die ich am liebsten praktiziere. Sie gehört zu der Reihe der wichtigsten Ketoga-Asanas und zählt zu den Rückbeugen. Das Kamel kann als eine Variante von Chakrasana gesehen werden, sie eignet sich hervorragend nach dem Bogen oder der Taube. Ferner gehört die Stellung des Kindes nach Ushtrasana als Gegenstellung praktiziert.

Wirkungen von Ushtrasana: Ushtrasana stärkt insbesondere die Oberschenkel, erhöht die Flexibilität der Wirbelsäule und öffnet stark den gesamten Thorax. Gluteus maximus und Quadrizeps werden gestärkt, Psoas und Latissimus unter anderem gedehnt. Sie gehört zu den vitalisierenden und aktivierenden Asanas. Das Kamel symbolisiert Durchhaltevermögen unter extremen Bedingungen.

Geistige Wirkung: Ushtrasana entwickelt Lebensfreude, gibt Energie und hilft, sich auf psychischer Ebene zu öffnen, auch dem Unbekannten gegenüber.

Vorübungen zu Ushtrasana: Als Vorübung eignet sich bestens Makarasana, nach dem Kamel sollte stets die Stellung des Kindes ausgeführt werden. Majariasana eignet sich ebenfalls *nach* dem Kamel.

16.38. Majariasana (Die Katze); Sanskrit मार्जार, Katze

Majariasana, die Katze, praktiziere ich am liebsten als Katze diagonal. Sie gehört zu jenen Asanas, die uns dabei helfen können, den Rücken gesund zu erhalten. Sie ist die »physiologische« Gegenstellung zur Stellung des Kindes.

Wirkungen von Majariasana: Majariasana ist eine Asana zur aktiven Rückenentspannung und sorgt für entsprechende Flexibilität in der Wirbelsäule. Sie hat eine wohltuende Wirkung auf den Rücken, stärkt dabei Schultern, Bauchmuskulatur und den gesamten Rücken. Eine Vielzahl von Rückenbeschwerden können durch diese Asana positiv beeinflusst werden. Gestärkt werden unter anderem Gluteus maximus, Delta, Trapezius und sämtliche Rückenstrecker.

Geistige Wirkung: Majariasana entspannt den Geist und hilft dabei, Anmut zu entwickeln. Sie hat allgemein eine harmonisierende Wirkung auf unseren Geist.

Vorübungen zu Majariasana: Majariasana kann bestens als nachfolgende Stellung zu den Vorwärtsbeugen praktiziert werden.

16.39. Shirshasana (Der Kopfstand); Sanskrit: शीर्षासन śīrṣāsana n.

Shirshasana, der Kopfstand, ist der König der Asanas und der wohlklingende Name verspricht absolute Spannung. Diese Asana ist ein absolutes »Muss« und sollte aufgrund der hohen Verletzungsgefahr stets mit größter Achtsamkeit ausgeführt werden. Sie ist die wichtigste Ketoga-Asana überhaupt. Die Wirkungen dieser Asana entwickeln und erweitern sich mit der Routine. Menschen mit einer arteriellen Hypertonie sollten diese Asana nicht ohne Weiteres ausführen.

Wirkungen von Shirshasana: Shirshasana gehört zu den sogenannten Umkehrstellungen und hat eine verjüngende Wirkung. Sie verlangt viel Disziplin, fordert das Selbstbewusstsein und das Vertrauen in sich selbst. Sie stärkt die Armkraft und erweitert unsere physischen Grenzen. Auch sorgt sie für eine verstärkte Durchblutung im Kopfbereich, fordert den Gleichgewichtssinn und wirkt Asthma bronchiale entgegen. Auch bei einer Obstipation kann der Kopfstand wertvolle Dienste leisten.

Geistige Wirkung: Der Kopfstand hat einen erfrischenden, vitalisierenden Effekt und diese Asana sorgt für einen klaren Geist, der mentale Fokus wird durch ihn gestärkt. Sie stärkt unser Selbstvertrauen, unseren Mut und unsere

Willenskraft, fördert kognitive Fähigkeiten, Gedächtnis und Konzentration.

Vorübungen zu Shirshasana: Der Delphin ist die beste Vorbereitung für den Kopfstand.

16.40. Dhyanasana (Meditationshaltung); Hindi ध्यान आसन

Dhyanasana ist die typische Meditationsstellung.

16.41. Mayurasana (Der Pfau); Sanskrit: मयूरासन mayūrāsana n.

Mayurasana, der Pfau, wird in vielen unterschiedlichen Variationen praktiziert. Sie ist eine kraftfordernde Asana, ähnlich wie Kakasana, die Krähe. Wird diese Asana korrekt ausgeführt, so bilden Beine, Körper und Kopf eine exakte Parallele zum Boden. Die Wirkungen dieser besonderen Asana sind vielfältig.

Wirkungen von Mayurasana: Auf physicher Ebene stärkt Mayurasana die Armmuskulatur. Sie sorgt für eine Erhöhung der Lungenkapazität, hilft das Nervensystem zu beruhigen und gibt diesem die Möglichkeit, sich zu erneuern. Die Schultermuskulatur wird stark gedehnt, dabei unter anderem Pectoralis, Latissimus, Unterarme und Trizeps gestärkt. Der Pfau steht seit Jahrtausenden als Sinnbild für Herrschertum und Schönheit.

Geistige Wirkung: Auf geistiger Ebene stärkt diese Asana die Konzentrationsfähigkeit, Willenskraft, den Mut, das Selbstbewusstsein und das innere Gleichgewicht.

Vorübungen zu Mayurasana: Alle Asanas, die die Unterarme, Oberarme und Schultern stärken, können als Vorübungen zu Mayurasana praktiziert werden.

16.42. Akarna Dhanurasana (Pfeil und Bogen); Sanskrit: ākarna-dhanur-āsana आकर्णधनुरासन n.

Wirkungen von Akarna Dhanurasana: Akarna Dhanurasana entwickelt die Kraft und Stärke der Arme und des Rückens. Auch die Bauchmuskulatur wird gefordert und gestärkt. Sowohl die Verdauung als auch das Immunsystem erfahren eine positive Wirkung.

Geistige Wirkung: Diese Asana sorgt für geistige Orientierung, Bestimmtheit und hilft dabei, Entscheidungsfähigkeit zu entwickeln.

Vorübungen zu Akarna Dhanurasana: Diese Asana eignet sich als Vorübung für den Lotus und Eka Pada Shirshasana.

16.43. Halasana (Der Pflug); Sanskrit halāsana हलासन n

Halasana, der Pflug, ist eine Asana für die Flexibilität des der gesamten Wirbelsäule einschließlich der HWS. Es handelt sich hierbei um die physiologische Gegenstellung zu Matsyasana, dem Fisch.

Wirkungen von Halasana: Halasana sorgt für mehr Flexibilität der gesamten Wirbelsäule, auch wirkt sie sich positiv auf Nacken und Schultern aus. Die Beinmuskulatur wird gedehnt und die inneren Organe erfahren eine sanfte Massage, weshalb sie die Verdauung fördert. Longissimus, Trapezius und Bizeps werden unter anderem gedehnt.

Geistige Wirkung: Die Asana wirkt hamonisierend und sie hilft dabei, sich zu zentrieren.

Vorübungen zu Halasana: Halasana eignet sich als Folge von Sarvangasana und ihre Gegenstellung ist der Fisch.

16.44. Chakrasana (Das Rad); Sanskrit: चक्रासन

Chakrasana, das Rad, gehört zu den sogenannten Rückbeugen und ist die vollendete Form derselbigen. Sie fordert eine maximale Flexibilität der Wirbelsäule und sorgt dafür, die Dinge aus einem anderen Blickwinkel betrachten zu können. Sie vertieft ferner die Respiration. Das Rad steht bereits seit Jahrtausenden für Unendlichkeit.

Wirkungen von Chkakrasana: Die gesamte Wirbelsäule, aber auch Arme und Beine werden gestreckt. Sie ist vitalisierend, aktivierend und wirkt Haltungsschäden entgegen, dabei regt sie den Metabolismus an.

Geistige Wirkung: Vitalisiert den Geist und sorgt für Klarheit und Zentrierung. Auch die Willenskraft wird durch diese Asana gestärkt.

Vorübungen zu Chakrasana: Alle Variationen der sogenannten Vorwärtsbeugen sind Gegenstellungen zu Chakrasana.

Ardha Chakrasana, das halbe Rad, eignet sich hervorragend als Vorbereitung auf das vollständige Rad.

16.45. Shavasana (Die Rückenentspannungslage)

Für den Yoga typische Entspannungshaltung.

16.46. Purvotthasana (Die schiefe Ebene)

Purvotthasana, die schiefe Ebene, ist die physiologische Gegenstellung zu sämtlichen vorwärtsbeugenden Asanas. Sie eignet sich bestens, um nach der Kobra praktiziert zu werden.

Wirkungen von Purvotthasana: Purvotthasana stärkt Arme und Beine, auch der untere Bereich des Rückens wird durch diese Asana gestärkt. Sie ist ein wirksames Mittel gegen Verspannungen der LWS.

Geistige Wirkung: Diese Asana entwickelt Willensstärke und Entschlusskraft.

Vorübungen zu Purvotthasana: Alle Asanas, die die Arme stärken, können als Vorübungen herangezogen werden.

16.47. Vasishtasana (Der Seitstütz); Sanskrit: वसिष्ठासन vasiṣṭhāsana n.

Vasishtasana, der Seitstütz, ist eine Variation von Purvotthasana, der schiefen Ebene. Sie ist eine der besten Prophylaxen, um Rückenschmerzen und -verspannungen zu verhindern.

Wirkungen von Vasishtasana: Sie stärkt das Ileosakralgelenk, stärkt insbesondere die seitliche Rumpfmuskulatur, das Kreuzbein, aber auch die Oberschenkelmuskulatur sowie Unter- und Oberarme. Die Schultern werden ebenfalls angesprochen.

Geistige Wirkung: siehe Parvotthasana

Vorübungen zu Vasishtasana: Parvotthasana eignet sich hervorragend für diese Asana-Variation.

16.48. Shiranhustasana (Der sich verneigende Held)

Shiranhustasana, der sich verneigende Held, wird auch als sogenannte Kopf-Zehen-Stellung bezeichnet. Diese Asana ist die Weiterentwicklung von Virabhadrasana, dem Krieger (Held).

Wirkungen von Shiranhustasana: Shiranhustasana entwickelt das Durchhaltevermögen, stärkt Quadriceps und Gluteus, weckt Lebensmut und gibt Kraft.

Geistige Wirkung: Die Asana bewirkt auf geistiger Ebene Mut, Durchhaltevermögen, Standkraft, Tatendrang und Enthusisasmus für jene Dinge, die wir täglich verrichten.

Vorübungen zu Shiranhustasana: Als Vorübung zu Shiranhustasana eignet sich der Krieger I, II, III.

16.49. Surya Namaskar (Der Sonnengruß); Sanskrit, सूर्य नमस्कार, Sūrya Namaskāra

Surya Namaskar, eine Kaskade von einzelnen Asanas, ist eine der wichtigsten Ketoga-Asanas. Man kann diese Abfolge von Asanas als eine Art Aufwärmübung betrachten, denn sie bereitet den Körper optimal auf die folgende Praxis vor. Übersetzt bedeutet Surya Namaskar »Ehre sei dir, Sonne« und sie wird deshalb auch als das Sonnengebet bezeichnet. Sie ist das Pendant zum Mondgruß. Beim Ausführen des Sonnengebetes sollte man sich stets der Sonne zuwenden.

Wirkungen von Surya Namaskar: Mit Surya Namaskar wird die Atmung vielfach vertieft, sie hat eine aktivierende Charakteristik, dehnt und kräftigt viele einzelne Muskelpartien. Es ist ein sanfter Wechsel zwischen Vor- und Rückbeugen, entspannt und stimuliert zugleich das gesamte Nervensystem, die Lungenkapazität wird signifikant erhöht und so wird diese Asana unbewusst zu einer

Pneumonieprophylaxe. Der Körper wird ebenso wie der Geist flexibel und anpassungsfähiger.

Geistige Wirkung: Diese Asana stellt ein inneres Gleichgewicht her, harmonisiert und schenkt Selbstvertrauen und Willensstärke.

Vorübungen zu Surya Namaskar: Alle in Surya Namaskar anzutreffenden Asanas können als Vorübungen herangezogen werden, um einen reibungslosen Ablauf dieser Asana-Kaskade zu gewährleisten.

16.50. Ardha Bhujangasana (Die Sphinx); Sanskrit अर्ध भुजङ्गासन

Ardha Bhujangasana ist eine in Bauchlage ausgeführte Asana und die weiterentwickelte Form der Kobra, Bhujangasana. Es handelt sich um eine Rückbeuge und sie wird zwischen der Kobra und der Heuschrecke eingebettet.

Wirkungen von Ardha Bhujangasana: Ardha Bhujangasana sorgt für eine erhöhte Flexibilität der Lendenwirbelsäule. Sie beugt Rückenschmerzen vor und wirkt auf das Intestinum.

Geistige Wirkung: Siehe Bhujangasana

Vorübungen zu Ardha Bhujangasana: Als Vorübung zu Ardha Bhujangasana eignet sich die Kobra und die sich drehende Kobra.

16.51. Viravadrasana (Die Waage)

Viravadrasana, die Waage, ist eine Asana aus der Gruppe der sogenannten Gleichgewichtsübungen (es ist nicht Tolasana, die Balance-Stellung, gemeint).

Wirkungen von Viravadrasana: Viravadrasana sorgt für einen verbesserten Gleichgewichtssinn und Ausdauer, die Asana bestärkt in diszipliniertem Verhalten und steigert die Konzentrationsfähigkeit. Sie intensiviert die Respiration, stärkt Rücken- und Bauchmuskulatur gleichermaßen und beugt Krampfadern vor.

Geistige Wirkung: Die Asana schenkt Harmonie, Kraft, Ausdauer, inneres Gleichgewicht und eine erhöhte Ausgeglichenheit.

Vorübungen: Als Vorübung eignen sich Tadasana, aber auch der Baum und Garudasana, der Adler.

16.52. Prasarita Padotthasana (Die gegrätschte Vorwärtsbeuge); Sanskrit प्रसारित पादोत्तानासन

Prasarita Padotthasana ist eine Asana, die im Stehen ausgeführt wird, zu den sogenannten Vorwärtsbeugen gehört und sowohl von Anfängern als auch von Fortgeschrittenen praktiziert werden kann. Sie hat einen allgemein stimulierenden Effekt und erhöht die Blutzufuhr zum Kopf hin. Die Halsschlagader erfährt eine verstärkte Durchblutung und Zentralisation.

Wirkungen von Prasarita Padotthasana: Parasarita Padotthasana stärkt die Beinmuskulatur, Kniemuskulatur, entastet den Rücken und ist wirksam gegen Nackenprobleme.

Geistige Wirkung: Sie sorgt für einen klaren Geist, aber auch für einen aufmerksamen, wachen Verstand.

Vorübungen zu Prasarita Padotthasana: Sie ist eine gute Alternative, wenn der Kopfstand nicht ausgeführt werden kann.

16.53. Ardha Bhekasana (Der halbe Frosch); Sanskrit: भेकासन; IAST: Bhekāsana

Ardha Bhekasana, der halbe Frosch, ist eine im Liegen ausgeführte Asana und in ihrer vollständigen Ausführung, Bhekasana (Der Frosch), wird sie manchmal auch als Mandukasana bezeichnet. Mit der ersten Bezeichnung ist oftmals die liegende Variante des Frosches gemeint, mit dem zweiten Namen die kniende. Frösche, mit glatter und warzenloser Haut, gelten besonders in Japan als Vorboten des Frühlings.

Wirkungen von Ardha Bhekasana: Ardha Bhekasana wirkt sich auf die gesamte Körperhaltung positiv aus, sie sorgt für eine vertiefte Atmung, wirkt sich positiv auf die Peristaltik aus und kann bei Menstruationsbeschwerden wertvolle Dienste leisten. Diese Asana kann depressive Verstimmungen positiv beeinflussen.

Geistige Wirkung: Ardha Bhekasana ist optimal zum Harmonisieren und Entspannen geeignet. Die Asana kann Stress abbauen und eignet sich insbesondere nach einem stressigen Arbeitstag.

Vorübungen zu Ardha Bhekasana: Ardha Bhekasana ist eine Variation von Bhujangasana, der Kobra. Sowohl die Kobra als auch Ardha Bhujangasana, die sogenannte Sphinx, eignen sich als Vorübungen für diese Asana.

16.54. Hanumanasana (Der Affe); Sanskrit: हनुमानासन [ˈhʌnʊmaːn

Hanuman (Sanskrit हनुमान्, *Hanumān* [ˈhʌnʊmaːn]) ist eine hinduistische Gottheit mit der Gestalt eines Affen und ein Bote der Götter. Als Sohn des Windgottes Vayu tritt Hanuman als treuer Helfer der Gottheit Rama im indischen Epos Ramayama auf. Er gehört zu den wohl populärsten hinduistischen Gottheiten, noch heute.

Wirkungen von Hanumanasana: Hanumanasana ist eine imposante Asana und dehnt Oberschenkel und Leisten, stimuliert das Intestinum, stärkt die Beweglichkeit und die Achillessehne. Sie ist eine wichtige Asana bei der Behandlung von Schlaflosigkeit.

Geistige Wirkung: Hanumanasana hilft, über sich selbst hinauszuwachsen, sie stärkt das Selbstbewusstsein und steht für Anmut und Schönheit. Hanumanasana steht aber auch für die bedingungslose Hingabe.

Vorübungen zu Hanumansana: Als Vorübung eignet sich beispielsweise der Krieger und der sich verneigende Held, aber auch sämtliche Asanas, die die Flexibilität der Oberschenkel und Leisten fördern.

16.55. Gorakshasana (Der Kuhhirte); Sanskrit: गोरक्षासन gorakṣāsana n.

Gorakshasana, die sogenannte Kuhhirtenstellung, hat eine große Ähnlichkeit mit Padmasana, dem Lotussitz, und sie ist nach dem Hatha-Yoga-Meister Goraksha benannt, der im 9./10. Jahrhundert im nördlichen Indien lebte und dort als Siddha, Heiliger, verehrt. In der Hatha-Pradipika wird speziell diese Asana als alternative Bezeichnung für Bhadrasana erwähnt. Bhadra ist eine glückverheißende Stellung.

Wirkungen von Gorakshasana: Gorakshasana gehört zu jenen Asanas, die sich in ihrer Wirkung verstärken, je öfter man sie praktiziert. Sie stärkt die Haltung und sorgt für einen schmerzfreien Rücken, das Intestinum erfährt eine Beruhigung. Sie stärkt das Abdomen und sorgt für einen ausgeprägten Gleichgewichtssinn.

Geistige Wirkung: Gorakshasana wirkt beruhigend und harmonisierend.

Vorübungen zu Gorakshasana: Gorakshasana eignet sich auch als Meditationsstellung und jeder kreuzbeinige Sitz kann als Vorübung herangezogen werden. Gorakshasana kann aber selbst als Vorübung für andere kreuzbeinige Stellungen verwendet werden.

16.56. Janusirsasana (Die Kopf-zum-Knie-Stellung); Sanskrit जानु शीर्षासन

Janusirsasana beginnt man stets in Padmasana, die Hände werden hinter dem Rücken gefaltet zusammengebracht und während der Asana auch dort belassen. Janusirsana ist eine die Beweglichkeit fördernde Asana.

Wirkungen von Janusirsasana: Janusirsana fördert die Flexibilität des Rumpfes und die inneren Organe erfahren durch den ausgeübten Druck eine sanfte, wohltuende Massage. Sie regt die Verdauung an und stimuliert die Gallenblase. Ein Reizdarmsyndrom kann durch diese Asana positiv beeinflusst werden. Beine, Becken und Rücken erfahren eine Dehnung. Janusirsana gehört zu den sogenannten Vorwärtsbeugen. Die Asana wirkt sich positiv und stabilisierend auf den arteriellen Blutdruck aus.

Geistige Wirkung: Janusirsasana hat eine beruhigende, erfrischende und ausgleichende Wirkung. Sie reguliert das Nervensystem und lindert die Folgen von Stress auf geistiger Ebene.

Vorübungen zu Janusirsasana: Vorbereitende Asanas sind Dandasana, Baddha Konasana, Vrikshasana und Pachimottasana.

16.57. Bharadvajasana (Die Bharadvaja-Stellung); Sanskrit भरद्वाजासन Bharadvājāsana

Bharadvaja, Sanskrit भरद्वाज, Bharadvāja m., ist einer von insgesamt sieben Rishi und diese Asana ist ihm gewidmet, dem Krieger aus dem Mahabharata. Er wird allerdings auch im Ramayama, dem zweiten wichtigen indischen Epos erwähnt. Bharadvajasana wird aus dem Lotussitz heraus initiiert.

Wirkungen von Bharadvajasana: Bharadvajasana stärkt und vitalisiert die gesamte Wirbelsäule und sorgt für Geschmeidigkeit in Knie- und Schultergelenken. Sie regt die Verdauung an und baut Stress ab. Weiterhin ist sie hilfreich beim sogenannten Karpal-Tunnel-Syndrom. Die Hüften erfahren eine intensive Dehnung.

Geistige Wirkung: Die Asana sorgt für emotionalen Halt und geistige Stabilität.

Vorübungen zu Bharadvajasana: Vorbereitende Übungen sind Baddha Konasana, Utthita Trikonasana, Virasana, Vrikshasana und Supta Padangusthasana.

16.58. Apanasana (Die Knie-zum-Kinn-Stellung); Sanskrit: अपानासन

Apanasana ist eine Stellung, die sich insbesondere nach den Rückbeugen als Gegenstellung eignet, aber auch zwischen anstrengenden Asanas eingebaut werden kann.

Wirkungen von Apanasana: Die Knie-zum-Kinn-Stellung dehnt und entspannt die gesamte Wirbelsäule, insbesondere jedoch den Lendenwirbelbereich.

Geistige Wirkung: Apanasana schenkt Ruhe, Kraft und innere Gelassenheit.

Vorübungen zu Apanasana: Apanasana ist eine »physiologische« Gegenstellung zu den sogenannten Rückbeugen.

16.59. Malasana (Die tiefe Hocke); Sanskrit: माला

Malasana, die sogenannte »tiefe Hocke«, gehört zu den Hüftöffnern. Malasana wird fälschlicherweise auch als Girlande bezeichnet.

Wirkungen von Malasana: Malasana fördert die Beweglichkeit im gesamten Becken, stärkt die unteren Extremitäten und regt den gesamten Stoffwechsel an.

Geistige Wirkung: Malasana verleiht ein erdendes Gefühl, aber auch Ruhe und neue Kraft.

Vorbereitung zu Malasana: Hierzu eignen sich Baddha und Supta Baddha Konasana.

16.60. Sukhasana (Der Schneidersitz); Sanskrit: सुखासन sukhāsana n.

Sukhasana ist eine typische Meditationshaltung.

16.61. Tolasana (Die Balance-Stellung); Sanskrit: तुलासन; IAST: Tulāsana

Tolasana, die Balance-Stellung, wird auch oftmals als Waage bezeichnet. Sie ist wie der König der Asanas eine fordernde Übung und bedarf einiges an Vorerfahrung. Tolasana entwickelt insbesondere die Armkraft.

Wirkungen von Tolasana: Tolasana vertieft die Atmung, steigert die Konzentrationsfähigkeit, stärkt durch das Anziehen der Beine das Abdomen und stärkt Schultern, Arme und den Rumpf. Der Gleichgewichtssinn wird ebenfalls gestärkt.

Geistige Wirkung: Tolasana stärkt das Bewusstsein, öffnet den Geist gegenüber dem Unbekannten und sorgt für inneres Gleichgewicht.

Vorübungen zu Tolasana: Als Vorübungen eignen sich alle Asanas, die unter anderem auch die Arme stärken und kräftigen.

Abschließend zu diesem Kapitel möchte ich die wichtigsten Ketoga-Asanas benennen. Die Reihenfolge spielt dabei keine Rolle und ist zufällig gewählt. Ich habe mich in diesem Buch ganz bewusst dagegen entschieden, Anleitungen für die jeweiligen Stellungen zu beschreiben. Zum einen gibt es einige wirklich sehr gute Büchern auf dem deutschen Markt, die sich eben mit diesen Anleitungen beschäftigen.

Grundsätzlich bin ich aber der Meinung, dass Yoga, zumindest zu Beginn, nicht ohne Vorkenntnisse und auf eigene Faust durchgeführt werden sollte. Wenn man nicht weiß, wie die jeweiligen Asanas umgesetzt werden müssen, besteht eine sehr große Verletzungsgefahr!

17. Die wichtigsten 20 Ketoga-Asanas mit Abbildung

17.1. Ardha Matsyendrasana (Der Drehsitz)

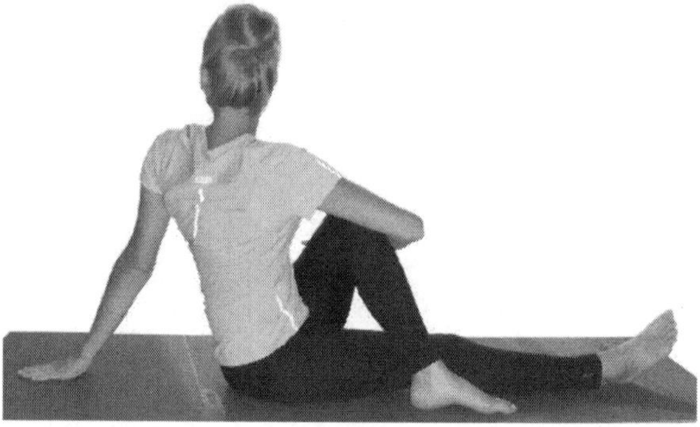

17.2. Ushtrasana (Das Kamel)

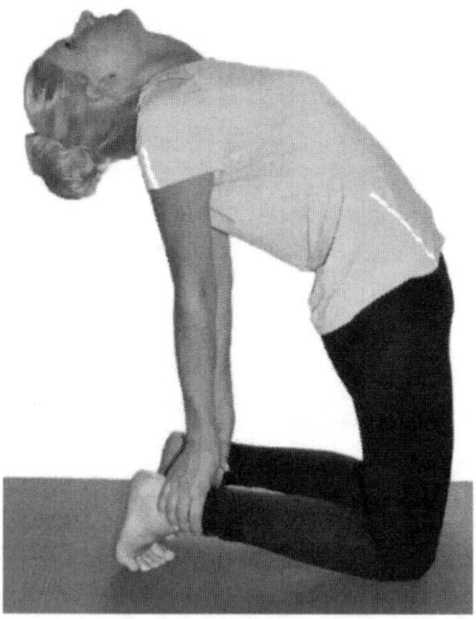

17.3. Vrischikasana (Der Skorpion)

Ohne Abbildung

17.4. Sarvangasana (Der Schulterstand)

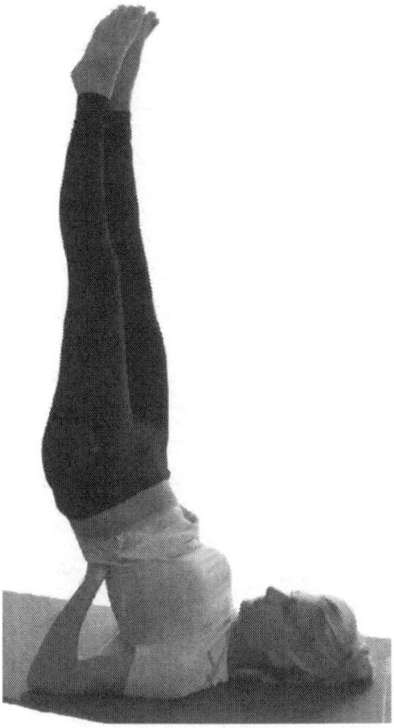

17.5. Vrikshasana (Der Baum)

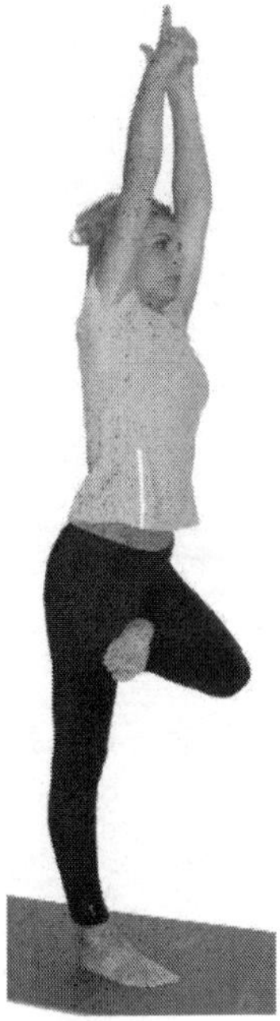

17.6. Balasana (Die Stellung des Kindes)

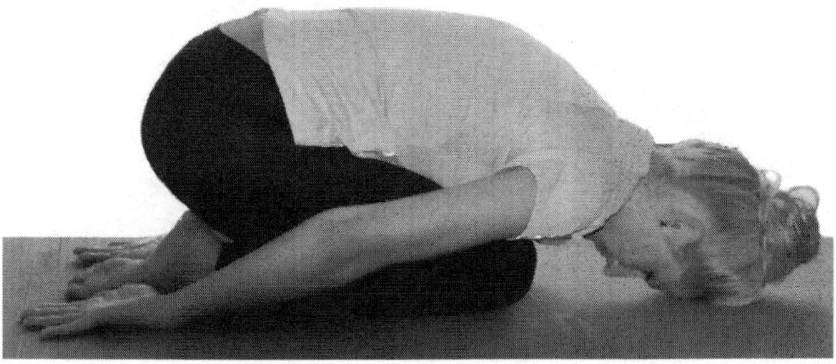

17.7. Natarajasana (Der Tänzer)

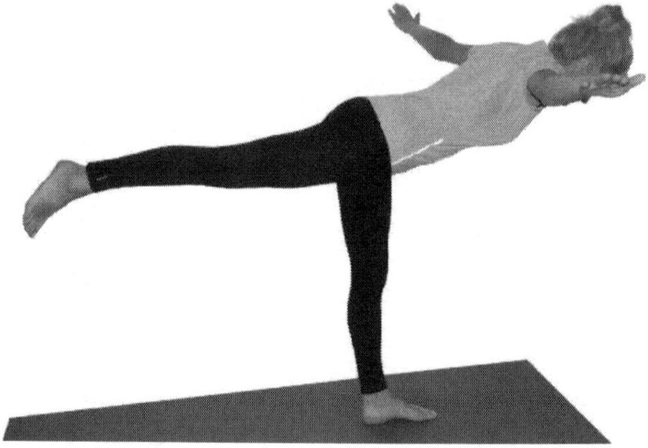

Anmerkung zur Abbildung: Die Waage ist eine geeignete Vorübung zum vollendeten Tänzer (nicht abgebildet).

17.8. Shirshasana (Der Kopfstand)

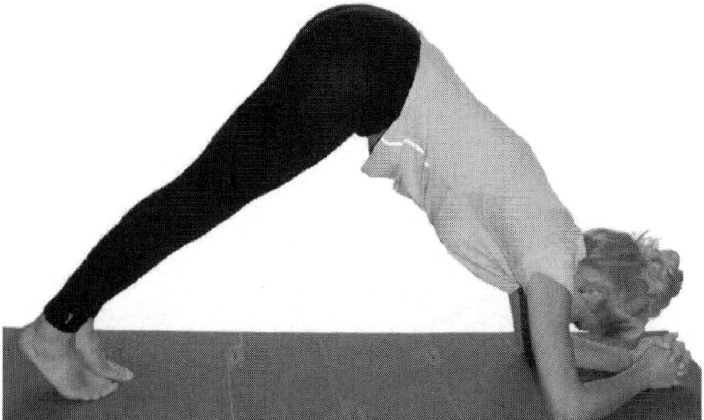

Anmerkung: Der abgebildete Delphin ist eine gute Vorübung für den Kopfstand, den König der Asanas.

17.9. Adho Mukha Svanasana/Urdhva Mukha Svansana (Der herab- und heraufschauende Hund)

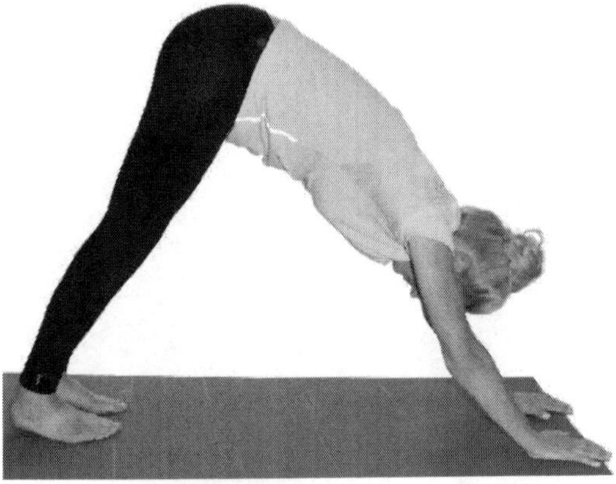

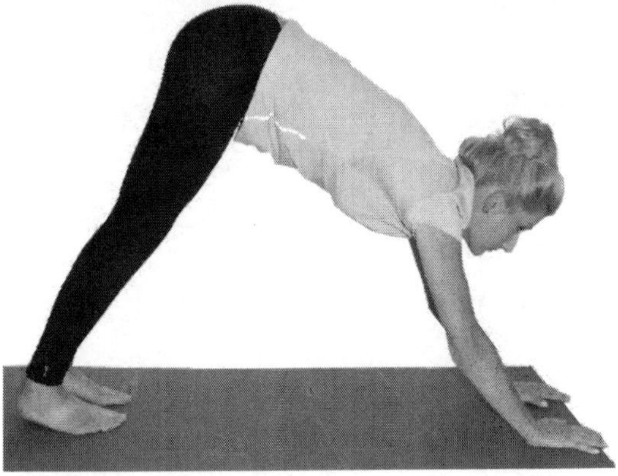

17.10. Matsyasana (Der Fisch)

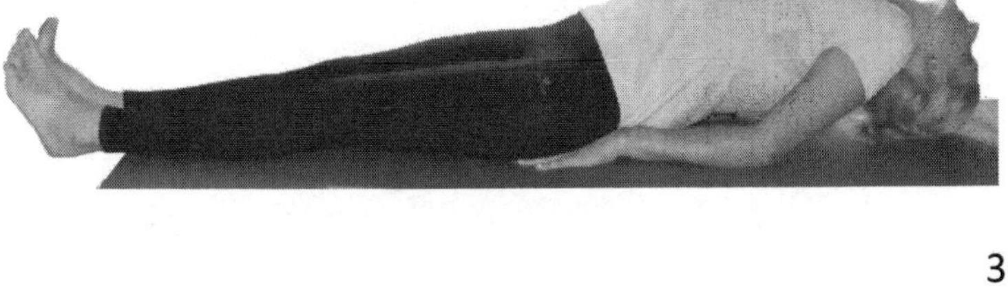

17.11. Gomukhasana (Das Kuhgesicht/Die Kuh)

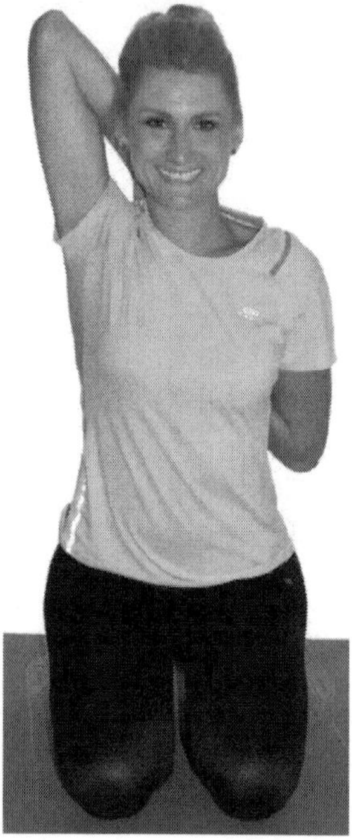

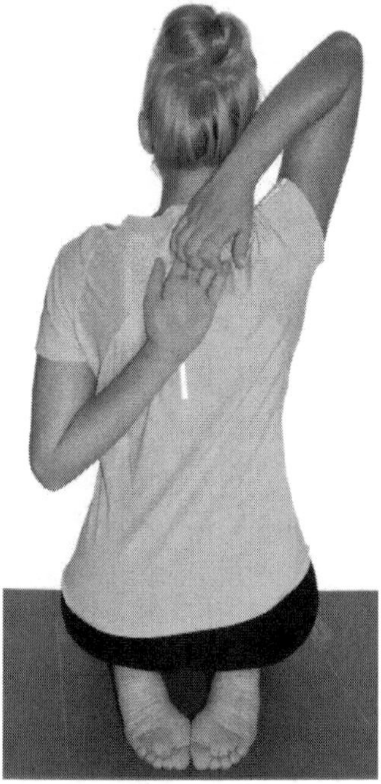

17.12. Dhanurasana (Der Bogen)

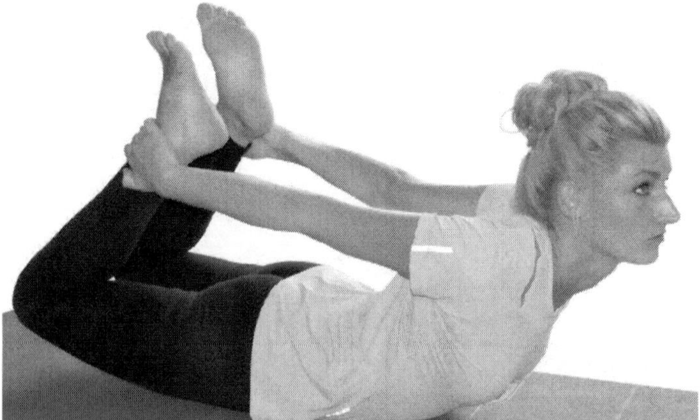

17.13. Ardha Chandrasana (Der Mondgruß)

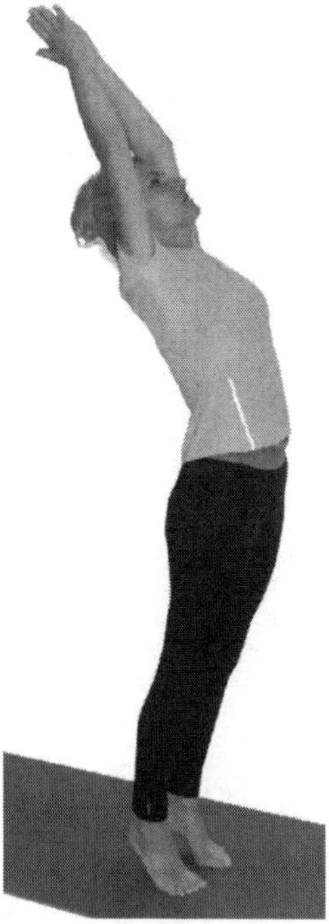

17.14. Prasarita Padotthasana (Die gegrätschte Vorwärtsbeuge)

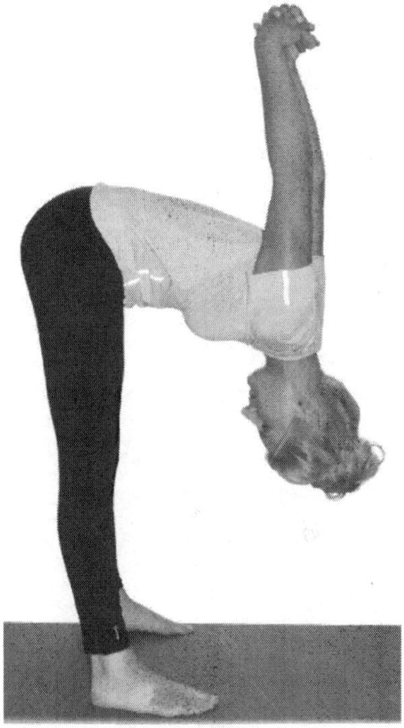

17.15. Shalabasana (Das Boot)

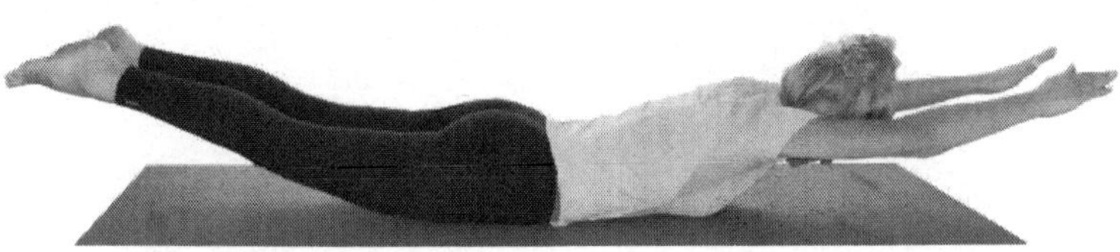

17.16. Setu Bhandasana (Die Brücke)

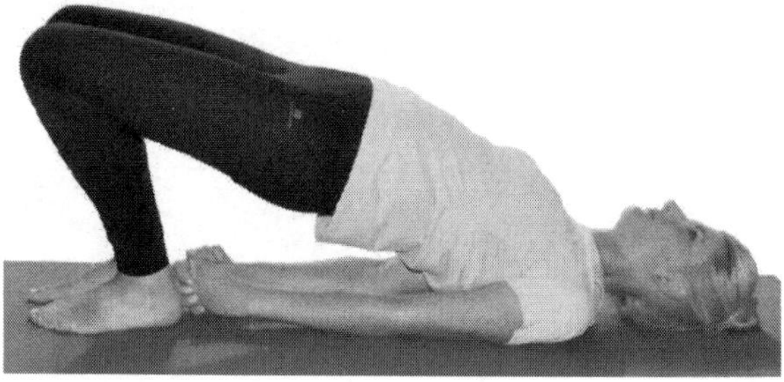

17.17. Chakrasana (Das Rad)

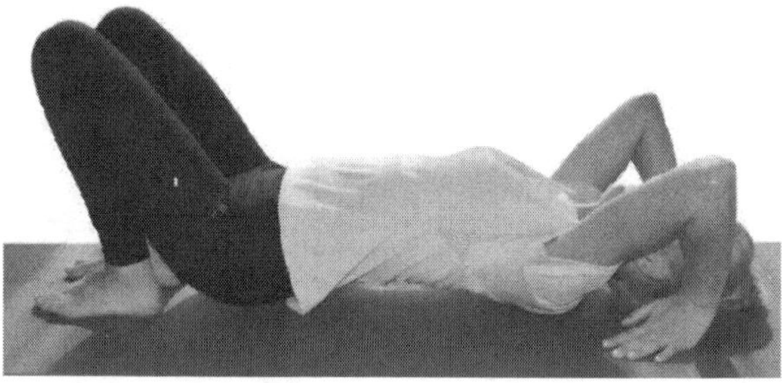

17.18. Surya Namaskar (Das Sonnengebet)

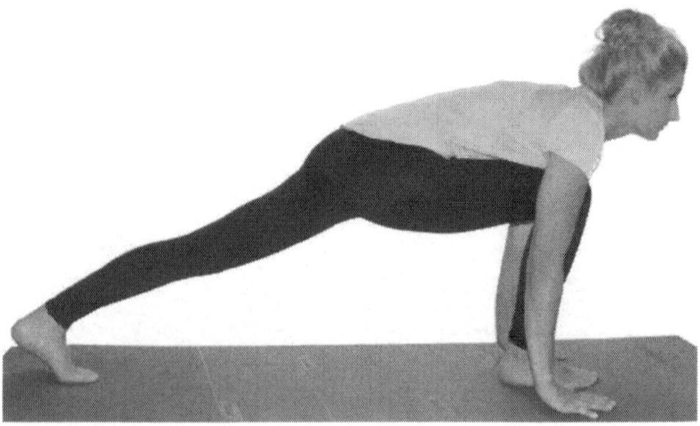

17.19. Bhujangasana (Die Kobra)

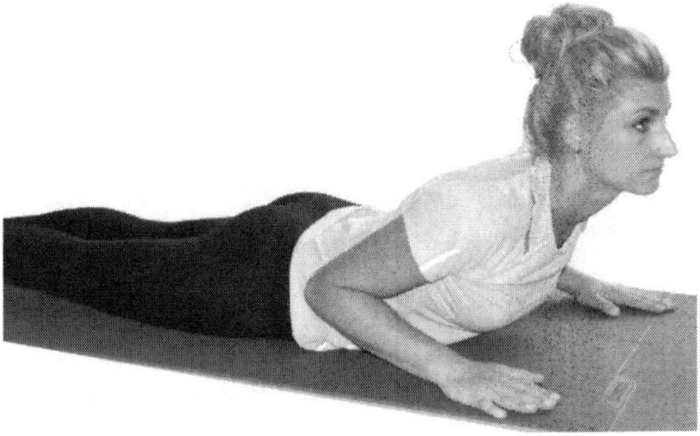

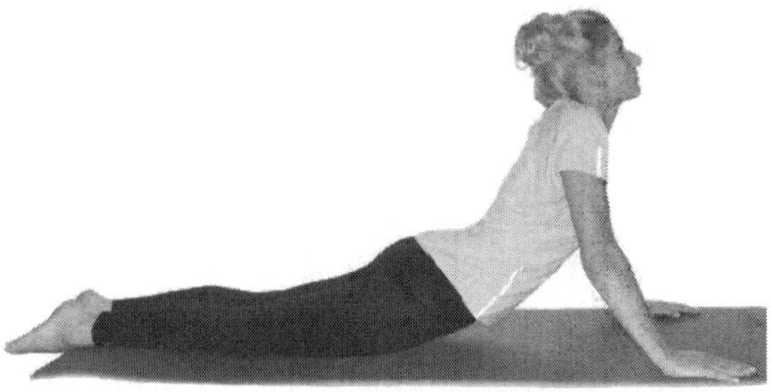

17.20. Ardha Bhujangasana (Die Sphinx)

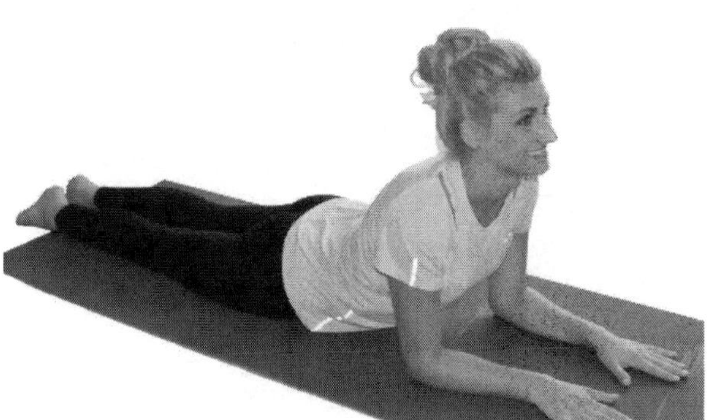

Teil V
Glossar

A

Adi Shankara: Lehrer und Philosoph des Hinduismus (*um 788 in Kalady/Kerala; †um 820)

Adhvasana: Die Bauchentspannungslage (Asana)

Adho Mukha Svanasana: Der herabschauende Hund (Asana)

Ahimsa: Gewaltlosigkeit

Alpha-Welle: Als Alpha-Welle wird das Signal im Frequenzbereich zwischen 8 und 13 Hz bezeichnet. Alpha-Wellen treten in der Regel hauptsächlich bei geschlossenen Augen auf und werden beim Öffnen der Augen wiederum durch sogenannte Beta-Wellen ersetzt (Berger Effekt).

Ajna-Chakra: Das sogenannte dritte Auge, das Sahasrara.

Ardha Bhujangasana: Die Sphinx (Asana)

Akarna Dhanurasana: Pfeil und Bogen (Asana)

Ardha Chandrasana: Der Halbmond (Asana)

Ardha Matsyendrasana: Der Drehsitz (Asana)

Arjuna: (Sanskrit, m., अर्जुन, [ʌɽʤunʌ]) ist eine der wichtigsten Heldengestalten im indischen Epos Mahabharata. Er ist Krishnas Dialogpartner in der Bhagavad Gita, dem im Westen vermutlich am weitesten verbreiteten heiligen Text des Hinduismus.

Asteya: Eine der fünf beschriebenen Yamas.

Aparigraha: Eine der fünf beschriebenen Yamas: Zurückhaltung.

Asanas: Körperstellungen im Hatha-Yoga.

Askese: Übungspraktik im Sinne der Selbstschulung.

Ayurveda: oder Ayurweda (Sanskrit, m., आयुर्वेद āyurveda, »Wissen vom Leben«, von veda, »Wissen«) ist eine traditionelle indische Heilkunst, die bis heute viele Anwender in Indien, Nepal und Sri Lanka hat.

B

Bhadrasana: Der Schmetterling (Asana)

Balasana: Die Stellung des Kindes (Asana)

Bhagavad Gita: (Sanskrit, f., भगवद्गीता, *gītā* – Lied, Gedicht, *bhagavan* – der Erhabene, Gott; »der Gesang des Erhabenen«), verkürzt auch nur Gita, ist eine der zentralen Schriften des Hinduismus. Sie hat die Form eines spirituellen Gedichts. Der vermutlich zwischen dem fünften und dem zweiten vorchristlichen Jahrhundert entstandene Text ist eine Zusammenführung mehrerer verschiedener Denkschulen des damaligen Indien auf Grundlage der Veden, der Upanishaden, des orthodoxen Brahmanismus, des Yoga u. a. m., steht aber den Upanishaden gedanklich am nächsten.

Basha: Heilige, geweihte Sprache.

Bhakti-Yoga: Der Weg der liebenden Hingabe zu Gott und der spirituellen Welt.

Bhujangasana: Die Kobra (Asana)

Brahma: Der Name einer Hauptgottheit im Hinduismsus.

Brahmacharya: Die Bewegung auf das Wesentliche hin.

C

Chakra: (Sanskrit, m., चक्र, cakra, [ʧʌkɽʌ], wörtlich: »Rad«, »Diskus«, »Kreis«), Plural *Chakren*, werden im tantrischen Hinduismus, im tantrisch-buddhistischen Vajrayana, im Yoga sowie in einigen esoterischen Lehren die angenommenen subtilen Energiezentren zwischen dem physischen Körper und dem feinstofflichen Körper (vgl. Astralleib) des Menschen bezeichnet. Diese seien durch Energiekanäle verbunden.

Chakrasana: Das Rad (Asana)

Chaturanga Dandasana: Das Brett (Asana)

D

Devi: (Sanskrit, f., देवी, devī, »Göttin«) ist eine hinduistische Göttin. Sie spielt besonders im Shaktismus als Shakti eine Rolle und gilt als Mahadevi (große Göttin) als einzige Göttin, die alle anderen Göttinnen in sich vereint, denn alle Göttinnen erscheinen demgemäß nur als Ausprägungen von Devis unterschiedlichen Naturen. Ihre Formen sind vielfältig: So erscheint sie als Lakshmi, Sarasvati, Durga, Kali, Gauri und Parvati oder als die Mahavidyas.

Dhanurasana: Der Bogen (Asana)

Darshanas: Die »Darshanas« sind Sichtweisen, Erklärungsmodelle der Wirklichkeit, der Versuch, existenzielle Menschheitsfragen wie: »Was ist der Sinn des Lebens?« zu beantworten. Es werden sechs unterschiedliche Systeme unterschieden.

Dhauti: Dhauti steht für Reinigung und es handelt sich dabei um eine der sechs Hauptreinigungsübungen des Hatha-Yogas (Shatkriyas).

Dhyana: Aus dem Sanskrit für »glühen, brennen«. In der indischen Yoga-Philosophie wird damit das Meditieren bezeichnet.

Dhyanasana: Meditationshaltung (Asana)

E

Eka Pada Rajakopatasana: Die Taube (Asana)

F

Kein Eintrag

G

Garudasana: Der Adler (Asana)

Gomukhasana: Die Kuh/Das Kuhgesicht (Asana)

Gonardiya: Nach Patanjali die Mutter von Arjuna, eine Einsiedlerin.

H

Halasana: Der Pflug (Asana)

Hatha Yoga: (Sanskrit, m., हठ योग, haṭha yoga, von *hatha* »Kraft, Hartnäckigkeit, Unterdrückung«) ist eine Form des Yoga, bei der das Gleichgewicht zwischen Körper und Geist vor allem durch körperliche Übungen (Asanas), durch Atemübungen (Pranayama) und Meditation angestrebt wird.

Hathapradipika: (Sanskrit: हठप्रदिपिका haṭhapradīpikā *f.*) oder häufig auch Hatha Yoga Pradipika (Sanskrit: हठयोगप्रदिपिका haṭhayogapradīpikā *f.*) wörtl.: »die Leuchte (Pradipika) des Hatha Yoga« ist nach dem Yogasutra des Patanjali die wohl bekannteste klassische Yogaschrift. Sie wurde in der zweiten Hälfte des 14. Jahrhunderts von Svatmarama geschrieben.

Himsa: Sanskrit, Gewalt, Verletzung, Schädigung
Ahimsa ist demzufolge das Gegenteil.

I

Kein Eintrag

J

Jnana Yoga: (Sanskrit, m., ज्ञानयोग, jñānayoga, Yoga des Wissens), auch Jnanamarga, »Weg des Wissens«, genannt, ist das Streben nach Erkenntnis der letzten Wahrheit, um Erlösung (Moksha) vom Kreislauf der Wiedergeburten zu erlangen. Nach hinduistischem Verständnis ist die Wurzel allen Übels *Avidya*, das »Nichtwissen«, und dieses wiederum die Ursache für die Wiedergeburt. Nicht theoretische Gelehrsamkeit und Anhäufung von Einzelwissen ist das Ziel, sondern Weisheit. Das Mahabharata beschreibt den Unterschied bildlich: *»Wer nicht erkennt, sondern nur vieles gehört hat, kann den Sinn der Schriften nicht verstehen, so wie ein Löffel nichts vom Geschmack der Suppe weiß«* (MB.II,55,1)

Jathara Parivitti: Die liegende Drehung (Asana)

K

Kali Asana: Die Hockstellung (Asana)

Kapalabhati: Eine Atemübung, die Schnellatmung.

Kapotasana: Die Taube (Asana)

Karma: (n., Sanskrit: कर्म *karman*, Pali: *kamma* »Wirken, Tat«) bezeichnet ein spirituelles Konzept, nach dem jede Handlung – physisch wie geistig – unweigerlich eine Folge hat. Diese Folge muss nicht unbedingt im gegenwärtigen Leben wirksam werden, sondern kann sich möglicherweise erst in einem zukünftigen Leben manifestieren.

Katha-Upanishad: Mit Kommentaren (Adi Shankara) versehene Upanishad

Ketose: Als Ketose bezeichnet man in der Medizin und Veterinärmedizin einen Stoffwechselzustand, bei dem ein Anstieg der Konzentration von Ketonkörpern (Acetoacetat, 3-Hydroxybutyrat, Aceton) in Blut und Extrazellularraum über die Normwerte festzustellen ist. Dabei können die Ketonkörper die Glukose als primäre Energiequelle des Organismus ablösen.

Ketone: sind chemische Verbindungen, die als funktionelle Gruppe eine nicht endständige Carbonylgruppe (>C=O) enthalten. Eine Ketogruppe [C–C(O)–C] enthält drei Kohlenstoffatome. Alle Ketone enthalten mindestens drei Kohlenstoffatome. Im Gegensatz zu den Aldehyden ist hier der Carbonylkohlenstoff in beide Bindungsrichtungen mit Kohlenstoffatomen verbunden. Ketone kann man als Oxidationsprodukte sekundärer Alkohole auffassen. Die von den Alkanen ableitbaren Ketone nennt man auch Alkanone. Entsprechend bezeichnet man die auf Alkene und Alkine zurückzuführenden Ketone als Alkenone (siehe Enone) bzw. Alkinone. Das einfachste Keton ist Aceton. Ein einfaches aromatisches Keton ist Benzophenon (Diphenylketon). Ein gemischtes Keton ist Acetophenon (Methylphenylketon).

Krishna**:** (Sanskrit: कृष्ण, kṛṣṇa = »der Schwarze« oder »der Dunkle«; in Südindien häufig als *keshava* oder *venugopala* = »Kuhhirte mit Flöte« bezeichnet) ist eine hinduistische Form des Göttlichen und wird meist als der achte Avatara von Vishnu verehrt. Für seine Anhänger ist er die Inkarnation des Höchsten.

Kurmasana: Die Schildkröte (Asana)

L

Kein Eintrag

M

Mudra: (Sanskrit, f., मुद्रा, mudrā, urspr.: »Siegel«) ist eine symbolische Handgeste (Handbewegung, Handstellung), die sowohl im alltäglichen Leben (siehe die Gruß-Geste Namaste), in der religiösen Praxis als auch im indischen Tanz ihre Anwendung findet. Übersetzt aus dem Sanskrit bedeutet Mudra »das, was Freude bringt«. »Mud« heißt Freude, aber auch Geste, um den Göttern zu gefallen. »Ra« bedeutet »das, was gibt«.

Meditation: (von lateinisch meditatio, zu meditari »nachdenken, nachsinnen, überlegen«, von griechisch μέδομαι medomai »denken, sinnen«; entgegen landläufiger Meinung liegt kein etymologischer Bezug zum Stamm des lateinischen Adjektivs medius, -a, -um »mittlere[r, -s]« vor): ist eine in vielen Religionen und Kulturen ausgeübte spirituelle Praxis. Durch Achtsamkeits- oder Konzentrationsübungen soll sich der Geist beruhigen und sammeln. In östlichen Kulturen gilt sie als eine grundlegende und zentrale bewusstseinserweiternde Übung. Die angestrebten Bewusstseinszustände werden, je nach Tradition, unterschiedlich und oft mit Begriffen wie Stille, Leere, Panorama-Bewusstheit, Einssein, im Hier und Jetzt sein oder frei von Gedanken sein beschrieben. Dadurch werde die

Subjekt-Objekt-Spaltung (Begriff von Karl Jaspers) überwunden.

Mahabharata: (Sanskrit महाभारत, Mahābhārata [mʌhaːˈbʱaːrʌtʌ] »die große Geschichte der Bharatas«) ist das bekannteste indische Epos. Man nimmt an, dass es erstmals zwischen 400 v. Chr. und 400 n. Chr. Niedergeschrieben wurde, aber auf älteren Traditionen beruht. Es umfasst etwa 100.000 Doppelverse.

Mahadeva: Der Beiname der indischen Gottheit Shiva, ein häufig Synonym in indischen Überlieferungen für Shiva.

Majariasana: Die Katze (Asana)

Matsyasana: Der Fisch (Asana)

N

Nataraja: (Sanskrit: नटराज Naṭarāja = »König des Tanzes«) ist eine Erscheinungsform des Hindu-Gottes Shiva. In seiner Form als Nataraja führt Shiva einen kosmischen Tanz (tandava) auf, welcher den Prozess von Schöpfung, Zerstörung und Wiedererschaffung des Universums symbolisiert. Die Figur des Nataraja ist vor allem durch zahlreiche südindische Bronzebildwerke aus der Zeit um das Jahr 1000 bekannt geworden und gehört heute im Westen zu den bekanntesten Symbolen des Hinduismus.

Navasana: Das einfache Boot (Asana)

Neti: (Sanskrit, f., नेती, netī) bezeichnet die Reinigung der Nase durch eine der sogenannten Shatkriyas des Hatha Yoga. Es werden zwei wichtige Reinigungstechniken unterschieden, die aber oft aufeinander folgend praktiziert werden: Sutra Neti und Jala Neti.

Nauli: auch Lauliki genannt, ist eine der Shatkriyas (Reinigungsübungen) des Yoga. Die Übung soll der Reinigung der Verdauungsorgane (Dünndarm) dienen und basiert auf einer Massage der inneren Bauchorgane durch die kreisförmige Bewegung der Bauchmuskulatur.

Niyama: (Sanskrit, m., नियम, niyama, Verhaltensregel, Einschränkung) ist die 2. Stufe des Raja Yoga (bzw. Ashtanga Yoga oder Kriya Yoga) nach Patanjali und stellt eine Art Verhaltenskodex dar. Die anderen sieben Stufen des Raja Yoga sind Yama, Asana, Pranayama, Pratyahara, Dharana, Dhyana und Samadhi.

O

Kein Eintrag

P

Parsvottanasana: Die Pyramide (Asana)

Patanjali: (Sanskrit पतञ्जलि, Patañjali, [pʌtʌɲʤʌlɪ]) war ein indischer Gelehrter und der Verfasser des Yogasutra, des klassischen Leitfadens des Yoga, weshalb er auch als »Vater des Yoga« bezeichnet wird. Außer dem Yogasutra werden ihm noch eine Grammatik und eine ayurvedische Schrift zugeschrieben, doch ist es umstritten, ob die gleichnamigen Autoren identisch sind.

Prana: (Sanskrit, m., प्राण, prāṇa, Lebensatem, Lebenshauch) bedeutet im Hinduismus Leben, Lebenskraft oder Lebensenergie. Prana ist vergleichbar mit Qi im alten China und Ki in Japan bzw. dem tibetischen Lung.

Pranayama: (Sanskrit, m., प्राणायाम, prāṇāyāma) ist das vierte Glied des Raja Yoga (bzw. Ashtanga Yoga oder Kriya Yoga) nach den Yoga-Sutras von Patanjali und bezeichnet die Zusammenführung von Körper und Geist durch Atemübungen. Die weiteren sieben Glieder des Raja Yoga sind Yama, Niyama, Asana, Pratyahara, Dharana, Dhyana und Samadhi.

Prasarita Padotthasana: Die gegrätschte Vorwärtsbeuge (Asana)

Pratyahara: Pratyahara ist die 5. Stufe oder Glied der insgesamt acht Stufen des Ashtanga Yoga oder Raja Yoga (achtgliedriges Yoga), wie dies von Patanjali in einem der ältesten überlieferten Werke über Yoga, dem Yoga-Sutra beschrieben wurde. Es folgt auf das Pranayama (4. Stufe, die Beherrschung des Atems) und führt zum Dharana (6. Stufe, Konzentration) und Dhyana (7. Stufe, Meditation). Es geht um die Disziplinierung der Sinne (Indriya, »Fühler«) wie Geschmack, Sehen, Hören, Riechen, Fühlen und des Geistes durch ein Sich-nach-innen-Richten.

Purva Mimansa: Eröterung, Reflektion

Q

Kein Eintrag

R

Raja Yoga: (Sanskrit राजयोग, rājayoga, [ɾɑːdʒʌjoːgʌ] *m.* »königlicher Yoga«) ist einer der klassischen Yogawege. Im Raja Yoga wird die Entwicklung und Beherrschung des Geistes angestrebt. Gewöhnlich wird Raja Yoga mit Ashtanga Yoga (»achtgliedriger Yoga«) gleichgesetzt, wie er im Yogasutra von Patanjali beschrieben wird.

S

Setu Bandhasana: Die Brücke (Asana)

Shashankasana: Der Hase (Asana)
Shalabasana: Das Boot (Asana)
Shavasana: Die Rückenentspannungslage (Asana)
Shirshasana: Der Kopfstand (Asana)
Shiranhustasana: Der sich verneigende Held (Asana)
Shishumarasana: Der Delphin (Asana)
Shiva: (Sanskrit शिव Śiva [ɕɪʊʌ]; »Glückverheißender«; deutsch auch Schiwa) ist einer der wichtigsten Götter des Hinduismus. Im Shivaismus gilt er den Gläubigen als die wichtigste Manifestation des Höchsten. Als Bestandteil der »hinduistischen Trinität« (Trimurti) mit den drei Aspekten des Göttlichen, also mit Brahma, der als Schöpfer gilt, und Vishnu, dem Bewahrer, verkörpert Shiva das Prinzip der Zerstörung. Außerhalb dieser Trinität verkörpert er aber alles, Schöpfung und Neubeginn ebenso wie Erhaltung und Zerstörung.
Samkhya: Realitätsbestimmendes Element.
Satya: Wahrheit, Wahrhaftigkeit, Kongruenz
Sarvangasana: Der Schulterstand (Asana)
Sauca/Shaucha: (Sanskrit: शौच śauca n.) Sauberkeit, Reinheit, das »Geklärte«; das erste der fünf Niyamas (Gebote). Shaucha meint nicht nur die äußerliche Reinheit des Körpers, also die körperliche Hygiene, sondern auch die innerliche gesunde und von keinen Unreinheiten blockierte Funktion des Körpers, ebenso wie die Klarheit des Geistes. Im Yoga werden zur Erlangung der inneren Reinheit die Asanas (Yogahaltungen), das Pranayama (Atemübungen) und die Kriyas (Reinigungsübungen) praktiziert.
Santosha: 1. Santosha und Samtosha (Sanskrit: सन्तोष santoṣa u. संतोष saṃtoṣa m.) Zufriedenheit, Bescheidenheit, Schlichtheit, Anspruchslosigkeit; einer der fünf

Niyamas in Patanjalis Yogasutra. Santosha ist eine der 5 Niyamas, des zweiten Ashtangas im Raja Yoga. Die anderen sind Saucha, Tapas, Swadhyaya und Ishwara Pranidhana. Patanjali sagt im Yogasutra: Durch Santosha kommt höchstes Glück. 2. Santosha, Sanskrit सन्तोष santoṣa m, ist ein Spiritueller Name und bedeutet Zufriedenheit, Freude, einer der fünf Niyamas in Patanjalis Yoga Sutra. Santosha kann Aspiranten gegeben werden mit Soham Mantra, Tryambaka Mantra.

Svadhyaya: (Sanskrit: स्वाध्याय svādhyāya m.) Selbststudium, einer der fünf Niyamas in Patanjalis Yogasutra. Das Wort »Svadhyaya« setzt sich aus »Sva« (Sanskrit für selbst, zu mir gehörig) und »Adhyaya« (Sanskrit für Untersuchung, Erforschung) zusammen. Demnach steht Svadhyaya für Selbsterforschung. Um insgesamt bewusster zu werden, soll das eigene Denken und Handeln beobachtet, reflektiert und kritisch hinterfragt werden.

Shatkriyas: Hauptreinigungsübungen im Hatha-Yoga.

Swami Sivananda Sarasvati: (Sanskrit: Svāmī Śivānanda Sarasvatī; * 8. September 1887 in Pattamadai, Tamil Nadu, Indien, † 14. Juli 1963 in Rishikesh, Indien) war Zeit seines Lebens spiritueller Meister, Arzt und praktizierte und lehrte Yoga.

Siddhasana: Die vollkommene Haltung (Asana)

Steya: (Sanskrit: स्तेय steya n.) Diebstahl, Raub; Gestohlenes. Steya ist ein sächliches Sanskrit Substantiv und kann ins Deutsche übersetzt werden mit »Diebstahl«.

Sukadev Bretz: Gründer von Yoga-Vidya

Supta Baddha Konasana: Der liegende Schmetterling (Asana)

Supta Vajrasana: Der Diamant (Asana)

Surya Namaskar: Der Sonnengruß (Asana)

T

Tadasana: Die Berghaltung (Asana)

U

Urdhva Mukha Svanasana: Der herabschauende Hund (Asana)

Ushtrasana: Das Kamel (Asana)

Utthita Lolasana: Die Schaukel (Asana)

(Utthita) Parsvakonasana: Der seitliche Winkel (Asana)

Utthita Trikonasana: Das Dreieck (Asana)

V

Varna: Regelwerk zur Aussprache im Sanskrit.

Vaisheshika: Eine naturphilosophische Lehre, die sich mit den irdischen, natürlichen und materiellen Phänomenen beschäftigt.

Vasishtasana: Der Seitstütz (Asana)

Veden: im Singular der Veda (Sanskrit: वेद veda *m.* "Wissen"), gelten als *Heilige Schriften*. Sie stammen aus der Tradition des Hinduismus und bestehen aus den vier Teilen Rigveda, Samaveda, dem weißen und schwarzen Yajurveda und dem Atharvaveda. Jeder Veda besteht aus vier Teilen: Samhita (Hymnen), Aranyakas (Erklärungen), Brahmanas (rituelle Erläuterungen) und Upanishaden (philosophische Aussagen/Weisheiten). Die Veden werden auch Shruti (göttliche Offenbarung) genannt.

Vira Bhadrasana: Das Heldendreieck (Asana)

Vrikshasana: Der Baum (Asana)

Viravadrasana: Die Waage (Asana)

W

Kein Eintrag

X

Kein Eintrag

Y

Yama: (Sanskrit, m., यम yama, Enthaltung, Selbstkontrolle) ist die erste Stufe oder Glied des Raja Yoga (bzw. Ashtanga Yoga oder Kriya Yoga) nach Patanjali und stellt eine Art Verhaltenskodex dar. Die weiteren sieben Stufen des Raja Yoga sind Niyama, Asana, Pranayama, Pratyahara, Dharana, Dhyana und Samadhi.

Yin-Yoga: Meditativer Yoga-Stil

Yoga Sutra: Das Yogasutra (Sanskrit: योगसूत्र yogasūtra n. »Yogaleitfaden«) ist ein zentraler Ursprungstext des Yoga. Es wurde von Patañjali verfasst. Yoga ist eine der sechs indischen orthodoxen Philosophien (Shaddarshana). Wörtlich übersetzt bedeutet Sutra »Faden«. Das Yoga Sutra ist also gewissermaßen ein Leitfaden für Yoga, der, anders als die Bhagavadgita, keine Rahmenhandlung besitzt und auch nicht gesungen wurde. Das Yoga Sutra besteht aus 195 Sanskrit-Versen in vier Kapiteln, in denen in hochkonzentrierter Form die Essenz des Yogaweges gebündelt ist. Es ist eine der ältesten Überlieferungen der Yogatradition.

Z

Kein Eintrag

Teil VI
Quellenverzeichnis

1. Weiterführende Information zur Philosophie und zu Übersetzungen

Die Yoga-Sutren in Sanskrit, Lautschrift und Übersetzung
Zum Beispiel hier:

»Yoga Sutra von Patanjali – der Leitfaden des Yoga mit Übersetzung und Kommentar«
https://de.ashtangayoga.info/philosophie/yoga-sutra/

»Hatha Yoga Pradipika von Svatmarama – Die Leuchte des Hatha Yoga«
https://de.ashtangayoga.info/philosophie/hatha-yoga-pradipika/

Ich bedanke mich bei dem Projekt »Pushpak« von Undine Weltsch und Jens Grünewald.

Sie haben ihre Übersetzungen der großen indischen Epen und Puranas frei ins Internet gestellt und eine ausdrückliche Zitatfreigabe auf ihrer Webseite gegeben, wenn Ihre Webseite genannt wird, was ich hiermit tue:

http://www.pushpak.de/

2. Literatur

Das Handbuch der ketogenen Ernährung, Fabrizio Piero Calderaro, Franzius Verlag 2017

Sandra Anderson, Rolf Sovik: *Yoga – Die Basis.* Ludwig, München 2004, ISBN 3-7787-9142-7.

Sri Aurobindo: *Die Synthese des Yoga.* Hinder + Deelmann, Gladenbach 1976², ISBN 3-87348-082-4.

Bettina Bäumer (Hrsg.): *Patañjali: Die Wurzeln des Yoga. Die Yoga-Sutren des Patañjali mit einem Kommentar von P.Y. Deshpande.* Mit einer neuen Übertragung der Sutren aus dem Sanskrit, Otto Wilhelm Barth Verlag, Bern/ München/ Wien 1976.

Georg Feuerstein: *Die Yoga Tradition: Geschichte, Literatur, Philosophie und Praxis.* 3. Auflage. Yoga-Verlag, Wiggensbach 2009, ISBN 978-3-935001-06-9.

Berufsverband der Yogalehrenden in Deutschland (Hrsg.): *Der Weg des Yoga.* Verlag Via Nova, 2007⁵; ISBN 978-3-928632-02-7.

T. K. V. Desikachar: *Yoga Tradition und Erfahrung. Die Praxis des Yoga nach dem Yoga Sutra des Patanjali.* Via Nova Verlag, 1997; ISBN 3-928632-00-0.

Mircea Eliade: *Yoga. Unsterblichkeit und Freiheit.* Insel Verlag, 2004, ISBN 978-3-458-34701-9.

Christian Fuchs: *Yoga in Deutschland.* Kohlhammer, Stuttgart 1990.

Wilfried Huchzermeyer: *Das Yoga-Wörterbuch. Sanskrit-Begriffe, Übungsstile, Biographien.* edition sawitri, 2006, ISBN 3-931172-25-2

B. K. S. Iyengar: *Licht auf Yoga*. 7. Auflage. O. W. Barth bei Scherz, 1993, ISBN 3-502-63334-7.

Helmuth Maldoner: *Yoga Sutra: Der Yogaleitfaden des Patanjali. Sanskrit-Deutsch.* 2. Auflage. Raja Verlag Jutta Zimmermann, 2002, ISBN 3-936684-04-9.

Patañjali: *Die Wurzeln des Yoga. Die klassischen Lehrsprüche des Patañjali – die Grundlage aller Yoga-Systeme*. 12. Auflage. O. W. Barth bei Scherz, 2005, ISBN 3-502-61116-5.

Helmut Siefert: *Yoga.* In: Werner E. Gerabek, Bernhard D. Haage, Gundolf Keil, Wolfgang Wegner (Hrsg.): *Enzyklopädie Medizingeschichte.* De Gruyter, Berlin/ New York 2005, ISBN 3-11-015714-4, S. 1512 f.

Swami Satyananda Saraswati: *Asana Pranayama Mudra Bandha.* 4. Auflage. Ananda-Verlag, 2001, ISBN 3-928831-17-8.
Mircea Eliade: *Der Yoga des Patanjali*. Herder Spektrum, Freiburg 1999.
Wilfried Huchzermeyer: *Das Yoga-Lexikon*; Karlsruhe 2009 (2. Aufl.). ISBN 978-3-931172-28-2. Stichwort: **Patañjali**, S. 211.
Reinhard Palm: *Der Yogaleitfaden des Patañjali*. Philipp Reclam jun., Stuttgart 2010. ISBN 978-3-15-020197-8.
Mathias Tietke: *Der Stammbaum des Yoga*. Theseus, Berlin 2007. ISBN 978-3-8962-0199-7. S. 227–246.
Dietmar Krämer: *Die Weisheit der Yoga-Sutras von Patañjali*. Books on Demand, Norderstedt, 2013. ISBN 978-3-8482-2209-4.
Mikel Burley: *Hatha Yoga.* Lotos, München 2005, ISBN 3-7787-8171-5.
B.K.S. Iyengar: *Licht auf Yoga.* Barth, Bern 2003, ISBN 3-502-63334-7.
Swami Satyananda Saraswati: *Asana Pranayama Mudra Bandha.* Bihar School of Yoga, Ananda, Köln 2001, ISBN 3-928831-17-8.
Wilfried Huchzermeyer: *Das Yoga-Wörterbuch. Sanskrit-Begriffe, Übungsstile, Biographien.* edition sawitri, Karlsruhe 2006, ISBN 3-931172-25-2.
Swami Swatmarama: *Hatha-Yoga Pradipika. Die Leuchte des Hatha-Yoga.* Phänomen, Neuenkirchen 2007, ISBN 978-3-933321-61-9.
Lucy Lidell: *YOGA – Sivananda Yoga Zentrum.* Mangalam Books, Lautersheim 2003, ISBN 3-922477-40-2.
Alexander Kobs: *Shatkarma – Die Geheimnisse der Yoga-Reinigung.* Windpferd, Aitrang 2005, ISBN 978-3-89385-477-6.
Dietrich Ebert: *Physiologische Aspekte des Yoga.* Thieme, Leipzig 1986, ISBN 3-7404-0002-1.
Swami Sivananda Radha: *Hatha Yoga: The Hidden Language, Secrects and Metaphors.* Timeless Books, Kootenay Bay 2006, ISBN 1-932018-13-1.
Elisabeth Haich, Selvarajan Yesudian: *Sport und Yoga.* Aquamarin, München 2012 ISBN 978-3-89427-599-0.
Gudrun Bühnemann: *Eighty-four āsanas in yoga*. A Survey of Traditions with Illustrations. New Delhi 2007
Patañjalayogasūtram, Der Yogaleitfaden des Patañjali, Sanskrit-Deutsch, Übers. Reinhard Palm, Reclam, Stuttgart 2010, ISBN 978-3-15-020197-8.

K.S.Gopal: *Hatha Yogic disciplines of pranayama and asanas*, in: Yoga Life 4/4 (1973), 26-27.
K.S.Gopal / V. Anantharaman / S.D.Nishita / U.P.Bhatnagar: *The effect of Yoga asanas on muscular tone and cardio-respiratory adjustments*, in: Yoga Life 7/2 (1976), 11-18.
M. L. Harote: *Asana*. A historical and definitional analysis, in: Yoga-Mimamsa 28/2 (1989), 29-43.
M.L. Harote: *Rationale of asanas*, in: Yoga-Mimamsa 18 (1976), 10-14.
L. Holldack: *Die Asanas oder Körperhaltungen der Hatha-Yoga*, in: Krankengymnastik 9 (1957), 164.
B.K.S.Iyengar: *Yoga and the asanas*, in: The Brahmavadin 15/2 (1980), 40-46.
Die Yogaweisheit des Patanjali für Menschen von Heute
Swami Sivananda, Die Kraft der Gedanken (2012)
Swami Sivananda, Göttliche Erkenntnis (2001)
Swami Sivananda, Autobiographie von Swami Sivananda (1999)
Swami Sivananda, Hatha-Yoga. Der sichere Weg zu guter Gesundheit, langem Leben und Erweckung der höheren Kräfte (1964)
Swami Sivananda, Sadhana
Pierre Courcelle: *Connais-toi toi-même de Socrate à Saint Bernard*. Etudes Augustiniennes, 3 Bände, Paris 1974–1975
Eliza Gregory Wilkins: *The Delphic Maxims in Literature*. University of Chicago Press, Chicago 1929
Hermann Tränkle: *Gnothi seauton. Zu Ursprung und Deutungsgeschichte des delphischen Spruchs.* In: *Würzburger Jahrbücher für die Altertumswissenschaft*, Neue Folge, Bd. 11, 1985, S. 19–31
You are the Creator - Yin und Yang im Chi - Sehr spannend - Englisch
Stefanie Arend: Yin Yoga - Der sanfte Weg zur inneren Mitte, 2011
Christine Ranzinger: Yin Yoga: Sanfte Übungen für innere Kraft und Harmonie. Mit einem Vorwort von Dr. Robert Schleip.; 2014
Michael Sander: Yin Yoga (mit CD): Der sanfte Übungsstil für innere Ruhe; 2014
Andrea Kubasch, Dirk Bennewitz: Faszientraining mit Yin-Yoga: Nachhaltiger Stressabbau. Gegen Verspannungen und Rückenbeschwerden. Für einen rundum gesunden Körper. Mit einem Vorwort von Paul Grilley; 2014
Iris Schwarz: Yin Yoga: In der Ruhe liegt die Kraft. Buch und 40 Karten. Die Kartenbox für individuelles Üben, 2015

Sarah Powers: Insight-Yoga: Die Synthese von Yoga, Meditation und traditionellem chinesischem Heilwissen, 2013
Tanja Seehofer, Doris Iding: Yin Yoga des Herzens: Geschmeidiger Körper. Offener Geist, 2014
Amiena Zylla, Sylwia Makris: Faszientraining: Faszien-Yoga - Neuartige Dehnübungen inkl. einem Vorwort von Faszienforscher Dr. Robert Schleip für einen geschmeidigen Körper. Mit einem extra Teil Yin Yoga für mehr Gesundheit; 2015
Karo Wagner, Tasja Walther: Mental Yin Yoga: Ein neues Körper- und Geistbewusstsein; 2015
Stefanie Arend: Detox mit Yin und Yang Yoga: Der sanfte Weg, deinen Körper ganzheitlich zu entgiften und neue Kraft zu tanken; 2015
Mark Stephens: Yoga-Workouts gestalten; 2014
Helga Baumgartner: Yin Yoga: Mit CD: Achtsames Üben für innere Ruhe & Entspannung; 2015
Christine Ranzinger: Wellness-Yoga - nach Christine Ranzinger ® - Wohltuende und stärkende Übungen nach den Fünf Elementen; 2011
Dr. Robert Schleip, Johanna Bayer: Faszien-Fitness: Vital, elastisch, dynamisch in Alltag und Sport, 2014
Das Tao Te King für Eltern
Laotse, Tao Te King - Das Buch des alten Meisters vom Sinn und Leben, Aus d. Chin. u. erl. v. Richard Richard
Sukadev Bretz mit Ulrike Schöber: Der Königsweg zur Gelassenheit
Sukadev Bretz: Die Yogaweisheit des Patanjali für Menschen von Heute
Swami Vivekananda: *Bhakti-Yoga. Der Pfad der Liebe.* Phänomen-Verlag 2009 ISBN 3-933321-59-X.
Narada: *Bhakti Sutras.* Mangalam-Verlag Schang, Heiligkreuzsteinach/Odenwald 19890, ISBN 3-922477-48-8.
Walther Eidlitz: *Der Sinn des Lebens.* Books on Demand 2001. ISBN 3-8311-3112-0.
Yogananda: *Gott spricht mit Arjuna: Die Bhagavad Gita.* 2 Bände, Self-Realization Fellowship, Los Angeles 2005, ISBN 9780876120323
Śrî Śrîmad A.C. Bhaktivedanta Swami Prabhupâda: *Bhagavad-gītā, wie sie ist.* The Bhaktivedanta Book Trust International, 1987, ISBN 91-7149-401-4. (deutschsprachige Ausgabe von "Bhagavad-gita As It Is" mit den originalen Sanskritversen, lateinischer Umschrift, deutschen Synonymen, Übersetzungen und ausführlichen Erläuterungen)

Richard Garbe: *Die Bhagavadgita.* Darmstadt 1988, ISBN 3-534-07512-9. (Nachdruck der 2. Aufl. von 1921)
Helmuth von Glasenapp (Hrsg.), Robert Boxberger: *Bhagavadgita. Das Lied der Gottheit.* Reclam, Stuttgart 2003, ISBN 3-15-007874-1.
Bede Griffiths: *Bhagavad-gita. Mit einem spirituellen Kommentar.* Kösel, München 1993, ISBN 3-466-20373-2.
K. O. Schmidt: *Bhagavad Gita Das hohe Lied der Tat.* Drei Eichen Verlag, München/Engelberg, Schweiz 1968, ISBN 3-7699-0419-2.
Leopold von Schroeder: *Bhagavadgita.* und Heinrich Zimmer: *Aschtavakragita.* Diederichs Gelbe Reihe, 2004, ISBN 3-89631-440-8.
Michael von Brück: *Bhagavad Gita – Der Gesang des Erhabenen.* Verlag der Weltreligionen, 2007, ISBN 978-3-458-70002-9.
Ralph Skuban: Die Bhagavad Gita – Das Weisheitsbuch fürs 21. Jahrhundert. dtv, 2013, ISBN 978-3-423-34786-0.
Jan Gonda: *Die Religionen Indiens.* Band 1: *Veda und älterer Hinduismus* (= *Die Religionen der Menschheit.* Bd. 11). 2., überarbeitete und ergänzte Auflage. Kohlhammer, Stuttgart u. a. 1978, ISBN 3-17-002972-X.
Hermann Oldenberg: *Die Religion des Veda.* 2. Auflage. Cotta, Stuttgart u. a. 1917.
Moritz Winternitz: *Geschichte der Indischen Literatur.* 3 (in 4) Bände. Amelang, Leipzig 1905–1922.
Paul Gäbler: Veda. Veda (heiliges Wissen) in: Evangelisches Kirchenlexikon – Kirchlich-theologisches Handwörterbuch, Vandenhoeck & Ruprecht, Göttingen, 1. Auflage 1959, Band P–Z, Spalte 1617–1618.
Claus Leitzmann, Markus Keller, Andreas Hahn: *Alternative Ernährungsformen.* Hippokrates, Stuttgart 1999, ISBN 3-7773-1311-4.
Srikanta Sena: *Ayurveda–Lehrbuch; Kompendium des Ayurveda-Klassikers Charaka-Samhita.* 2 Bände. 2. Auflage. Vasati, 2005, ISBN 978-3-937238-00-5.
Srikanta Sena: *Ayurveda – Materia Medica; Über die Eigenschaften von Pflanzen, Mineralien, Nahrungsmitteln und Rezepturen im Ayurveda.* Vasati, 2007, ISBN 978-3-937238-04-3.
Manfred Krames: *Das ist Ayurveda: Therapien für Geist und Seele*. Interspa Publ. 2008 (2., aktualisierte und erweiterte Auflage, inkl. DVD), ISBN 978-3-89575-146-2.
Robert Svoboda, Arnie Lade: *Ayurveda und Traditionelle chinesische Medizin. Die beiden ältesten Heilsysteme der Welt im Vergleich*. Aus

dem Englischen von Thomas Dunkenberger, Titel der Erstausgabe *Tao and Dharma*. Scherz Verlag, Bern, München, Wien 2002.
Franz Bopp: *Nalas und Damajanti*. Berlin 1838 (Digitalisat)
Franz Bopp: *Indralokâgamanam. Ardschunas Reise zu Indras Himmel*. Berlin 1824 (Digitalisat)
Franz Bopp: *Die Sündflut nebst drei andern der wichtigsten Episoden des Mahâ-Bhârata*. Berlin 1829 (Digitalisat)
Ernst Heinrich Meier: *Nal und Damajanti*. Stuttgart 1847.
Paul Deussen: *Vier philosophische Texte des Mahabharatam*. Leipzig 1906. (Nachdruck: Bielefeld 1980, ISBN 3-88302-012-5)
Georg von Simson (Hrsg.): *Mahabharata. Die Große Erzählung von den Bharatas.* in Auszügen aus dem Sanskrit übersetzt, zusammengefaßt und kommentiert. Verlag der Weltreligionen, Berlin 2011, ISBN 978-3-458-70031-9.
Gitta Haselbacher: *Mahabharata. Eine Nacherzählung*. Yantra, Bregenz 2006, ISBN 3-901226-39-7 (vereinfachte Kurzfassung für Kinder)
Otto Abt: *Von Liebe und Macht. Das Mahabharata*. Horlemann, Bad Honnef 2001, ISBN 3-89502-124-5.
Biren Roy (Hrsg.): *Mahabharata. Indiens großes Epos.* 10. Auflage. Diederichs, Köln 1998, ISBN 3-424-00576-2. (erstmals 1958 auf Englisch veröffentlicht)
Samhita Arni: *Das Mahabharata. Von einem Mädchen erzählt und gezeichnet*. Nagel und Kimche, Zürich/ Wien 1999, ISBN 3-312-00516-7. (indische Nacherzählung von 1996)
Krishna Dharma: *Mahabharata, Kurzfassung*. Bhaktivedanta 2002.
Vishnu S. Sukthankar, Shripad Krishna Belvalkar u. a.: *The Mahābhārata.* 19 Bde. mit 2 Indexbänden. Bhandarkar Oriental Research Inst., Poona 1933–1972.
Kisari Mohan Ganguli: *The Mahabharata of Krishna-Dwaipayana Vyasa.* Indien 1883–1896. Zuletzt als 4-bändige Taschenbuchausgabe: Munshiram Manoharlal, New Delhi 2004, ISBN 81-215-0593-3 (Online-Edition)
Hermann Jakobi: *Mahabharata, Inhaltsangabe, Index und Konkordanz der Kalkuttaer und Bombayer Ausgaben*. Bonn 1903, Nachdruck: Hildesheim 1980, ISBN 3-487-07015-4. (Digitalisat)
Vishwa Adluri und Joydeep Bagchee: *The Nay Science: A History of German Indology*. New York 2014.
Arthur Avalon (alias Sir John Woodroffe): *Die Schlangenkraft. Die Entfaltung schöpferischer Kräfte im Menschen.* Verlag Barth, Weilheim

1961. Dritte Auflage: O. W. Barth bei Scherz, München 2003, ISBN 978-3-502-61044-1.
Kurt Leland: *Das Chakra System*. Aquamarin Verlag, 2016. ISBN 978-3-89427-770-3.
Hans-Ulrich Rieker: Das klassische Yoga-Lehrbuch Indiens. Hatha Yoga Pradipika. Zürich: Rascher Verlag 1957
Swami Svâtmârâma: *Hatha-Yoga Pradipikâ*. Neuenkirchen: Phänomen-Verlag (2007). ISBN 978-3-933321-61-9. (Aus dem Sanskrit übersetzt von Hermann Walter, 1893).
Swatmarama: *Hatha Yoga Pradipika*. München: Sivananda Yoga Vedanta Zentrum (1987). (Kommentare von Brahmananda und Swami Vishnu-devananda).
Yogi Hari: *Hatha-Yoga-Pradipika: Ursprung und Quelle des Hatha-Yoga*. Via Nova, Petersberg 2007, ISBN 978-3-86616-083-5
P. Holford, «Invited papers Depression : The Nutrition Connection," *Prim. Care Ment. Heal.*, vol. 1, pp. 9–16, 2003.
S. L. McElroy, «The epidemic of depression with obesity.," *J. Clin. Psychiatry*, vol. 76, no. 10, pp. e1340–2, Oct. 2015.

3. Weblinks

Sämtliche hier angegebenen Weblinks dienen lediglich als Hinweis auf weiterführende Informationen. Der Autor möchte sich die Inhalte der fremden Seiten keineswegs zu Eigen machen.

Die angeführten Links wurden zum Zeitpunkt der Drucklegung des Buches auf ihre Funktion geprüft. Für Änderungen oder Löschungen der Inhalte seitens der Seiteninhaber kann keine Garantie oder Haftung übernommen werden.

Youtube-Videos:

- The Fuzz Speech, Video zum Thema Faszien in Englisch (Altersbeschränkt, da u. A. anatomische Hinweise anhand realer Leichname gezeigt werden)
  Teil 1: https://www.youtube.com/watch?v=K68kC9R7THc
  Teil 2: https://www.youtube.com/watch?v=_FtSP-tkSug
- Yin Yoga Meister Paulie Zinks offizieller YouTubeKanal
  https://www.youtube.com/user/MasterPaulieZink
- Yin Yoga Basics with the Founder (Youtube-Video)
  https://www.youtube.com/watch?v=q8UjXcl9moY
- Yin Yoga Founder Paulie Zink DVD
  https://www.youtube.com/watch?v=dvvw4SuptZk
- The Skinny on Obesity (8 Folgen)
  https://www.youtube.com/watch?v=h0zD1gj0pXk&list=PL39F782316B425249

Direkte Links zu PDF-Dateien

- Hatha Yoga Pradipika (Sanskrit und Englisch)
  http://www.yogavidya.com/Yoga/HathaYogaPradipika.pdf
- Bhagavad-gītā, wie sie ist
  http://www.prabhupada.de/bg/Prabhupada%20-%20Bhagavad-gita%20Wie%20Sie%20Ist.pdf

- Duncan Watson: The Mahabharata: A Chapter by Chapter summary – USA 1992, Kapitelüberschriften und Zusammenfassungen zu Gangulis Übersetzung http://mars-news.de/mbh/mbh-watson.pdf
- Rapid stress reduction and anxiolysis among distressed women as a consequence of a three-month intensive yoga program, PubMed https://www.yoga-vidya.de/fileadmin/yv/Yogatherapie/Artikel/StressreduktionYoga.pdf

Ausgewählte Artikel auf The National Center for Biotechnology Information (https://www.ncbi.nlm.nih.gov/)

- Diet and the risk of unipolar depression in adults: systematic review of cohort studies. https://www.ncbi.nlm.nih.gov/pubmed/23078460
- Mindfulness-based cancer recovery and supportive-expressive therapy maintain telomere length relative to controls in distressed breast cancer survivors https://www.ncbi.nlm.nih.gov/pubmed/25367403
- Rapid gene expression changes in peripheral blood lymphocytes upon practice of a comprehensive yoga program https://www.ncbi.nlm.nih.gov/pubmed/23613970
- Randomized trial of yoga as a complementary therapy for pulmonary tuberculosis https://www.ncbi.nlm.nih.gov/pubmed/14982609
- Yoga leads to multiple physical improvements after stroke, a pilot study https://www.ncbi.nlm.nih.gov/pubmed/25453519
- Poststroke balance improves with yoga, Mind-body practices for hypertension: Systematic review and meta-analysis, https://www.ncbi.nlm.nih.gov/pubmed/22836351
- Yoga's impact on inflammation, mood, and fatigue in breast cancer survivors. https://www.ncbi.nlm.nih.gov/pubmed/24470004
- Effects of yoga on sexual function in women with metabolic syndrome https://www.ncbi.nlm.nih.gov/pubmed/23899008

- Yoga in the treatment of mood and anxiety disorders: A review. (2009)
  https://www.ncbi.nlm.nih.gov/pubmed/23051013
- Yoga as a complementary treatment for smoking cessation in women.
  https://www.ncbi.nlm.nih.gov/pubmed/21992583
- Exercising Impacts on Fatigue, Depression, and Paresthesia in Female Patients with Multiple Sclerosis.
  https://www.ncbi.nlm.nih.gov/pubmed/26656775
- Yoga: A tool for improving the quality of life in chronic pancreatitis
  https://www.ncbi.nlm.nih.gov/pmc/articles/PMC4065893/
- Comparison of yoga versus stretching for chronic low back pain: protocol for the Yoga Exercise Self-care (YES) trial (2011)
  https://www.ncbi.nlm.nih.gov/pubmed/20356395
- Comparing yoga, exercise, and a self-care book for chronic low back pain
  https://www.ncbi.nlm.nih.gov/pubmed/?term=Sherman+Cherkin+Erro+yoga
- Yoga for chronic neck pain: a pilot randomized controlled clinical trial.
  https://www.ncbi.nlm.nih.gov/pubmed/23117107
- Effect of Yoga on migraine: A comprehensive study using clinical profile and cardiac autonomic functions
  https://www.ncbi.nlm.nih.gov/pmc/articles/PMC4097897/
- Yoga in Women With Abdominal Obesity. A Randomized Controlled Trial. (2016)
  https://www.ncbi.nlm.nih.gov/pubmed/27776622
- Restorative yoga and metabolic risk factors: the Practicing Restorative Yoga vs. Stretching for the Metabolic Syndrome (PRYSMS) randomized trial.
  https://www.ncbi.nlm.nih.gov/pubmed/24418351
- Yoga practice is associated with attenuated weight gain in healthy, middle-aged men and women.
  https://www.ncbi.nlm.nih.gov/pubmed/16053119
- Development and validation of the mindful eating questionnaire.
  https://www.ncbi.nlm.nih.gov/pubmed/19631053
- Impact of Iyengar yoga on quality of life in young women with rheumatoid arthritis (2013)

https://www.ncbi.nlm.nih.gov/pmc/articles/PMC3644391/

- The effect of YOCAS©® yoga for musculoskeletal symptoms among breast cancer survivors on hormonal therapy. https://www.ncbi.nlm.nih.gov/pubmed/25814054
- Yoga's impact on inflammation, mood, and fatigue in breast cancer survivors. https://www.ncbi.nlm.nih.gov/pubmed/24470004
- Effect of exercise therapy on lipid profile and oxidative stress indicators in patients with type 2 diabetes https://www.ncbi.nlm.nih.gov/pmc/articles/PMC2390515/
- Randomized, Controlled Trial of Yoga in Women With Breast Cancer Undergoing Radiotherapy (2014) https://www.ncbi.nlm.nih.gov/pmc/articles/PMC3965260/
- Mindfulness-based cancer recovery and supportive-expressive therapy maintain telomere length relative to controls in distressed breast cancer survivors https://www.ncbi.nlm.nih.gov/pubmed/25367403
- Multicenter, randomized controlled trial of yoga for sleep quality among cancer survivors. https://www.ncbi.nlm.nih.gov/pubmed/23940231
- Exercise Recommendations for Cancer-Related Fatigue, Cognitive Impairment, Sleep problems, Depression, Pain, Anxiety, and Physical Dysfunction https://www.ncbi.nlm.nih.gov/pmc/articles/PMC3647480/
- Yoga for women with metastatic breast cancer https://www.ncbi.nlm.nih.gov/pubmed/17349503
- A pilot study of yoga for breast cancer survivors: physical and psychological benefits. https://www.ncbi.nlm.nih.gov/pubmed/16374892
- Mindfulness Yoga during Pregnancy for Psychiatrically At-Risk Women: Preliminary Results from a Pilot Feasibility Study https://www.ncbi.nlm.nih.gov/pmc/articles/PMC4336321/
- Yoga on Our Minds: A Systematic Review of Yoga for Neuropsychiatric Disorders (2013) https://www.ncbi.nlm.nih.gov/pmc/articles/PMC3555015/
- Effects of Yoga Versus Walking on Mood, Anxiety, and Brain GABA Levels: A Randomized Controlled MRS Study https://www.ncbi.nlm.nih.gov/pubmed/20722471

- Yoga: Managing overweight in mid-life T2DM
  https://www.ncbi.nlm.nih.gov/pmc/articles/PMC4481745/

Allgemeine Links:

- Yoga Vidya
  https://www.yoga-vidya.de
- AYI.info - Die internationale Infoseite für Ashtanga Yoga, bietet unter anderem Yoga Sutra von Patanjali – der Leitfaden des Yoga mit Übersetzung und Kommentar und Hatha Yoga Pradipika von Svatmarama – Die Leuchte des Hatha Yoga
  https://de.ashtangayoga.info
- Buch Yoga (Wikiversity)
  https://mystiker2.wordpress.com/2013/05/27/buch-yoga-wikiversity/
- Doktorarbeit über Yoga und Tantra (Die Lehren und Praktiken der Nath-Yogis)
  http://archiv.ub.uni-heidelberg.de/volltextserver/2113/
- Dissertation: Wirkungsnachweis von Yoga bei Kindern (2003) Seite des Berufsverbandes der Yogalehrenden in Deutschland e. V. (BDY)
  http://duepublico.uni-duisburg-essen.de/ servlets/ DocumentServlet?id=10665
- Streit um Risiken: US-Autor legt sich mit Yoga-Fans an,
  http://www.spiegel.de/gesundheit/ernaehrung/yoga-und-die-gefahren-us-autor-legt-sich-mit-yoga-fans-an-a-877357.html
- Information über Verletzungsrisiken bei Yoga
  https://diepresse.com/home/leben/gesundheit/725775/Wie-Yoga-Ihren-Koerper-ruinieren-kann
- Onlinelexikon Sanskrit/Englisch
  http://www.sanskrit-lexicon.uni-koeln.de/ scans/ MW72Scan/ 2014/web/webtc2/index.php
- Literatur von und über Patanjali im Katalog der Deutschen Nationalbibliothek
  https://portal.dnb.de/opac.htm?method=simpleSearch&query=119387077
- James Haughton Woods, Harvard University, 1914
  https://archive.org/details/yogasystemofpata00wooduoft
- Raja Yoga Sutra von Patanjali

https://schriften.yoga-vidya.de/patanjali-raja-yoga-sutra/

- Praxis für mehr Lebensfreude
https://www.xn--naturheilpraxis-fr-mehr-lebensfreude-u0d.de/
- Offizielle Homepage von Paul Grilley (Yin Yoga Leherer)
http://paulgrilley.com/
- The Yin Yoga Institute
http://www.theyinyogainstitute.com/
- Yin Yoga Teacher Paulie Zink Trainingskalender
http://pauliezink.com/yin-yoga-teacher-training-schedule/
- Bhagavad-Gita, Sanskrit-Umschrift mit grammatischer Wort-für-Wort-Analyse und ausführlicher Vokabelliste pro Vers, inkl. Gita-Dhyanam
http://www.ramakrishna.de/vedanta/bhagavad-gita.php
- Bhagavad-Gita im Mahabharata Projekt einer deutschen Gesamtübersetzung auf pushpak.de
http://www.mahabharata.pushpak.de/
- Einführender Artikel zur Bhagavad Gita
http://www.neueakropolis.at/philo-ecke/philosophie-wissen/die-bhagavadgita.php
- Der Rig-Veda Deutsche Übersetzung
http://www.thombar.de/
- Verschiedene Veden (englisch) auf dem "Internet Sacred Text Archive"
http://www.sacred-texts.com/hin/index.htm
- Stern-Artikel zum Thema Ayurveda
https://www.stern.de/gesundheit/medizin-rosskur-auf-altindisch-3299772.html
- englische Seite des Department of Ayurveda, Yoga & Naturopathy, Unani, Siddha and Homoeopathy (AYUSH)
http://ayush.gov.in/
- Zusammenfassung der GWUP (Gesellschaft zur wissenschaftlichen Untersuchung von Parawissenschaften e.V.) zu Ayurveda
https://www.gwup.org/inhalte/77-themen/komplementaer-und-alternativmedizin-cam/888-ayurveda
- Psiram-Eintrag zu Ayurveda in dem "Wiki der irrationalen Überzeugungssysteme"
https://www.psiram.com/de/index.php/Ayurveda

- Andreas Markt-Huter: Mahabharata: Der große Kampf zweier indischer Königsdynastien – Österreich 2005, Buch-Zusammenfassung => https://lesen.tibs.at/node/2156
- Satya Chaitanya, Dr. Pradip Bhattacharya – Indien & USA, engl., aktuelle Deutungen, Analysen, vergleichende Forschungen http://www.boloji.com/index.cfm?md=Content&sd=Writers&WriterID=1345
- Romesh C. Dutt: The Mahabharata, Condensed into English Verse – Indien 1899, engl. Übersetzung wichtiger Teile des Epos in Versform
  http://www.sacred-texts.com/hin/dutt/duttintr.htm
- Kisari Mohan Ganguli: The Mahabharata of Krishna-Dwaipayana Vyasa – Indien 1896, englische Übersetzung mit Sanskrittext (Devanagari und Transliteration)
  http://www.sacred-texts.com/hin/maha/index.htm
- Hatha Yoga Pradipika, Sanskrit text and English translation, tr. by Pancham Sinh
  http://www.sacred-texts.com/hin/hyp/index.htm
- HolyBooks.com – Public Domain-Version des Mahabharata in 12 Bänden in englischer Sprache
  https://www.holybooks.com/mahabharata-all-volumes-in-12-pdf-files/
- Hare-Krishna-Homepage: Das Mahabharata – 2000, Übersetzung der Hauptgeschichte
  http://www.harekrsna.de/mb/index.htm
- Mahābhārata online – GRETIL (Göttingen Register of Electronic Texts in Indian Languages) transliterierter Sanskrittext von Hans Ruelius
  http://gretil.sub.uni-goettingen.de/ gretil/ 1_sanskr/ 2_epic/ mbh/sas/mahabharata.htm
- The Mahabharata – Muneo Tokunagas (Universität von Kyoto) Version des Sanskrittexts; erfordert Registrierung
  http://bombay.indology.info/mahabharata/statement.html
- Hatha-Yoga Pradipika Sanskrit / Deutsch, Wort-zu-Wort Übersetzung mit Kommentar
  https://de.ashtangayoga.info/philosophie/hatha-yoga-pradipika/
- Mind and Life Institute => www.mindandlife.org
- Artikel "Wie Meditation Gehirn und Geist verändert"

www.welt.de/wissenschaft/article123325891/Wie-Meditation-Gehirn-und-Geist-veraendert.html

- Artikel "WARUM MEDITATION?" www.dasgehirn.info/handeln/meditation/warum-meditation-5961
- Artikel "Was bringt Fasten wirklich?" http://www.spektrum.de/wissen/was-bringt-fasten-wirklich/1332027
- Artikel "Zucker in Zahlen" http://www.daserste.de/information/wissen-kultur/w-wie-wissen/zucker-154.html
- Artikel "Yoga und kontrollierte Atmung lindern Depression in Studie" https://www.aerzteblatt.de/nachrichten/73630/Yoga-und-kontrollierte-Atmung-lindern-Depression-in-Studie
- Relaxation Response and Resiliency Training and Its Effect on Healthcare Resource Utilization http://journals.plos.org/plosone/article?id=10.1371/journal.pone.0140212
- Die molekulare Auswirkungen von Mind-Body-Techniken (englisch) https://www.frontiersin.org/articles/10.3389/fimmu.2017.00670/full
- Fluid intelligence and brain functional organization in aging yoga and meditation practitioners (2014) https://www.frontiersin.org/articles/10.3389/fnagi.2014.00076/full
- Chest Journal => https://journal.chestnet.org
- Yoga for asthma http://cochranelibrary-wiley.com/doi/10.1002/14651858.CD010346.pub2/full
- The effectiveness of yoga in modifying risk factors for cardiovascular disease and metabolic syndrome http://journals.sagepub.com/doi/abs/10.1177/2047487314562741
- Effect of Yoga on Arrhythmia Burden, Anxiety, Depression, and Quality of Life in Paroxysmal Atrial Fibrillation http://www.onlinejacc.org/content/61/11/1177

- Remedial yoga module remarkably improves symptoms in irritable bowel syndrome patients: A 12-week randomized controlled trial
  https://www.sciencedirect.com/science/article/pii/S1876382015300561
- Effect of Mindfulness-Based Stress Reduction vs Cognitive Behavioral Therapy or Usual Care on Back Pain and Functional Limitations in Adults With Chronic Low Back Pain (2016)
  https://jamanetwork.com/journals/jama/fullarticle/2504811
- Yoga for Health (2013)
  https://nccih.nih.gov/health/yoga/introduction.htm
- Yoga, Physiotherapie oder Unterricht bei chronischen Schmerzen des unteren Rücken
  http://annals.org/aim/article-abstract/2633222/yoga-physical-therapy-education-chronic-low-back-pain-randomized-noninferiority
- Yoga for reducing perceived stress and back pain at work
  https://academic.oup.com/occmed/article/62/8/606/1441276?keytype=ref&ijkey=0orT1KZh0OwoRNa
- Evidence-Based Evaluation of Complementary Health Approaches for Pain Management in the United States (2016)
  https://www.mayoclinicproceedings.org/article/S0025-6196(16)30317-2/fulltext
- Auswirkungen von Yoga Interventionen auf Schmerzen und schmerzbedingte Aktivitätseinschränkung: eine Metaanalyse
  https://wiki.yoga-vidya.de/ Auswirkungen_von_Yoga_Interventionen_auf_Schmerzen_und_schmerzbedingte_Aktivitätseinschränkung:_eine_Metaanalyse
- Effects of yoga interventions on pain and pain-associated disability: a meta-analysis (2011)
  https://www.jpain.org/article/S1526-5900%2811%2900792-9/abstract
- Restorative Yoga Better Than Stretching for Trimming Subcutaneous Fat in Overweight Women
  https://www.ajmc.com/journals/evidence-based-diabetes-management/2013/2013-1-vol19-sp7/restorative-yoga-better-than-stretching-for-trimming-subcutaneous-fat-in-overweight-women
- Svyasa-University, Stop Diabetes Movement (SDM)

http://svyasa.edu.in/stop-diabetes-movement-sdm/

- ❖ Yoga in Sedentary Adults with Arthritis: Effects of a Randomized Controlled Pragmatic Trial (2015) http://www.jrheum.org/content/42/7/1194
- ❖ Feasibility and Preliminary Efficacy of Hatha Yoga in Head and Neck Cancer Survivors https://clinicaltrials.gov/ct2/show/NCT01951664
- ❖ Impact of Eischens Yoga During Radiation Therapy on Prostate Cancer Patient Symptoms and Quality of Life: A Randomized Phase II Trial (2017) https://www.redjournal.org/article/S0360-3016(17)30744-7/abstract
- ❖ The impact of yoga on anxiety in infertility patients https://www.fertstert.org/article/S0015-0282%2815%2901610-6/fulltext
- ❖ Wirksamkeit von körperorientiertem Yoga bei psychischen Störungen (2016) https://www.aerzteblatt.de/archiv/175449
- ❖ Yoga als Ressource für ein ge-glück-tes Leben https://wiki.yoga-vidya.de/ Yoga_als_Ressource_f%C3%BCr_ein_ge-gl%C3%BCck-tes_Leben
- ❖ Treatment of Major Depressive Disorder with Iyengar Yoga and Coherent Breathing: A Randomized Controlled Dosing Study (2017) https://www.liebertpub.com/doi/10.1089/acm.2016.0140
- ❖ Yoga on our minds: a systematic review of yoga for neuropsychiatric disorders (2012). https://www.frontiersin.org/articles/10.3389/fpsyt.2012.00117/full
- ❖ Study: Improving sex life through yoga https://www.sciencedaily.com/releases/2013/09/130916203953.htm
- ❖ The Effects of an 8-Week Hatha Yoga Intervention on Executive Function in Older Adults https://academic.oup.com/biomedgerontology/article/69/9/1109/575382

Danksagung

Ein Buch zu schreiben, ist mehr als nur ein Recherchieren, ein Zusammentragen von Fakten oder eine trockene Sammlung und Auswertung wissenschaftlich fundierter Fakten und Informationen. Ein Buch zu schreiben, ist etwas wirklich Besonderes, denn der Schreibende entwickelt im Laufe der Zeit eine sehr intensive Bindung zu seinem Werk und mit jeder weiteren Buchseite, die sich mit Worten, Sätzen und Abschnitten füllt, wird dem Werk Leben eingehaucht. Dabei entsteht auf einer metaphysischen Ebene eine sich windende Spirale, die nun Fahrt aufnimmt und mit jedem weiteren Arbeitstag am Manuskript an Geschwindigkeit und Intensität zunimmt. Noch viel intensiver wird diese Dynamik, wenn der Schreibende über etwas berichtet, das ihn tief im Inneren leidenschaftlich, ja fast schon schier endlos bewegt. Ähnlich einer Mutter, die versucht in Worte zu fassen, was sie für ihr geliebtes Kind empfindet. Denn so, oder zumindest sehr nah dran, empfinde ich mein persönliches Verhältnis zum Yoga und der damit verbundenen altindischen Philosophie. Wer sich aufrichtig und ernsthaft mit dem Yoga beschäftigt, der findet im Laufe der Zeit, aber auch mit zunehmender Praxis und Vertrautheit, sein persönliches Refugium und Sanktuarium, das ihm dann zeit seines Lebens stets einen sicheren Rückzugsort bietet.

Doch ein Buch zu schreiben, kann auch zu einem gewaltigen Prozess werden. Dieser Prozess wäre jedoch unmöglich, wenn es nicht bestimmte Menschen gäbe, die eine

Idee oder eine Vision mittragen, und dadurch erst ermöglichen, dass diese Vision auch tatsächlich in die Tat umgesetzt werden kann. Und vielleicht ist manchen Menschen in meinem persönlichen Umfeld überhaupt nicht bewusst, dass auch sie Teil dieser Vision waren und somit auch ihren eigenen Beitrag dazu geleistet haben. Ihnen soll daher an dieser Stelle Tribut gezollt werden und eben diesen Menschen gilt mein Respekt, aber auch mein aufrichtiger Dank!

Ich danke meinem treuen Weggefährten »***Sonnenkind Manson***« von Herzen. Seit vielen Jahren bist du mir stets ein treuer Begleiter und jeder Mensch sollte so einen »Satelliten« an seiner Seite haben dürfen.

Ich danke aber auch insbesondere meiner Verlegerin ***Simone C. Franzius***, die mir ein weiteres Mal die Möglichkeit gegeben hat, mich auf diesem Wege zu verwirklichen. Ich bin nach wie vor sicher, dass ich mit der Wahl dieses Verlages auf das beste Pferd gesetzt habe. Ich danke auch ***Detlev Schultz*** für die überaus gelungene Umsetzung meiner Arbeit und ***Petra Liermann*** für ihre konstruktive Kritik und speziellen »Hints«.

Auch meinem Dozenten ***Matthias Foss*** an der Verbundschule für Gesundheits- und Pflegeberufe der Marienhaus Kliniken GmbH im Saarland möchte ich an dieser Stelle ausdrücklich von Herzen danken, denn kaum ein anderer hat mich in den vergangenen drei Jahren derart oft dazu gebracht, mein tägliches Handeln jeden Tag aufs Neue zu reflektieren, zu analysieren, zu hinterfragen und neu auszurichten. Wenn es einen Ort gibt, an dem wir uns gemeinsam barrierefrei bewegen können, dann ist es wohl die »***Meta-Ebene***«. Vielen lieben Dank dafür!

Mein Dank gilt aber auch ***Sandy Wolf***, denn sie hat nicht nur das tollste Lächeln in ganz Schmelz, sondern auch den tollsten kleinen »***Knirps***« im ganzen Saarland. Danke für die wirklich gelungenen Asanas!

Ich möchte auch meinem Vater ***Gerlando*** danken, denn »KETOGA« entstand zu einer Zeit auf der atemberaubend schönen Insel Sizilien, als es ihm alles andere als gut ging und mir das erste Mal in meinem Leben wirklich bewusst wurde, wie eng, aber gleichzeitig auch fragil die Bande zwischen Vater und Sohn tatsächlich sein können.

Und an dieser Stelle möchte ich mich auch recht herzlich bei meinen Lesern und jenen Menschen bedanken, die mir nun seit mehr als einem Jahr auf meinem persönlichen Blog www.keto-gen.de folgen. Ich danke Ihnen für die zahlreichen Zuschriften, Anfragen, Anregungen, aber auch für die konstruktive Kritik.

Fabrizio Piero Calderaro

Novitäten 2018 im Franzius Verlag

Sachbücher und Ratgeber

»Eine Seele in zwei Körpern –
Der Weg der Dualseelen in eine glückliche Beziehung«
Von Petra Liermann, ISBN 978-3-96050-118-3

Romane

»Jagdbare Tiere«
Mystery-Thriller von Ronja Potstawa, ISBN 978-3-96050-145-9

»Im Kreis des Drachen«
Fantasy von Frank Bergmann, ISBN 978-3-96050-132-9

»Auf leeren Seiten«
Mystery-Thriller von Melanie Bottke, ISBN 978-3-96050-143-5

»Grazie Roma @ schön, dass es E-Mails gibt – Teil 1«
Roman von Claudio Gallo, ISBN 978-3-96050-134-3

»Für eine Stunde«
Thriller von Perry Payne, ISBN 978-3-96050-130-5

»Übelst – Eine schräge Komödie«
Roman von A. A. Reichelt, ISBN 978-3-96050-139-8

»Betty und Paul – Zwei auf einer Bank«
Liebesroman von Marion Schinhofen, ISBN 978-3-96050-099-5

»Das Labyrinth des Narren«
Roman von Peter Dumat, ISBN 978-3-96050-095-7

»Kate – Die letzte Göttin«, Band 2 der »Kate«-Reihe
Roman von Perry Payne, ISBN 978-3-96050-057-5

»Mit dem Herbstlaub kommt der Tod –
Kommissar Maiwalds erster Fall«
Kriminalroman von Kathrin Hölzle, ISBN 978-3-96050-086-5

»Yoga, Chaos und ein Mörder«
Kriminalroman von Kathrin Hölzle, ISBN 978-3-96050-141-1

»Rich & Mysterious – Sie ist dein Ruin«
Band 2 der »Rich & Mysterious« -Reihe
Kriminalroman von Neal Skye, ISBN 978-3-96050-103-9

»Das Spanische Schwert«
Kriminalroman mit historischem Bezug
Von Neal Skye & Cherry Loster, ISBN 978-3-96050-147-3

»Die Schakale der Inquisition – Eine Liebe aus karmischer Sicht«
Roman von Mirjam Wyser, ISBN 978-3-96050-127-5

<u>Biografien</u>

»Elisabeth Amandi. Die Biografie – Kreativität macht glücklich«
Von Yngra Wieland, ISBN 978-3-96050-123-7

<u>Kinder- und Jugendbücher</u>

»Die Siegel Asinjas Teil 2: Im Auge des Drachen«
Von Andi LaPatt, ISBN 978-3-96050-101-5

»Die Kristallkinder und das Geheimnis der acht goldenen Haare«, Band 2 der »Kristallkinder«-Reihe
(Illustriert von Merli (Gabriele Merl))
Von Mirjam Wyser, ISBN 978-3-96050-106-0

»Acello und der Riese Philemon«
Band 3 der »Acello«-Reihe
Von Mirjam Wyser, ISBN 978-3-96050-125-1